女性盆底康复学

（第二版）

FEMALE PELVIC FLOOR REHABILITATION

（SECOND EDITION）

主编　牛晓宇

副主编　陈悦悦　魏冬梅

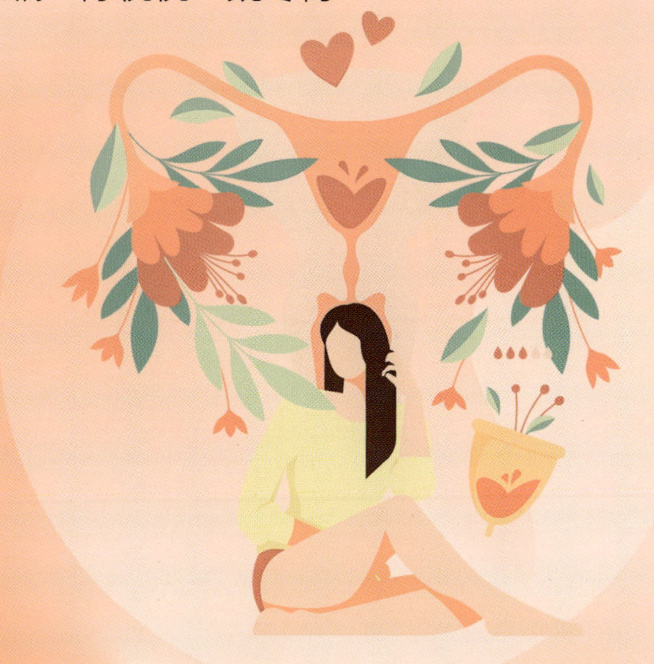

四川大學出版社
SICHUAN UNIVERSITY PRESS

图书在版编目（CIP）数据

女性盆底康复学 / 牛晓宇主编. — 2版. — 成都 : 四川大学出版社, 2024.3（2025.9 重印）
ISBN 978-7-5690-6722-4

Ⅰ. ①女… Ⅱ. ①牛… Ⅲ. ①女性－骨盆底－功能性疾病－康复训练 Ⅳ. ① R711.509

中国国家版本馆 CIP 数据核字 (2024) 第 045043 号

书　　名: 女性盆底康复学（第二版）
　　　　　Nüxing Pendi Kangfuxue(Di-er Ban)
主　　编: 牛晓宇

选题策划: 许　奕
责任编辑: 许　奕
责任校对: 倪德君
装帧设计: 胜翔设计
责任印制: 李金兰

出版发行: 四川大学出版社有限责任公司
　　　　　地址: 成都市一环路南一段 24 号（610065）
　　　　　电话:（028）85408311（发行部）、85400276（总编室）
　　　　　电子邮箱: scupress@vip.163.com
　　　　　网址: https://press.scu.edu.cn
印前制作: 四川胜翔数码印务设计有限公司
印刷装订: 四川省平轩印务有限公司

成品尺寸: 185mm×260mm
印　　张: 17.5
字　　数: 425 千字

版　　次: 2019 年 12 月 第 1 版
　　　　　2024 年 3 月 第 2 版
印　　次: 2025 年 9 月 第 2 次印刷
定　　价: 120.00 元

扫码获取数字资源

四川大学出版社
微信公众号

编委会

主　编： 牛晓宇

副主编： 陈悦悦　魏冬梅

编　委： 牛晓宇　陈悦悦　魏冬梅　杨　帆
罗　红　宁　刚　张　恒　罗德毅
石　薇　李　乔　朱守娟　孟　健
张月婷　付　慧　黄晓耘　付　瑶

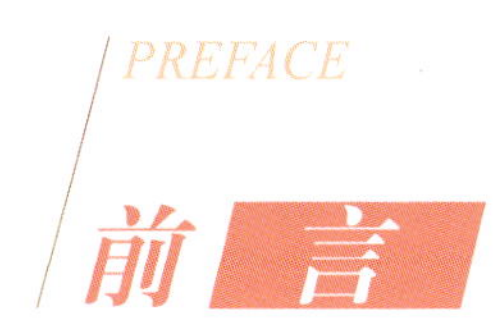

前言

盆底功能障碍性疾病（Pelvic Floor Dysfunction Diseases，PFDs）是由于盆底支持结构缺陷薄弱、损伤及功能障碍等多种因素造成盆腔器官移位，并引起盆腔器官脱垂、尿失禁及性功能障碍等各种盆腔器官功能异常的一组疾病。盆底功能障碍性疾病与妊娠分娩和老龄化密切相关，是影响女性生活质量的五大慢性病之一。女性一生中因此病接受手术的概率为12%～19%，手术并发症发生率和复发率高，约三分之一患者需二次手术。

我国女性盆底功能障碍性疾病缺乏大范围的流行病数据，部分研究报道中国45%的女性患有不同程度的盆底功能障碍性疾病。发病率随年龄增长而增高，65岁以上女性尿失禁发病率达25%。

盆底康复治疗是目前业内公认有效并作为一线方案推荐的盆底功能障碍性疾病的防治措施。康复技术包括盆底肌锻炼、生物反馈和经阴道电刺激治疗、盆底磁刺激、点阵激光技术、射频技术、超声治疗技术、肌内效贴、常用中医治疗技术、冲击波治疗、经皮电刺激疗法、肌筋膜手法治疗、关节和骨盆治疗技术、运动相关治疗、呼吸治疗、康复训练、膀胱训练、子宫托治疗、骶神经调控、心理治疗等。当康复治疗效果不佳或疾病确实较重时，可以考虑手术治疗，以自身组织的缩短或折叠术式加强修复，可以酌情使用人工合成材料重建盆底力学结构。值得重视的是，盆底功能障碍性疾病是老年退行性疾病，需要对患者进行长期随访管理，重视并治疗并发症，做到早发现和早干预。

盆底功能障碍性疾病也是普遍的公共卫生问题，因其慢性病程，会影响女性数十年的生活质量，因此，防治工作需要覆盖女性终生。围生期是盆底功能障碍性疾病发病的高峰时间段，产后是防治盆底功能障碍性疾病的重要阶段和理想时机，所以盆底功能障碍性疾病防治总策略：预防性干预及治疗从产后恰当时机及时开始，我们大力提倡女性养成维护盆底功能健康的良好生活习惯，并持续终生。

四川大学华西第二医院于2009年开始进行盆底功能障碍性疾病的康复治疗，2015年9月被中华预防医学会授牌成为西南首家“中国妇女盆底功能障碍防治项目质量控制中心”，2017年4月被四川省卫生健康委员会授牌成为“四川省女性盆底功能障碍性疾病质量控制中心”，2017年6月作为主任委员单位牵头建立了国内首个涉及妇产、泌尿、肛肠、疼痛、性学、心理学、康复学、神经电生理等多学科的四川省预防医学会盆底疾病防治分会，推动全省盆底学科交流及疑难病例讨论。2018年6月，四川大学华西第二医院盆底康复中心被评为“中法女性生殖整复技术培训基地”，开始作为中法交流的桥头堡，带领全省女性生殖整复和医学美学学科链接国际平台，促使国内外生殖整复合作达到了新的高度。2020年，四川大学华西第二医院盆底康复中心成为中华护理学会京外盆底康复临床教学基地之一。2021年，四川大学华西第二医院盆底康复中心牵头建立盆底专病联盟，西南地区加入联盟医疗机构数量达到了106家，借助医联体平台帮助基层医院的盆底专科发展和医务人员培养。2019年，科室团队共同努力推出的盆底康复教材《女性盆底康复学》（第一版），填补了国内相关康复教材的空白。2018年与AME出版社合作创办了国内首个以盆底功能障碍性疾病为主的Gynecology and Pelvic Medicine（GPM）国际学术期刊，并自同年始，四川大学华西第二医院盆底康复中心连续举办六届国际盆底医学多学科交叉高峰论坛、三届国际妇科手术菁英杯比赛，多位国际国内评委参评，来自美国、意大利、韩国等的数十位选手获得奖励，更为广泛地推动了国内外盆底泌尿妇科专家和同道的学术交流。

《女性盆底康复学》（第二版）的筹备始自2021年7月，借助团队获得的“十四五”国家科技部重点研发课题“老年女性盆底功能障碍的评价与干预技术研究”的经费支持和任务布设，整个编撰团队不忘初心，为提升盆底康复医务人员自身能力和技术水平，力求内容通俗易懂并易于掌握，通过反复组织讨论，从每个章节内容布设的逻辑架构、内容的合理性和实用性、可读性等方面来充分酝酿，并落实细节。本书在四川大学出版社的关心和帮助之下，得以最终出版。

本书的完成要衷心感谢所有编委的共同努力和四川大学华西第二医院盆底康复中心全体同仁的大力支持和帮助。未来我们还将持续秉持开放、共享的初衷，不断追踪学术研究前沿，将各项新技术和新趋势持续分享给各位医务同道，更好地满足广大盆底康复医务人员的需求，做出我们应有的贡献。

我们在撰写和修改过程中非常用心，但难免会有错误，我们将诚挚接受各位读者的批评和指正，期待未来的书稿质量越来越好。最后，再次感谢各位读者的关注和鼓励，祝福大家一切安好，学有所获。

牛晓宇

2024年2月

CONTENTS

目录

第一章

01

盆底功能障碍性疾病概述

第一节
女性盆底解剖基础

女性盆底（Pelvic Floor）是封闭骨盆出口、承托盆腔器官的多层肌肉和筋膜，尿道、阴道和直肠贯穿其中。盆底前方为耻骨联合下缘，后方为尾骨尖。盆底肌群、筋膜、韧带及其神经构成了复杂的盆底支持系统，各部分相互作用和支持，承托并保持子宫、膀胱和直肠等盆腔器官处于正常位置，并参与调控上述各器官的功能。

盆底的肌肉、韧带和筋膜组成了肌性-弹力系统，该系统塑造了盆底器官的形态和功能。其中，筋膜是一种纤维肌性组织，是阴道的主要组成成分，由平滑肌、胶原蛋白、弹性蛋白、神经和血管组成，并形成部分阴道壁。筋膜维持器官位置的稳定和功能协调，连接器官与肌肉。筋膜独立增厚的部分称为韧带。盆底器官包括膀胱、阴道和直肠，它们都没有固定的形状和强度。筋膜的作用是加强支持这些器官，韧带的作用是悬吊这些器官和作为肌肉的定点，肌肉的牵拉使这些器官获得形态、性状和强度。血管和神经对上述肌肉、韧带和筋膜以及器官起着营养、支配和调控的作用。

正常盆底功能依赖于完整的肌肉、结缔组织和神经的相互作用，维持动态平衡。目前，对盆底解剖的研究已不能局限于传统解剖学，盆底结构的功能性解剖研究日益受到重视。

女性盆底解剖基础简述如下。

一 骨性结构

盆底的被动支持由骨骼系统提供。骨骼系统作为肌肉的附着点对组成盆底的肌肉和韧带起极为重要的支持作用。耻骨、髂骨、坐骨、骶骨和尾骨组成真性骨盆，耻骨支、坐骨棘和骶骨均为重要的肌肉附着点。

盆底前方为耻骨联合下缘，后方为尾骨尖，两侧为耻骨降支、坐骨升支及坐骨结节。耻骨与坐骨围成闭孔。两侧坐骨结节前缘的连线将骨盆分为前后两个三角区：前三角区为尿生殖三角，向后下倾斜，有尿道和阴道通过；后三角区为肛门三角，向前下倾斜，有肛管通过。

骨盆的骨性标志主要有耻骨、坐骨棘、髂骨和骶骨。

盆底骨骼组成见图1-1-1。

（一）耻骨

耻骨位于骨盆前方，包括耻骨体、耻骨降支和耻骨升支。耻骨联合下缘是盆筋膜腱

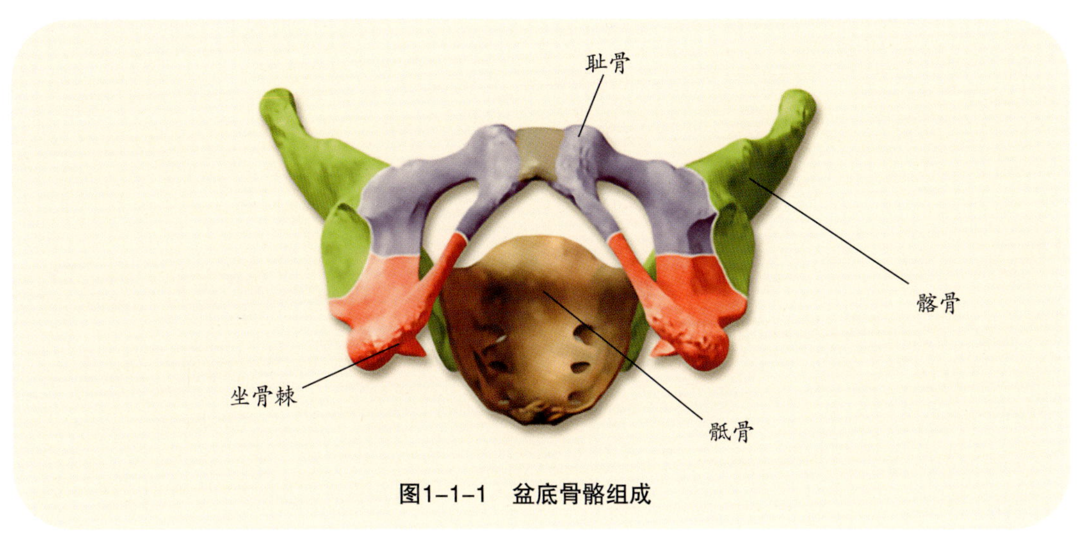

图1–1–1　盆底骨骼组成

弓前部的起点，也是肛提肌前部的附着点，是女性盆底重要的解剖标志。尤其在治疗压力性尿失禁的手术中，耻骨是极其重要的骨性标志和操作位点。

（二）坐骨棘

坐骨分为坐骨体和坐骨支。坐骨体和坐骨支的移行处是坐骨结节。坐骨的后下份、坐骨结节的上部有一个三角形的突起，称为坐骨棘。坐骨棘与骶骨、尾骨之间走行的扇形致密结缔组织带是骶棘韧带。坐骨棘不仅是骶棘韧带前方的起始点，也是盆筋膜腱弓后部的起点，是盆底最重要的骨性结构。在纠正盆腔器官脱垂，尤其是中盆腔缺陷和后盆腔缺陷的手术中，必须清晰地触诊到坐骨棘后，才能进行下一步的操作，因此坐骨棘具有极其重要的解剖学意义。

（三）髂骨

髂骨是位于人体骨盆区域的一对大型骨骼结构。它是人体骨盆的重要组成部分，由左右两块髂骨组成。髂骨在骨盆结构中起到支撑和保护内脏器官的作用。它与其他骨盆骨骼相互连接，形成稳定的骨盆骨架。此外，髂骨还形成髋关节的一部分，参与人体的运动功能。髂骨在生殖和生育过程中发挥重要作用。女性的髂骨比男性宽大，这是为了适应分娩。髂骨的解剖结构和韧带连接方式使其能够在分娩时发生适当的骨盆扩张，以便胎儿能够通过产道顺利出生。髂骨还与其他骨骼、肌肉和韧带相互作用，参与人体的姿势和平衡调节。

（四）骶骨

骶骨位于骨盆后方。骶骨是耻尾肌及肛提肌板终止的位点，也是骶棘韧带后方的附着点。骶骨固定术即是将网片固定在骶骨前方的前纵韧带上。骶骨下方与尾骨相连，若骶尾关节弯曲异常，造成尾骨前弯伸展较长，可引起慢性尾骨痛。

二　盆底肌肉组织

（一）外层

在外生殖器、会阴皮肤和皮下组织的深面，有一层会阴浅筋膜，其深面有三对肌肉及一括约肌组成盆底的浅层肌肉层。此层肌肉的肌腱汇合于阴道外口和肛门之间，即会阴体中央，形成中心腱。

盆底浅层肌肉组织见图1–1–2。

1）球海绵体肌：覆盖前庭球和前庭大腺，向前经阴道两侧附着于阴蒂海绵体根部，向后与肛门外括约肌交叉混合。球海绵体肌收缩时能紧缩阴道，所以又称为阴道括约肌。

2）坐骨海绵体肌：始于坐骨结节内侧，沿坐骨升支和耻骨降支前行，向上止于阴蒂海绵体。

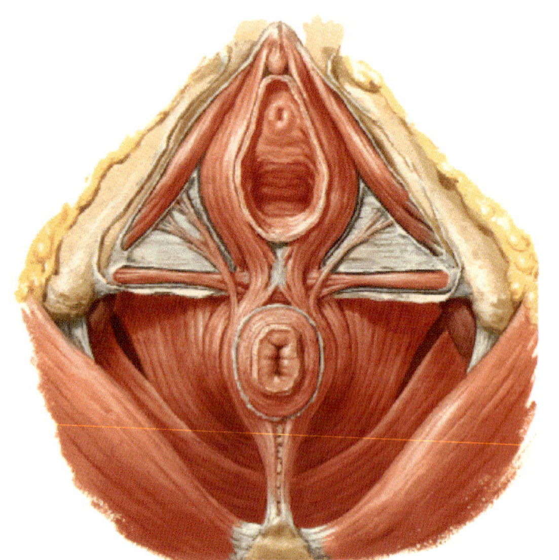

图1–1–2　盆底浅层肌肉组织

3）会阴浅横肌：自两侧坐骨结节内侧面中线向中心腱汇合。

4）肛门外括约肌：为围绕肛门的环形肌束，前端汇合于中心腱，后端与尾骨相连。

（二）中层

中层是一层三角形的致密的肌肉筋膜组织，叫会阴隔膜。以前称为泌尿生殖膈，现在改为会阴隔膜，学者认为这是一层厚的膜性纤维片，并非以前所认为的那样是由中间肌层、上下膜性层所构成的隔膜。会阴隔膜两侧连于耻骨支，后缘为游离缘，中线部附着于尿道、阴道壁和会阴体，使其附着于耻骨支以提供支托力，防止下垂。

（三）内层

内层盆底肌由一对肛提肌、一对尾骨肌构成，叫盆膈。自前向后依次有尿道、阴道、直肠穿过，形成盆膈中央的裂隙，是盆膈最薄弱之处，称为生殖裂孔。

1）肛提肌：是盆底最重要的支持结构，是一对三角形肌肉，两侧对称，由两侧盆底向下向内合成漏斗形（图1–1–3、图1–1–4）。每侧肛提肌自前内向后外依次为：

（1）耻骨阴道肌，位于前内侧，起自耻骨盆面和肛提肌腱弓前份，肌纤维沿尿道、阴道两侧排列，与尿道壁、阴道壁肌肉互相交织，并与对侧肌纤维构成“U”形袢围绕阴道、尿道，有协助缩小阴道的作用。

（2）耻骨直肠肌，位于中间部，是肛提肌中最强大的部分，起自耻骨盆面、肛提肌腱弓前份以及会阴隔膜，向后止于肛管的侧壁、后壁和会阴中心腱。这部分肌束较发达，绕直

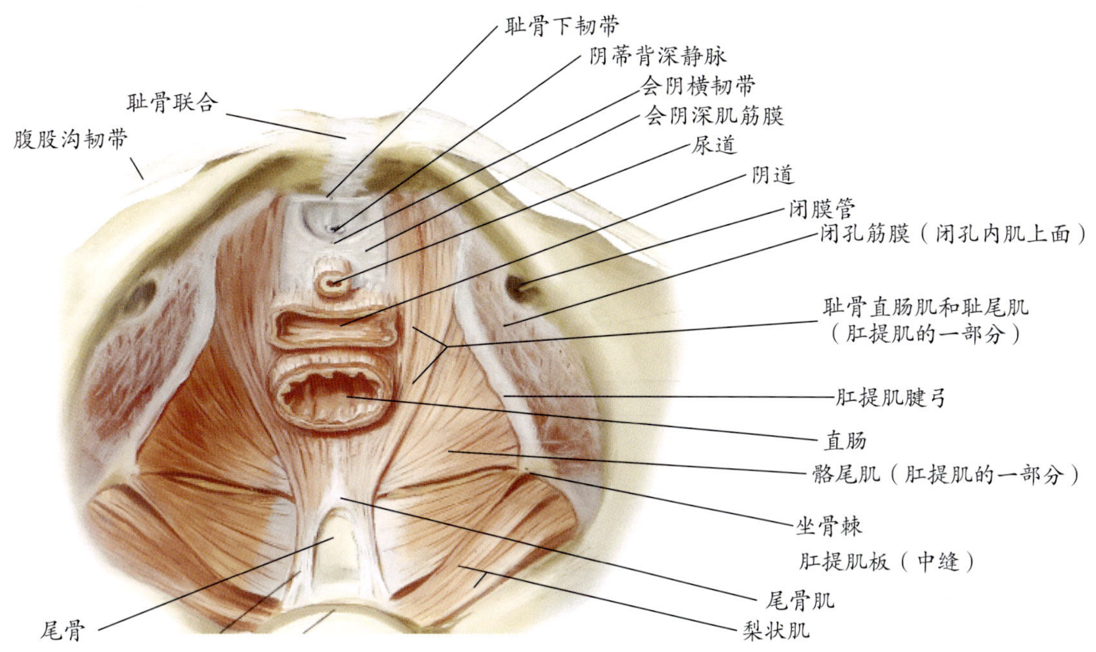

图1-1-3　盆膈上面观

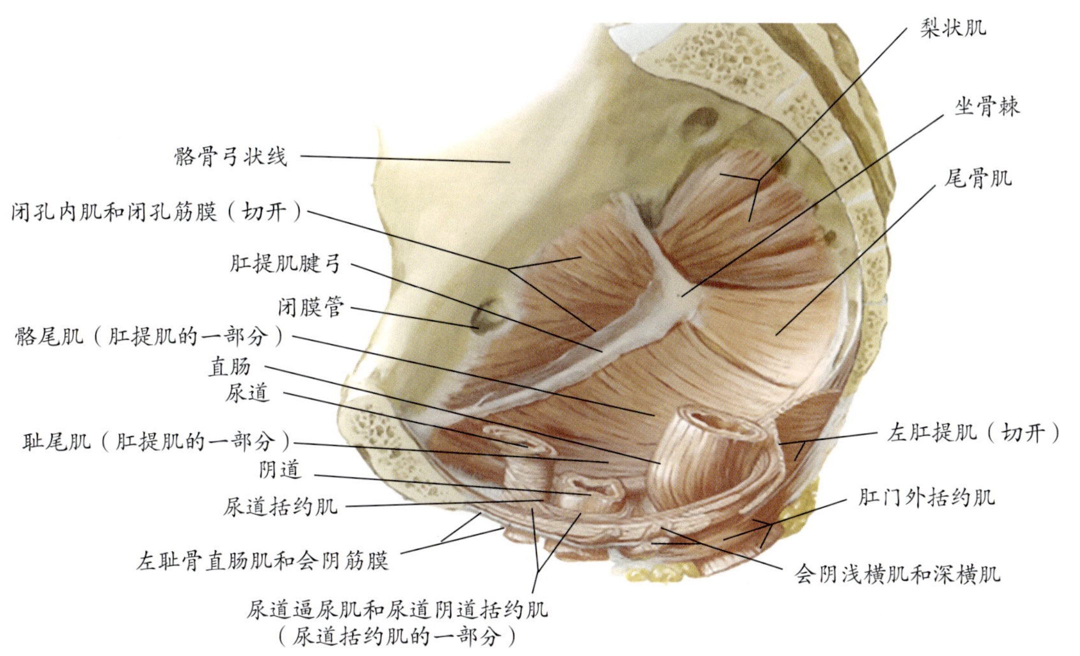

图1-1-4　盆膈内侧面观

肠肛管移行处周围构成“U”形袢，是肛直肠环的主要组成部分，作用是控制排便。

（3）耻尾肌，肛提肌中最靠前内侧的部分，起于耻骨体后面和肛提肌腱弓前份，向后下方，止于骶尾骨和肛尾韧带。两侧耻尾肌在直肠后方中线融合，并在直肠下形成肛提肌板。耻尾肌群形成生殖裂孔的侧缘。

（4）髂尾肌，位于后外侧部，宽而薄，起于肛提肌腱弓后份和坐骨棘盆面，肌纤维向内、下、后方，止于尾骨的侧缘、尾骨尖和肛尾韧带，形成肛提肌板。

肛提肌腱弓在肛提肌附着处以上，位于闭孔筋膜上部，耻骨体后面与坐骨棘之间的连线上，由闭孔筋膜、肛提肌筋膜及肛提肌起始端退化的纤维共同组成。

肛提肌作为一个整体发挥作用，盆底肌功能正常时，盆腔器官保持在肛提肌板之上，远离生殖裂孔。腹压增加将盆腔内器官向骶骨窝推挤，肛提肌板能防止其下降。并且腹压增加时，肛提肌的张力反应性增加，使生殖裂孔缩小。

2）尾骨肌：位于肛提肌的后方，是混杂有腱纤维的薄弱三角形肌，起自坐骨棘盆面和坐骨棘外后方坐骨大孔的骨缘，肌纤维呈扇形，止于骶骨、尾骨的侧缘。尾骨肌位于骶棘韧带的前内侧，并覆盖骶棘韧带。尾骨肌协助肛提肌封闭骨盆底，承托盆内器官，固定骶骨、尾骨的位置。

在会阴中部，直肠和阴道口之间有一个重要的肌腱类结构，叫会阴体。会阴体是肛提肌（耻骨直肠肌、耻尾肌）、会阴深横肌、会阴隔膜、会阴浅横肌、球海绵体肌、肛门括约肌、阴道后壁肌层的中部附着点。该附着点为盆底支持提供了固定阴道后壁和直肠的第二支撑点。

三 盆底结缔组织

盆底结缔组织作为整个盆腔的连续网状结构，在某些部位增厚而发挥特定作用。盆筋膜是腹内筋膜向下的一部分，分为壁层筋膜和脏层筋膜。壁层筋膜被覆盆壁和盆底肌，脏层筋膜环绕于盆内器官及血管神经束周围，形成鞘、囊或韧带，对盆内器官起保护和支持作用。为了叙述方便，我们把盆筋膜分为盆壁筋膜、盆膈筋膜和盆脏筋膜来讲述。

（一）盆壁筋膜

盆壁筋膜指被覆盆腔四壁的筋膜，包括骶前筋膜、梨状肌筋膜和闭孔筋膜。骶前筋膜位于直肠筋膜鞘和盆膈上筋膜之间，像一个吊床扩展至两边的盆筋膜腱弓，向下延伸到肛管直肠结合处，与直肠筋膜鞘相融合。左右腹下神经及下腹下丛神经都包被在骶前筋膜内。

（二）盆膈筋膜

盆膈筋膜包括盆膈上、下筋膜。盆膈上筋膜是盆壁筋膜向下的延续，覆盖于肛提肌和尾骨肌上面，前方附着于耻骨体盆面，两侧与闭孔筋膜融合，向后与梨状肌筋膜相连，向内下方移行为盆筋膜的脏层。盆膈下筋膜位于肛提肌、尾骨肌的下方，较薄，上方起于肛提肌腱弓，向两侧与闭孔筋膜相延续，并覆盖坐骨直肠窝的内侧壁，向内下方移行为尿道括约肌和肛门括约肌的筋膜。

盆筋膜腱弓（图1-1-5）是盆底筋膜成曲线状增厚的筋膜纤维组织，接收盆膈上筋膜和闭孔筋膜发出的纤维，走行于耻骨联合下缘和坐骨棘之间，位于肛提肌腱弓的稍下方，又称为“白线”。它的前段纤维与耻尾肌外侧的盆底筋膜相接，中段与阴道旁侧结缔组织相连，后段与肛提肌腱弓融合。它是将盆腔器官、盆底肌及盆壁筋膜组织联系起来的重要结构。类似吊桥的承力索，它提供将尿道悬于阴道前壁的支持力量，并阻止在腹压增加时阴道前壁和近端尿道向尾端移位。另外，由于盆筋膜腱弓前、后份均固定于盆壁，在尿道中段悬吊术中和经阴道前盆底重建术中经常被用作固定点。

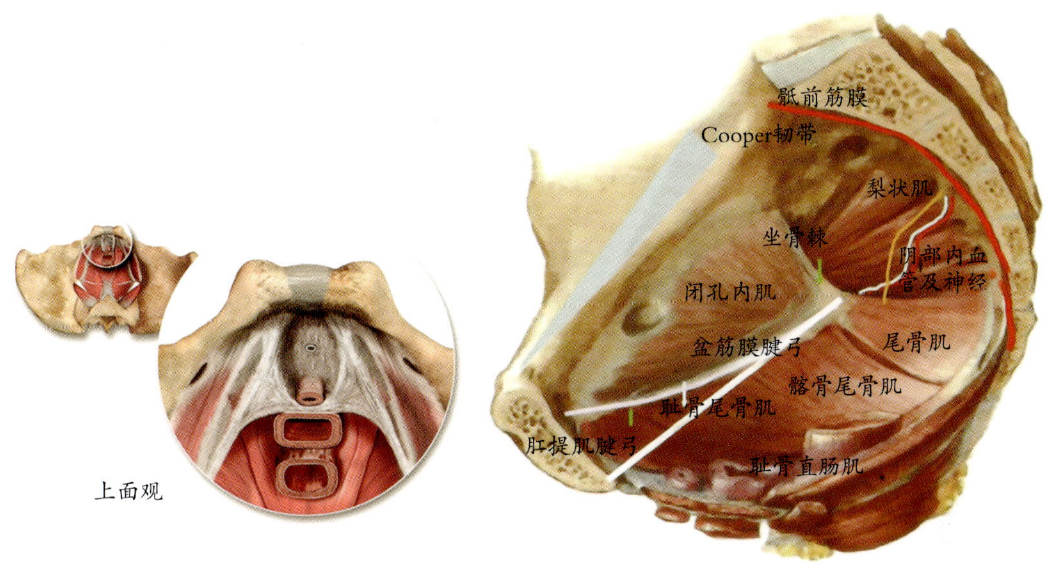

图1-1-5　盆筋膜腱弓

（三）盆脏筋膜

盆脏筋膜为盆膈上筋膜向器官表面的延续，是包绕在盆腔器官周围的结缔组织膜，在器官周围形成筋膜鞘、筋膜膈及韧带等，有支持和固定器官的作用。

1）直肠侧韧带（直肠柱）：约第3骶椎水平从盆筋膜腱弓向前内侧发出，与直肠外侧壁的筋膜相连，内含盆丛的直肠支与直肠中血管。

2）宫骶韧带：起自第2～4骶骨，经直肠两侧向前，止于宫颈内口平面后方的肌层和阴道上份的外侧壁，并与盆膈上筋膜融合。它主要由平滑肌、盆腔器官自主神经、混合结缔组织和血管组成，其内侧为直肠，外侧为输尿管，是手术中的重要标志。宫骶韧带向后上方牵引宫颈，防止子宫前移，维持子宫前屈。

3）主韧带：位于子宫阔韧带基底部，连接于盆筋膜腱弓与宫颈及阴道上端之间。韧带上方与阔韧带的腹膜外组织连续，下与盆膈上筋膜相连，内有子宫动脉、阴道及子宫静脉丛、神经及淋巴管、输尿管穿行。其对子宫起着重要的固定作用。

4）直肠阴道筋膜：位于直肠阴道间隙，在直肠与阴道之间，是一冠状位的结缔组织筋膜，为盆腔筋膜的一部分。向上附着于直肠子宫陷凹，下达盆底，两侧附着于盆侧壁。

5）耻骨宫颈筋膜：位于膀胱阴道间隙，是膀胱颈、尿道与宫颈、阴道之间的纤维肌性组织，其头端为膀胱宫颈韧带，连于宫颈环，侧方连于盆筋膜腱弓。其组织薄弱可致阴道前壁膨出。

6）耻骨膀胱韧带和耻骨尿道韧带：耻骨膀胱韧带是位于耻骨后面和盆筋膜腱弓前份与膀胱颈和尿道上部之间的结缔组织韧带，有左右两条。每侧韧带都有两部分：内侧部较坚韧，位于中线两侧；外侧部较宽、较薄弱，由膀胱颈连于盆筋膜腱弓前份。耻骨膀胱韧带对膀胱起固定作用。耻骨膀胱韧带向尿道方向延续为耻骨尿道韧带，两者之间无明显界限。耻骨尿道韧带损伤或萎缩，可导致尿道过度活动，发生压力性尿失禁。耻骨后尿道中段悬吊术（TVT）手术吊带的作用就是加强耻骨尿道韧带的功能，使尿道中段适当地固定于耻骨。

四 盆腔器官

现代盆底结构解剖学从垂直方向将盆底结构分为前盆腔、中盆腔和后盆腔。前盆腔包括阴道前壁、膀胱、尿道，中盆腔包括阴道顶部、子宫，后盆腔包括阴道后壁、直肠。

需要注意的是，直立时，宫颈保持在坐骨棘平面以上。

五 盆底神经

盆腔的躯体神经来自腰、骶神经丛，自主神经来自骶交感干、腹下丛和盆内脏神经。

（一）躯体神经

1）闭孔神经：来自腰丛，在腰大肌内下行，进入骨盆后沿闭孔内肌表面向前下行，与闭孔血管汇合后紧贴耻骨穿过闭孔管至股部。清扫闭孔淋巴结时，注意勿损伤此神经。

2）生殖股神经：来自腰丛，穿腰大肌在其前面下行，沿髂总动脉外侧，在输尿管后方分为股支与生殖支。生殖支与子宫圆韧带伴行，穿过腹股沟管，分支至大阴唇。清扫髂外淋巴结时，注意勿损伤此神经。

3）骶丛：腰骶干和第1～4骶神经前支组成骶丛，位于梨状肌前方，分支经梨状肌上、下孔出盆，主要有臀上神经、臀下神经、阴部神经、坐骨神经等，分布于臀部、会阴及下肢。当梨状肌受到损伤，发生充血、水肿、痉挛、粘连和挛缩时，该肌间隙或梨状肌上、下孔变狭窄，挤压其间穿出的神经、血管，引起以坐骨神经受损为主的臀部疼痛，并可向下肢放射（梨状肌综合征）。

4）阴部神经：支配外生殖器的神经是阴部神经（图1-1-6）。它是骶丛的分支，含感觉神经纤维和运动神经纤维，走行与阴部内动脉相同，经坐骨大孔的梨状肌下孔穿出骨盆腔，环绕坐骨棘背面，经坐骨小孔到达坐骨直肠窝，在坐骨结节内侧下方分成会阴神经、阴蒂背神经、直肠下神经，分布于会阴、阴唇和肛门周围。

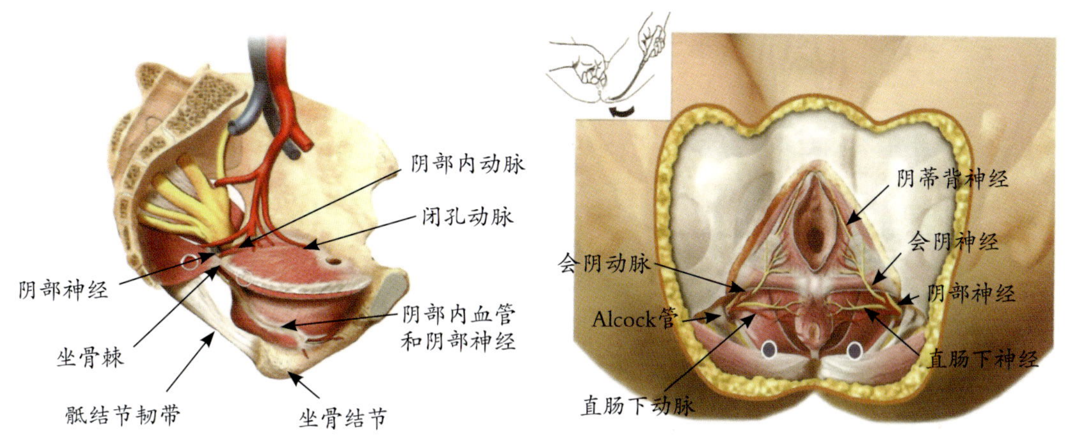

图1-1-6　阴部神经

（二）自主神经

1）骶交感干：由腰交感干延续而来，沿骶前孔内侧下降，至尾骨处与对侧骶交感干汇合，其节后纤维部分参与组成盆丛。

2）腹下丛：可分为上腹下丛和下腹下丛。上腹下丛又称骶前神经，由腹主动脉丛经第5腰椎前面下降而来。此丛发出左右腹下神经行至第3骶椎高度，与同侧的盆内脏神经和骶交感干的节后纤维共同组成左右下腹下丛，又称盆丛。该丛位于直肠、宫颈和阴道穹窿的两侧，膀胱的后方，分支分别形成直肠丛、子宫阴道丛和膀胱丛等，随相应的血管入器官。排尿、排便主要是由盆丛的副交感神经控制。

3）盆内脏神经：又称盆神经，属于副交感神经，由第2～4骶神经前支中的副交感神经节前纤维组成。此神经加入盆丛，与交感神经纤维一起走行至盆内器官，控制排尿、排便。

（编者：魏冬梅；审阅：牛晓宇　陈悦悦）

第二节
基础理论

盆底功能障碍性疾病（Pelvic Floor Dysfunction Diseases，PFDs）是一种女性常见病和高发病，已成为威胁女性健康和影响生活质量的重要慢性病之一。PFDs是指由于盆底支持组织退化、损伤等因素，导致盆底支持薄弱或肌肉功能减退，使患者盆腔器官发生移位或功能失调而出现的一系列病症。PFDs主要包括尿失禁、盆腔器官脱垂、排便障碍、性功能障碍、慢性盆腔疼痛等，以盆腔器官脱垂和压力性尿失禁较为常见。

随着人口的老龄化，我国PFDs发病率明显增高。成年女性PFDs的发病率为11%，预测30年后PFDs的发病率可能会增加一倍。国外流行病学研究表明，女性尿失禁的患病率为11%～57%，65岁以上女性随着年龄增长，尿失禁的患病率有不断上升的趋势。

PFDs的发生与很多因素有关，主要风险因素为年龄大、妊娠、阴道分娩、绝经、盆底组织薄弱、盆底组织先天发育不良，而肥胖、慢性咳嗽、重体力劳动导致腹压长期较高，也会增加PFDs的发病率。妊娠期盆底结构和功能发生变化，子宫逐渐增大，腹压持续增加，盆底胶原纤维逐渐减少，肌力逐渐下降，导致尿失禁、盆腔器官脱垂等。大量文献研究表明，肥胖会加重挤压盆底组织，使盆底的肌肉、神经和其他结构长期受到应力和牵拉作用而变弱。雌激素是保持盆底的组织结构、张力、胶原含量、血供及神经再生所必需的重要物质之一。低雌激素状态使得Ⅲ型胶原纤维进一步减少，对尿道及膀胱的支托力下降，影响尿控并增加盆腔器官脱垂的危险。

目前研究认为，妊娠期激素水平的变化可以影响组织和器官中的胶原成分。妊娠期脊柱弯曲度发生改变，腰椎向前突出（图1-2-1），人体的重心由腰骶部指向盆底，同时子宫体积和重量增大，足月时增加近20倍，使盆底肌处于持续受压中而逐渐松弛。阴道分娩会损伤盆底组织（图1-2-2），造成泌尿生殖道的支持组织损伤。

近年来，关于PFDs的基础和临床研究较多，学者提出了一些新的理论和学说。这些理论和学说对深入了解PFDs的发病机制及开创新的治疗方法有重要意义。

一 基于盆底功能状态的理论和学说

（一）压力传导理论

压力尿控系统在解剖上可分为两部分：①膀胱颈和尿道支持系统；②尿道括约肌系统。膀胱颈和尿道支持系统由膀胱颈和尿道外的支持结构组成，包括阴道前壁、盆内筋膜、肛提肌和盆筋膜腱弓；尿道括约肌系统包括尿道横纹肌、尿道平滑肌、黏膜下血管

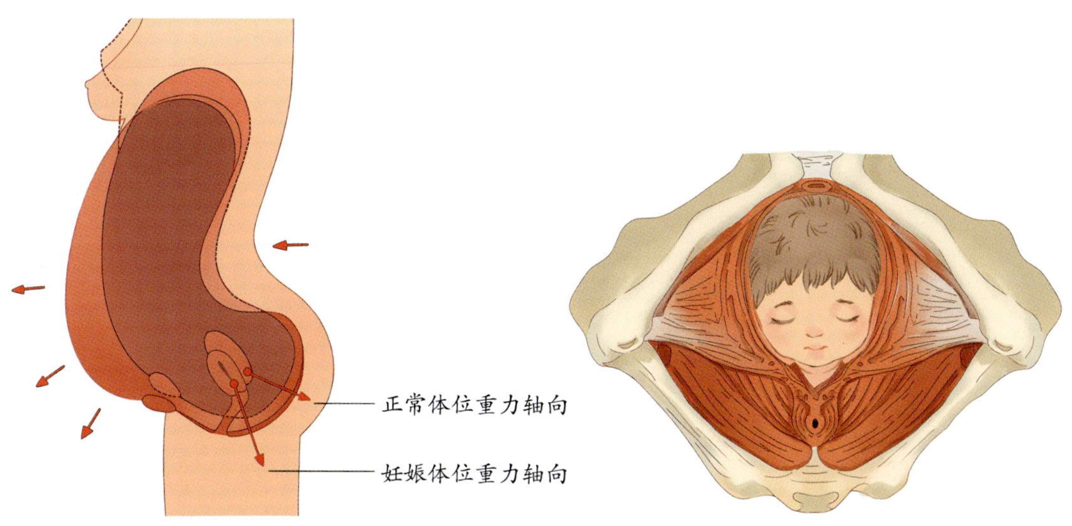

图1-2-1 妊娠对盆腔重力轴向的影响

图1-2-2 阴道分娩对盆底组织的损伤

丛。压力传导理论是1961年Enhorning提出的关于压力性尿失禁的最初理论。该理论认为，在正常情况下，腹压增高时，压力会同时传至膀胱、尿道和盆底支持组织，从而使膀胱颈和尿道主动收缩关闭，使膀胱出口关闭；而当出现压力性尿失禁的各种危险因素后，盆底组织变薄，韧带筋膜松弛，膀胱颈尿道下移，此时腹压增高时压力不能均匀地传递至膀胱颈和尿道近端，而更多地传导到膀胱，使膀胱腔内压力超过尿道闭合压力，发生压力性尿失禁。

（二）尿道高活动性学说

尿道高活动性学说认为，由于患者尿道近端的位置下降到腹压作用范围以外，增大的腹压不能同时、同比例传递至膀胱颈和尿道近端，导致传递至膀胱的压力大于传递至尿道的压力，使膀胱腔内压力大于尿道闭合压力，从而在腹压增高时出现漏尿现象。导致患者近端尿道下降的主要原因为分娩损伤、衰老导致的盆底组织薄弱。

二 基于盆底解剖的理论和学说

（一）“吊床”假说

1994年DeLancey提出了“吊床”假说（The Hammock Hypothesis）。该假说将支持女性尿道和膀胱颈的盆筋膜腱弓和肛提肌比作“吊床”样结构。前方的耻骨联合、后方的骶骨、两侧的盆筋膜腱弓以及分别固定在耻骨联合上的耻骨尿道韧带和固定在骶骨上的宫骶韧带，还有耻骨宫颈筋膜和直肠阴道筋膜，共同构成了“吊床”样结构（图1-2-3）。阴道躺在这个“吊床”样结构上，阴道的下方有肛提肌支撑，随着肛提肌的收缩和放松而上升和下降，保证了阴道相对稳定的位置，同时也支撑着尿道和膀胱。

当腹压增加时，肛提肌收缩，盆筋膜腱弓、耻骨尿道韧带及宫骶韧带拉紧“吊床”样结构，尿道被压扁，尿道内压增加，能抵抗升高的腹压，从而控制尿液排出，尿液不会溢出。如果“吊床”样结构被破坏，肛提肌松弛，韧带或筋膜弹性降低，腹压增加时，尿道不能正常闭合而增加抗力，尿失禁就会发生。这也是压力性尿失禁的发生机制。

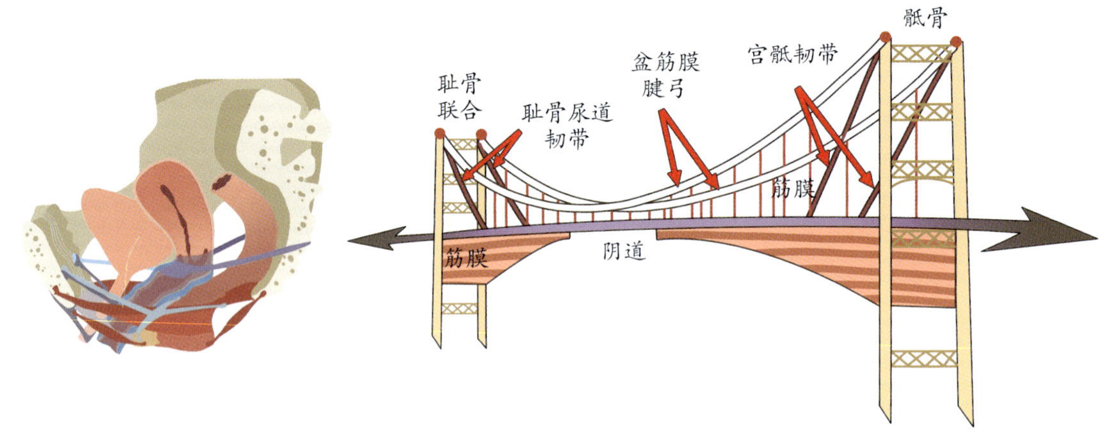

图1-2-3　“吊床”样结构

（二）阴道支持结构的三水平理论

DeLancey于1994年详细阐述了阴道支持结构的三个水平。Ⅰ水平：顶端悬吊支持结构，由主韧带–宫骶韧带复合体、耻骨宫颈筋膜垂直悬吊支持子宫、阴道上1/3，是盆底最主要的支持力量，此水平的缺陷可导致子宫脱垂和阴道顶部膨出；Ⅱ水平：侧方水平支持结构，由耻骨宫颈筋膜、盆筋膜腱弓、膀胱阴道筋膜、直肠阴道筋膜和耻骨尿道韧带组成，水平支持膀胱、阴道上2/3和直肠；Ⅲ水平：远端支持，由会阴隔膜、会阴体及尿道外韧带组成，支持尿道远端（图1–2–4）。Ⅱ水平和Ⅲ水平的缺陷常导致阴道前壁和后壁膨出。

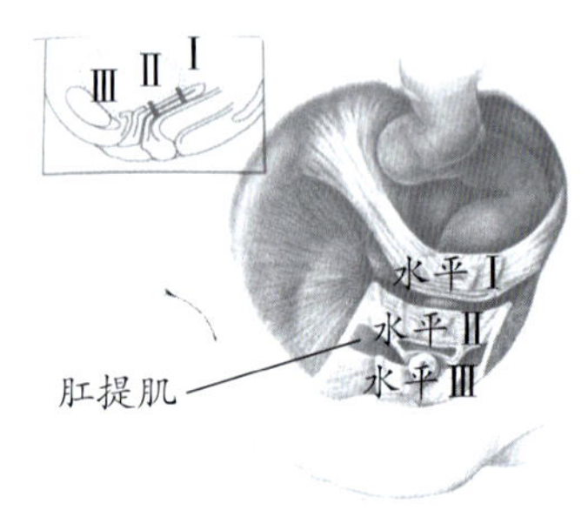

图1–2–4　阴道支持结构的三个水平示意图

（三）整体理论

1990年，Petros和Ulmsten首次提出整体理论，即不同腔室、阴道水平构成了有完整解剖结构和功能的整体。完整的盆底功能是在盆底肌、结缔组织、盆腔器官及神经的协调下实现的，是支持系统与括约系统的协同统一。当阴道、支持组织发生损伤时，平衡被打破，功能障碍就会发生。

整体理论与解剖学密切相关。现代解剖学观点将盆腔分为前盆腔、中盆腔和后盆腔（图1-2-5）。前盆腔有阴道前壁、膀胱及尿道，支持组织是耻骨尿道韧带、阴道尿道韧带及尿道外韧带。前盆腔功能障碍主要是指阴道前壁膨出、尿道及膀胱脱垂。阴道前壁松弛可发生在阴道下段，即膀胱输尿管间嵴的远端，称为膀胱膨出，与压力性尿失禁有密切联系。中盆腔有阴道顶部及子宫，支持结构有主韧带—宫骶韧带复合体、盆筋膜腱弓、耻骨宫颈筋膜。中盆腔功能障碍主要是指盆腔器官脱垂，包括子宫或阴道穹窿脱垂以及直肠脱垂、直肠子宫陷凹形成。后盆腔有阴道后壁和直肠，主要支持结构是直肠阴道筋膜、肛门外括约肌及会阴体。后盆腔功能障碍主要表现为直肠脱垂和会阴体组织的缺陷。

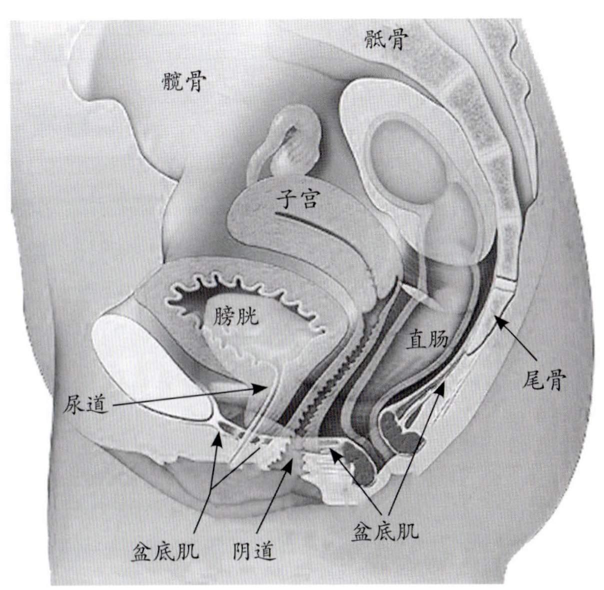

图1-2-5　前、中、后三个盆腔

（四）干船坞理论

把盆腔器官比作“船”，把肛提肌、筋膜、韧带比作“水”，把盆腔韧带比作“缆绳”，水（肛提肌及周围的筋膜和韧带）为船（盆腔器官）提供支撑作用，缆绳（盆腔韧带）稳定船（盆腔器官）的位置（图1-2-6）。水位正常时，缆绳基本不产生张力，船能维持正常的位置，此时盆底是正常的。若一个人的盆底肌受损或功能下降，此时的盆

对于压力性尿失禁的发生机制，目前主流观点认同的是压力传导理论和“吊床”假说。

2. 辅助检查和诊断

1）通过一系列方法对有尿失禁症状的患者进行初步检查，明确诊断。一般检查包括完整详细的病史、体格检查。特殊检查包括压力试验、指压试验、残余尿测定、尿常规分析、尿垫试验、棉签试验、饮水及排尿日记（附表1）等。

2）深入检查：出现以下情况时要考虑进一步检查。①基本检查不能明确诊断；②尿失禁手术前；③患者出现无泌尿系统感染的血尿；④ 残余尿量增加；⑤存在使治疗复杂化的神经系统疾病及严重的盆腔器官脱垂。深入检查包括X线检查、磁共振成像、膀胱镜、膀胱肌电图、会阴超声、尿动力学检查（如影像尿动力学检查）、盆底表面肌电检查等。

3. 治疗方法

1）非手术治疗：压力性尿失禁的一线治疗方法，主要对轻、中度患者有效，对重度患者治疗效果不够理想，但可作为手术治疗前后的辅助治疗，故非手术治疗应被患者所知晓。年龄较大或合并其他慢性病（如高血压、糖尿病）的患者无法耐受手术，非手术治疗可在某种程度上减轻症状。非手术治疗的优点是并发症少、风险较小，即使不能完全治愈，也能不同程度地减轻尿失禁及其并发症，患者的依从性较好。

压力性尿失禁的主要非手术治疗方法如下。

（1）生活方式干预：减轻体重、戒烟、禁止饮用含咖啡因的饮料、生活起居规律、避免强体力劳动（包括提拎和搬运重物）、避免参加增加腹压的体育活动等。对多数妇女来说，生活方式干预可以减少压力性尿失禁的发生。

（2）膀胱训练：改变排尿习惯，调节膀胱功能。通过指导患者记录每日的饮水和排尿情况，填写膀胱功能训练表，使其有意识地延长排尿间隔，学会通过抑制尿急而延迟排尿。膀胱训练的关键是制订排尿计划，此方法要求患者无精神障碍。对压力性尿失禁和逼尿肌不稳定的混合性尿失禁有一定疗效。

（3）盆底肌锻炼（Pelvic Floor Muscle Training，PFMT）：又称凯格尔运动（Kegel Excercise）（图1-3-2），是指患者有意识地对以耻骨尾骨肌肉群为主的盆底肌进行自主性收缩锻炼，以增加尿道的阻力，从而加强控尿的能力。

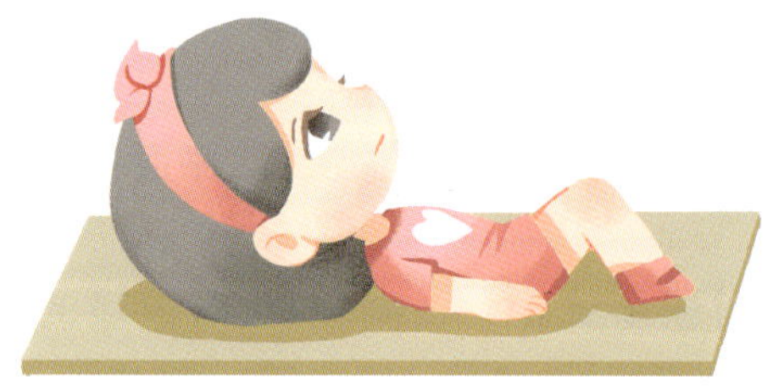
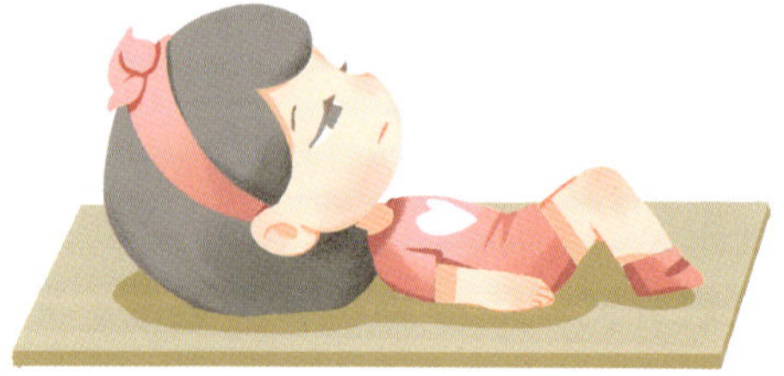

图1-3-2　凯格尔运动

（4）盆底电刺激（图1-3-3）：盆底肌群的收缩包括主动运动（盆底肌锻炼）和被动运动，盆底电刺激引起的肌肉收缩属于后者。对于无法正确有效地进行盆底肌锻炼的患者，盆底电刺激可以提供帮助。

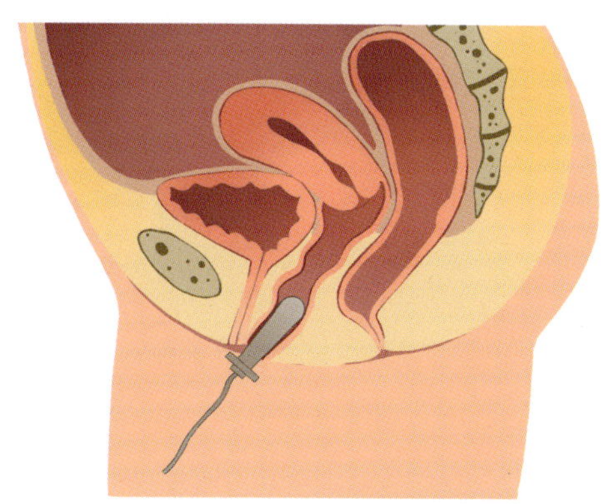

图1-3-3　盆底电刺激

（5）盆底磁刺激（图1-3-4）：从1998年开始，磁刺激被用于治疗尿失禁。盆底磁刺激的原理：基于电磁感应的法拉第定律，磁脉冲能穿透表皮到达组织深部，进入会阴周围并启动神经脉冲，引起盆底肌收缩，从而增强盆底肌力量，提高尿道关闭压，改善控尿能力。

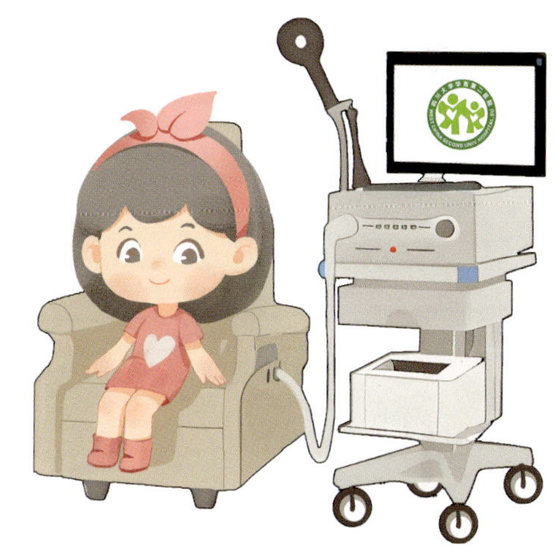

图1-3-4　盆底磁刺激

（6）药物治疗：迄今为止，尚缺乏全球公认的既有效又无不良反应的治疗压力性尿失禁的药物。目前主要有三种药物用于压力性尿失禁的治疗。①α_1-肾上腺素能受体激动剂（Alpha-adrenergic Agonist）：尿道主要受α_1-肾上腺素交感神经系统支配，α_1-肾上腺素能受体激动剂通过激动会阴部运动神经末梢的α_1-肾上腺素能受体，刺激尿道和膀胱颈部平滑肌收缩，提高尿道出口阻力，改善控尿能力。代表药物为盐酸米多君。②三环类抗抑郁药（Tricyclic Antidepressants）：能抑制膀胱收缩并增加膀胱出口阻力达到控尿目的。代表性药物为丙咪嗪，它可以轻微抑制交感神经末梢去甲肾上腺素对尿道平滑肌的收缩作用，另外，该药物通过改变睡眠机制，提供抗胆碱或抗抑郁活性，影响抗利尿激素分泌治疗夜间遗尿。③局部雌激素：《女性压力性尿失禁诊断和治疗指南（2017）》指出，对绝经后女性，阴道局部使用雌激素可以缓解部分绝经后压力性尿失禁症状及下尿路症状。

（7）抗尿失禁子宫托：仍是子宫脱垂的非手术治疗的一线治疗方法，其优点是并发症少，患者经过学习后能够自己操作。近年来出现了一些新型子宫托。治疗压力性尿失禁的新型子宫托在设计上有一个位于中线的把手，在耻骨后支撑尿道，为尿道和膀胱颈提供不同程度的支撑，起到改善压力性尿失禁症状的作用。盆底肌锻炼依从性较差的患者或治疗无效的患者，尤其是不适合手术治疗的患者，可考虑使用抗尿失禁子宫托。

（8）射频治疗及激光治疗：近年来还有一些利用射频及激光治疗压力性尿失禁获得满意疗效的报道。射频治疗及激光治疗使膀胱颈和尿道周围局部结缔组织变性，导致胶原沉积、支撑尿道和膀胱颈的结缔组织挛缩，结果抬高了尿道周围阴道旁结缔组织，恢复并稳定尿道和膀胱颈的正常解剖位置，从而达到控尿目的。

2）手术治疗。

（1）耻骨后尿道悬吊术：治疗压力性尿失禁的现代耻骨后手术始于1949年，虽然此后出现了各种改良术式，但是所有术式遵循2个基本原则，仅在应用上有所差别。①经下腹部做切口或腹腔镜辅助暴露Retzius间隙；②将尿道或膀胱周围的盆内筋膜固定于耻骨联合后骨膜或耻骨联合软骨。

Burch手术（图1-3-5）（改良的Marshall-Marchetti-Krantz术式，1961年）将膀胱颈水平筋膜固定于髂耻韧带（Cooper韧带），也可以用其他组织，如闭孔筋膜、耻骨筋膜的弓状缘、直肠筋膜附着处和耻骨支骨膜。缝合Cooper韧带的Burch手术的目的是纠正解剖上尿道和膀胱颈的过度活动。初次实施该手术治疗压力性尿失禁的长期有效率在70%～90%。Burch手术的适应证：中、重度解剖型压力性尿失禁。禁忌证：①尿道内括约肌障碍型压力性尿失禁；②未完成生育的患者；③妊娠患者；④计划怀孕的患者。

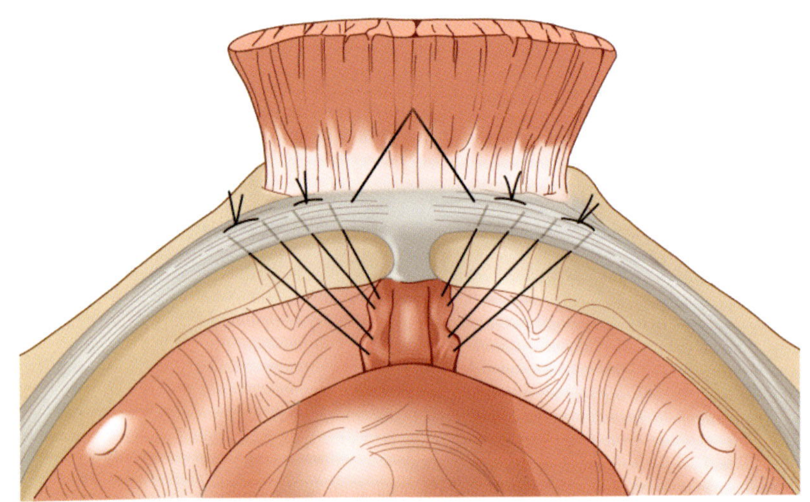

图1-3-5　Burch手术

（2）悬吊带术：Von Giordano首先开展了悬吊带术治疗压力性尿失禁（1907年），而后其手术技巧及吊带材料经过了多次改良。悬吊带术可用自身筋膜（腹直肌、侧筋膜、圆韧带）或医用合成吊带。不同吊带材料、不同生产厂家、经不同途径的悬吊带术包括阴道无张力尿道中段悬吊术（Tension-free Vaginal Tape，TVT）（图1-3-6）、经耻骨后尿道中段无张力悬吊术（Tension-free Vaginal Tape-exact，TVT-E）、经阴道悬吊带术（Intra-vaginal Sling，IVS）、经耻骨后膀胱尿道吊带术（Supraubc Arch Sling，SPARC）、经闭孔阴道无张力尿道中段悬吊术（Trans-obturator Tape，TOT/Tension-free Vaginal Tape-obturator，TVT-O）（图1-3-6）、经阴道闭孔尿道中段悬吊术（Tension-free Vaginal Tape-abbrevo，TVT-A）等。手术在局部麻醉加静脉麻醉或硬膜外麻醉下完成。

阴道无张力尿道中段悬吊术的适应证：解剖型压力性尿失禁、部分尿道内括约肌障碍型压力性尿失禁、合并急迫性尿失禁的混合性尿失禁（但部分患者治疗效果不满意）。阴道无张力尿道中段悬吊术较Burch手术成功率更高，术后尿潴留比例降低，故目前推荐为压力性尿失禁的“金标准”术式。

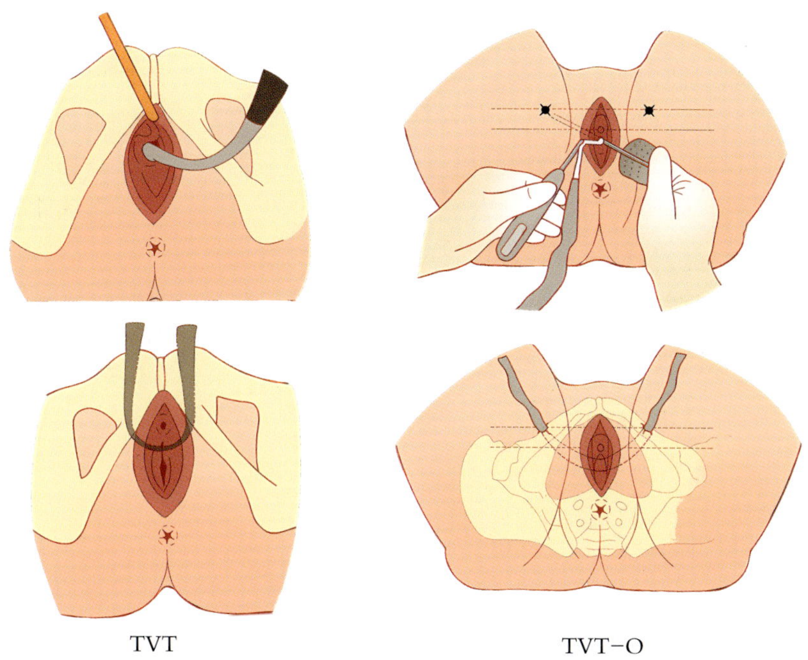

图1-3-6　TVT和TVT-O

阴道无张力尿道中段悬吊术，尤其是用人工材料的尿道悬吊术与其他手术方式相比，优势如下：①适用于肥胖患者；②可采取局部麻醉方式手术，适于年老体弱、不能耐受全身麻醉手术者；③出血量少，手术时间短，术后恢复快；④无严重并发症；⑤对既往手术失败的患者仍有较高的成功率。

经耻骨后尿道中段无张力悬吊术因为手术吊带路径相比经闭孔阴道无张力尿道中段悬吊术更符合耻骨后尿道悬韧带的生理解剖，所以治疗效果更可靠和长久。由于使用人工网带，可能发生网带暴露、侵蚀和疼痛、感染等并发症，需要与患者做好术前沟通。

（3）膀胱颈旁填充剂注射（图1-3-7）：在尿道周围组织注射物质以利于腹压增加时增加尿道的稳定性，能减轻很多患者的症状，其适应证为尿道内括约肌障碍型压力性

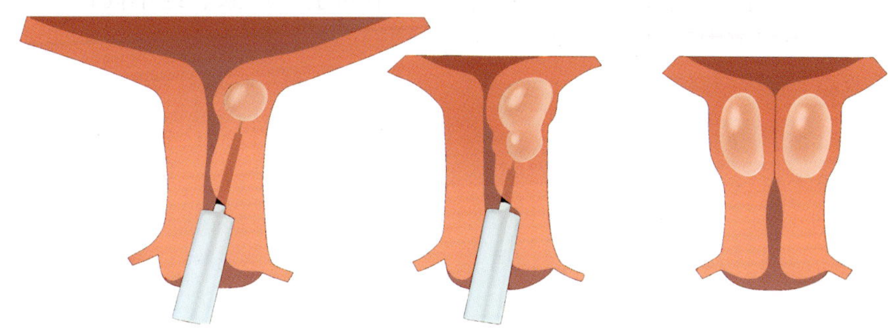

图1-3-7　膀胱颈旁填充剂注射示意图

尿失禁。目前由于可注射药物选择少，使用受限。

（二）急迫性尿失禁（Urge Urinary Incontinence，UUI）

1. 定义

急迫性尿失禁指伴有强烈尿意的不自主漏尿。其通常分为两种类型：①不自主的漏尿是由逼尿肌不自主收缩引起的，称为运动型急迫性尿失禁；②感到有强烈的排尿感而不伴有逼尿肌收缩，则称为感觉型急迫性尿失禁。临床上，尿急或膀胱激惹是指不正常的排尿次数增加，伴或不伴夜尿症和不可抑制的排尿感。

2. 诊断依据

1）主要依据：先有强烈尿意后有尿失禁或在出现强烈尿意时发生尿失禁，多伴有尿频。

2）次要依据：夜尿（每晚多于2次）、一次尿量少于100mL或高于550mL、不能及时赶到厕所就排尿。

3）相关依据：膀胱容量减少，如有腹部手术、插尿管、盆腔感染的病史；膀胱扩张感受器受到刺激引起痉挛，如膀胱感染、酒精或咖啡因的影响、液体量增加、尿浓度增加、膀胱过度膨胀等。

3. 治疗

急迫性尿失禁的治疗应采取循序渐进的原则。

1）感觉型急迫性尿失禁的治疗：由于感觉型急迫性尿失禁是原发病的一种症状，有时为中枢或外周神经系统疾病所致，因而应首先采取病因治疗，待原发病治愈后，尿失禁可随之好转或治愈。为尽快缓解症状，在病因治疗的基础上，可同时对症治疗。

2）运动型急迫性尿失禁的治疗：

（1）病因治疗：对于膀胱出口部梗阻引起者，首先应解除梗阻，在梗阻未解除的情况下给予抗胆碱能药物治疗，有可能降低逼尿肌收缩力，使残余尿增加，导致急性尿潴留的发生率升高。对于神经系统疾病引起者，则根据不同病因和病变部位，采取不同的治疗方法。

（2）药物治疗：常用药物为抗胆碱能药物（如溴丙胺太林、托特罗定、盐酸奥昔布宁等）、钙通道阻断剂［如双苯丁胺、维拉帕米（异搏定）、硝苯地平（心痛定）等］、前列腺素合成抑制剂[如吲哚美辛（消炎痛）、氟苯布洛芬等]、三环类抗抑郁药等。

（3）膀胱灌注治疗：最主要的优点是可直接向膀胱组织提供高浓度的药物而不影响其他器官，其次可以使有些对膀胱有效但不宜全身用药的制剂发挥作用。

（4）膀胱肉毒素注射：肉毒素是肉毒梭状芽孢杆菌繁殖过程中产生的嗜神经毒素。A型肉毒素因其稳定性好、易于制备和保存而被普遍应用于临床。它作用于突触前原浆膜，通过阻断肌肉的神经支配而达到使肌肉松弛、降低肌张力的效果。膀胱镜下行逼尿肌肉毒素注射，具有操作简便、创伤小、恢复快等特点。

（5）膀胱训练：通过膀胱训练，患者有意识地主动抑制膀胱收缩，从而达到增加膀胱容量的目的。

（6）生物反馈治疗：行为治疗的一种形式，应用生物反馈治疗仪将体内信息放大，为患者所利用，使其学会将这些平时未加注意的信息纳入意识控制之下，主动排尿或控制排尿。

（7）电刺激疗法：通过对储尿和排尿的各反射通路或效应器官（如逼尿肌、盆底肌、括约肌）施以适当的电刺激，达到治疗目的。

（8）手术治疗：对以上治疗无效、病情特别严重、有上尿路扩张导致肾损害的患者可考虑手术治疗，如膀胱扩大术、选择性骶2～4神经根切除术、膀胱横断术。尿路改道术等应慎用。

（三）混合性尿失禁（Mix Urinary Incontinence，MUI）

混合性尿失禁是指压力性尿失禁和急迫性尿失禁同时存在，并伴随有膀胱括约肌功能不全。诊断急迫性尿失禁对治疗很重要，因为在对压力性尿失禁进行任何治疗尝试前，逼尿肌不稳定者必须得到药物治疗，以免影响随后的术后疗效。

混合性尿失禁的治疗比单纯性尿失禁的治疗复杂，重点在于判断急迫性尿失禁和压力性尿失禁在病因方面的权重以及各自的分类，以确定治疗的重点和先后顺序，可采用混合性尿失禁问卷诊断表（附表2）进行初步评估。因混合性尿失禁同时具有压力性尿失禁和急迫性尿失禁的症状，治疗时既要兼顾两者的差异性，又要根据严重程度考虑治疗的先后顺序，所以我们应从症状评估及尿流动力学检测等多方面诊断结果入手，全面分析尿失禁的原因，明确尿失禁的类型及其主导症状，为患者提供适当而有效的治疗。混合性尿失禁首先应采取保守治疗，如行为治疗、药物治疗和电刺激疗法。保守治疗一段时间后，如果效果不明显或未改善，则考虑手术治疗。如果混合性尿失禁以压力性尿失禁为主，可先用手术治疗压力性尿失禁，术后继续治疗仍存在的急迫性尿失禁。如果压力性尿失禁得到成功的治疗，会使急迫性尿失禁有完全或较大的改善，但是急迫性尿失禁的症状通常不会立即消失，一般会持续3～6个月。如果混合性尿失禁不合并尿道过度活动，可采用膀胱颈旁填充剂注射治疗压力性尿失禁，如果合并尿道活动过度，应施行尿道悬吊术。

二 盆腔器官脱垂

（一）定义及流行病学特点

盆腔器官脱垂（Pelvic Organ Prolapse，POP）是指由盆底支持组织缺陷或松弛引起的盆腔器官下降或移位引发器官的位置及功能异常，主要包括子宫脱垂和阴道前、后壁膨出等，同时可伴有膀胱、直肠和小肠脱垂（图1-3-8）。最常见的症状是阴道口脱出块状物，伴或不伴腰部疼痛、下腹坠胀等多种不适症状，平卧时可减轻，许多患者同时伴有下尿道症状及尿失禁。

一项荷兰问卷调查显示，POP的发病率为2.9%～11.4%，POP定量分期法（Pelvic Organ Prolapse Quantification Examination，POP-Q）分析显示其发病率为31.8%～97.7%，

70岁以上患者行手术治疗率高达70%。中国妇女的研究亦发现，大于60岁的妇女中POP的发病率接近25%，43%～76%的POP患者需要手术治疗，接受手术治疗的POP患者中有1/3需要再次手术治疗。

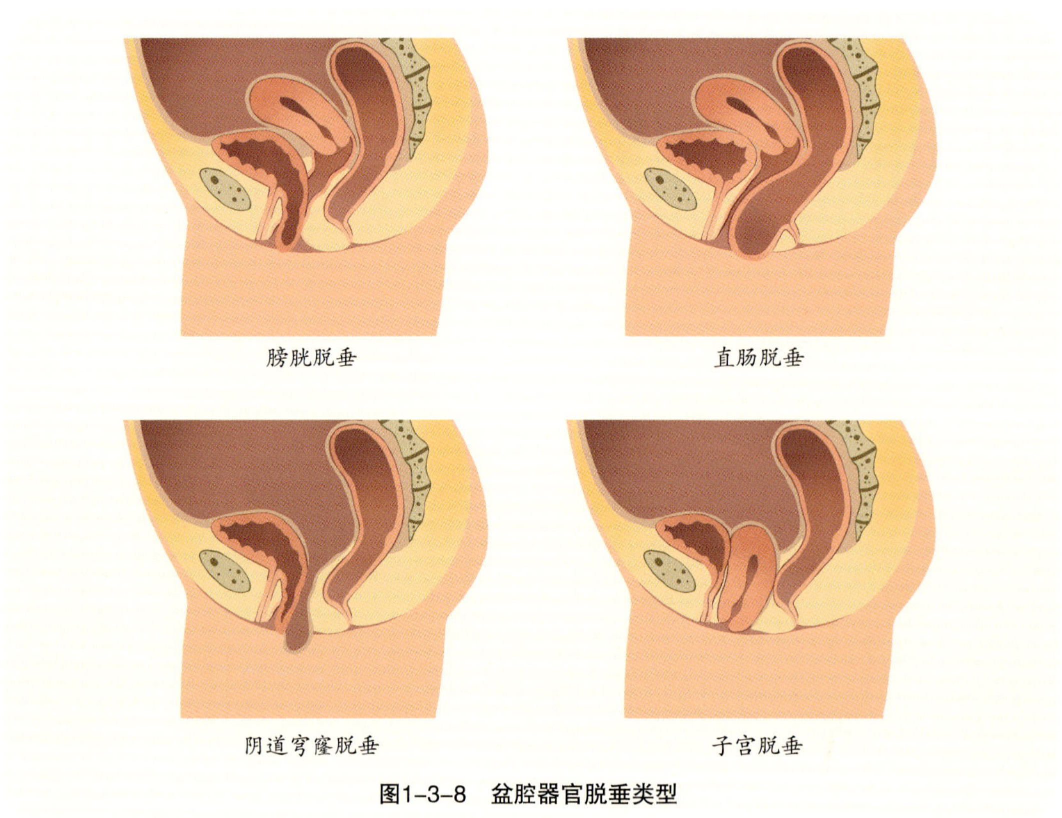

图1-3-8 盆腔器官脱垂类型

（二）病因及发病机制

1. 年龄与绝经

随着年龄的增加，人体各器官功能逐渐衰弱。POP被认为是一种与年龄相关的疾病。绝经后雌激素水平降低、盆底组织萎缩退化及盆底组织先天发育不良导致支持组织疏松薄弱，易发生POP。

2. 分娩损伤

分娩尤其是阴道分娩是POP发生的高危因素。分娩过程中软产道及周围的盆底组织极度扩张，肌纤维拉长或撕裂，特别是第二产程延长和助产手术分娩会导致盆底支持结构损伤。

3. 种族

不同种族POP的发病率不同，易发生脱垂的部位也不同。

4. 腹压增加

腹压增加将导致或加重POP，慢性咳嗽、便秘、经常重体力劳动等造成长期腹压增加，可加重或加速POP的进展。

盆底支持结构中结缔组织薄弱是POP发生的病理基础。弹性纤维是维持结缔组织结构和功能完整性的重要组成成分。研究表明，弹性纤维的代谢及相关成分的改变会引起组织弹性降低，导致盆底支持结构薄弱，从而导致POP的发生。

（三）临床表现和类型

轻症患者一般无不适，重症患者可自觉阴道口有块状物脱出，有不同程度的腰骶部酸痛或下坠感，站立过久或劳累后症状明显，卧床休息后症状减轻，还可伴有排便、排尿困难。

暴露在外的宫颈或阴道壁长期与衣裤摩擦，可导致局部宫颈或阴道壁出现溃疡、出血等，继发感染后还会有脓性分泌物。

子宫脱垂很少影响月经，甚至不影响受孕、妊娠及分娩。阴道前壁膨出者可有排尿障碍，如尿不尽、尿潴留、尿失禁等，有时需将膨出的阴道前壁还纳后方能排尿。阴道后壁膨出者可伴有排便困难，有时需用手指推压膨出的阴道后壁方能排出粪便。

POP常多部位同时存在，如子宫脱垂常伴有阴道前、后壁膨出，阴道黏膜增厚角化，宫颈肥大并延长。阴道前壁呈球形膨出，膨出的膀胱柔软，阴道黏膜皱襞消失。阴道后壁膨出，多伴有陈旧性会阴裂伤，肛门指诊时可触及向阴道内凸出的直肠。

（四）诊断标准

常见的POP包括膀胱脱垂、子宫脱垂、阴道脱垂和直肠脱垂。目前国际上对POP的分度多采用POP-Q，利用阴道前壁、阴道顶端、阴道后壁上的两个解剖指示点（图1-3-9）与处女膜的关系来界定盆腔器官脱垂程度（表1-3-1），并用POP-Q将POP按脱垂程度分为5度（表1-3-2）。

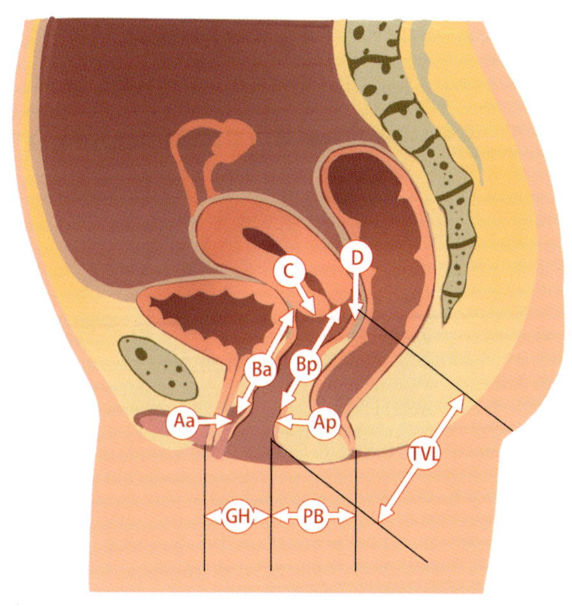

图1-3-9　POP-Q指示点

2）盆底肌锻炼：迄今为止最简单、易行、安全有效的盆底康复方法。它可以加强盆底肌的力量，增强盆底支持力，改善轻-中度脱垂症状并预防其进一步发展，但是当脱垂程度超出处女膜水平以外时，其有效率降低。具体方法及注意事项详见第三章第一节。盆底肌锻炼还可以辅以生物反馈治疗或电刺激疗法等，增强效果。

3）行为指导：改善生活方式、规避发病高危因素是POP治疗的首要步骤，也是该病防治的基本措施。针对POP的生活方式干预主要包括控制体重、改善便秘、治疗慢性咳嗽、避免提举重物和高强度运动、戒烟和不摄入咖啡类刺激物等。降低体重、治疗慢性便秘和咳嗽、避免提举重物和高强度运动可以显著改善POP症状、减少盆底术后复发，被推荐为POP患者的主要生活干预措施。

4）生物反馈和电刺激疗法：目前已经被广泛应用于PFDs的治疗中，通过刺激盆底肌的快肌和慢肌纤维，促使盆底肌肥大，收缩力增强。多项临床试验表明，结合了生物反馈治疗的盆底肌锻炼优于单独的盆底肌锻炼，电刺激联合生物反馈治疗优于单纯的生物反馈治疗。

5）中医：在我国，中医在POP治疗中的应用由来已久，包括中药和针灸治疗，其适用于轻症患者或中-重度POP患者的辅助治疗，但对实现解剖学复位的作用不确切。

2. 手术治疗

手术主要适用于非手术治疗失败或者不愿意非手术治疗的有症状的患者，最好为完成生育且无再生育意愿者。手术途径主要有经阴道、开腹和腹腔镜3种，必要时可以联合手术。选择术式时应以整体理论为指导，根据患者年龄，解剖缺损类型和程度，是否存在下尿路、肠道和性功能障碍，以及医生本人的经验、技术等综合考虑决策。

1）手术指征：POP-Q分度Ⅱ度及以上有症状者；脱垂造成的症状如慢性盆腔疼痛、走路或站立时有下坠感或压迫感、性交不适或性交困难，影响正常生活。直肠脱垂修补术选择标准：需要手指协助和（或）肛门指诊帮助排便，或重度直肠脱垂，或排便造影显示直肠脱垂处有造影剂潴留。

2）手术方式：重建手术和封闭性手术。重建手术的目的是恢复盆腔器官的解剖位置。阴道封闭术或半封闭术是将阴道管腔部分或全部封闭从而使脱垂的器官回纳至阴道内，属于非生理性恢复，但具有创伤小、手术时间短、恢复快、成功率高等优点。

（1）前盆腔缺陷的重建手术：中央型缺陷可行传统的阴道前壁修补术和特异部位的修补术。侧方缺陷可行阴道旁修补术，但临床意义有待验证。必要时可以加用人工网片或者生物补片增强重建效果。

（2）中盆腔缺陷的重建手术：术式主要有3种，即阴道骶骨固定术（Sacral Colpopexy）、骶棘韧带固定术（Sacrospinous Ligament Fixation，SSLF）和高位宫骶韧带悬吊术（High Uterosacral Ligament Suspension，HUS）。此外，还包括经阴道植入网片的全盆底重建术（Total Vaginal Mesh，TVM），其主要优点是能够同时纠正多腔室缺陷，特别是纠正中央型缺陷和侧方缺陷，该类手术对性生活的影响目前尚无循证医学结论，故年轻、性生活活跃的患者应慎重选择。传统的曼式手术也属于针对中盆腔缺陷的手术方式，适用于POP-Q分度Ⅱ度及以上伴宫颈延长，无子宫病变，不存在重度阴道前、后壁膨出，要求保留子宫的患者。

（3）后盆腔缺陷的重建手术：常用术式包括阴道后壁修补术、特异位点缺陷修补术、经肛门修补术、联合使用补片修补术及会阴体修补术。经阴道行修补术较经肛门更为适宜。

（4）全盆腔缺陷的手术治疗：适用于POP-Q分度Ⅲ度及以上的多部位联合缺陷患者。常用手术方式包括多种术式联合的盆底重建术和应用补片的全盆底重建术。治疗前需根据患者的具体病情，包括年龄、脱垂的严重程度、全身状况、既往手术史，提出可采用的手术方式，由患者及家属协商共同决定治疗方案。

三 慢性盆腔疼痛

（一）定义及流行病学特点

慢性盆腔疼痛（Chronic Pelvic Pain，CPP）是指盆腔相关结构出现的慢性或持续性疼痛，持续时间至少6个月，通常伴随下尿路、性功能、消化道、盆底或妇科功能障碍相关的症状和消极的认知、行为、性和情绪变化，疼痛部位在盆底、脐平面以下、腰骶或臀部。

感染、炎症、创伤等病因明确的CPP，称为特定疾病相关的盆腔疼痛。未查明确定病因的CPP，称为慢性盆腔疼痛综合征（Chronic Pelvic Pain Syndrome，CPPS），与盆底肌过度活动相关，主要有外阴痛（分为阴道前庭痛和阴蒂痛）、膀胱痛（包括膀胱疼痛综合征等）和功能性肛门直肠痛（分为肛提肌综合征、痉挛性肛门直肠痛或尾骨痛）。国际疼痛学会（International Association for Study of Pain，IAPS）对CPPS的定义：在没有感染也没有明确的病理改变的情况下，持续或反复发作的盆底区疼痛，伴有肛门直肠、泌尿生殖器官及妇科功能异常的症状，但无器官实质性病变。

CPPS是一种常见的衰退性疾病，它严重影响了患者的生活质量和身心健康。长期以来，CPPS一直未得到足够的重视。直到最近15～20年，大量流行病学数据表明CPPS普遍存在，其才得到临床和基础研究的重视。英国一项大型数据库研究资料分析显示，CPPS的年发病率约为3.8%。CPPS的一个显著特征是育龄女性占非常大的比例，仅在美国就有约920万女性患有CPPS。

盆底肌过度活动引起CPP的机制主要有两方面：一是缺血缺氧导致的痛觉过敏，二是肌筋膜触痛点引起的肌筋膜疼痛综合征。对于后者，可以通过触摸盆底肌来识别是否是由触痛点引起的疼痛。

（二）病因及发病机制

1. 精神因素

流行病学研究显示，CPP患者中有心理异常者高达67%，其中人格障碍占31%～59%，伴有抑郁和焦虑者占40%～60%。疼痛与精神障碍存在普遍性与共病性，因而Symreng（2005）推断，疼痛与抑郁或焦虑可能存在共同的神经解剖通路和神经生理分子机制，可能是中枢抑制系统出现紊乱，致使二者共同的中枢兴奋性增强所致。研究剖异常、区分包块的性质（囊性或实性），还可通过彩色多普勒辨别血管特征。无论经腹部或经阴道超声，都可初步排除盆腔器质性病变，有利于解除患者的思想疑虑。对腹壁紧张，不能配合或不接受盆腔检查的患者，则具有重要的诊断意义。

3）内镜检查：①膀胱镜，当考虑症状来源于下泌尿道时，在排除感染的情况下，行膀胱镜检查是必要的；②结肠镜；③腹腔镜作为微创的直视诊断工具，被妇科学家视为用于评估CPPS不可缺少的重要手段。

2. 基于表面肌电的诊断方法

1）外阴痛：外阴痛症状与盆底肌功能状态密切相关。盆底表面肌电相关参数常提示肛提肌的过度活动，这对诊断是非常有价值的。

（1）外阴痛患者盆底表面肌电功能评估的特征如下：①71%患者静息基线大于2.0μV；②63%患者收缩波幅小于17μV；③93%患者静息校准差大于0.2μV；④86%患者募集恢复时间大于0.2秒；⑤69%患者肌电频率小于115Hz。

88%外阴痛患者符合以上至少三条标准，这为外阴痛的诊断提供了客观依据。

（2）外阴痛患者盆底表面肌电的表现如下：①32%患者测试前静息状态波幅高；②49%患者测试前静息状态肌肉稳定性差；③46%患者在快速收缩阶段波幅低；④49%患者在间断收缩阶段波幅低。

表面肌电的结果表明，外阴痛患者盆底肌常见的功能特征包括慢性过度活动、易激惹、不稳定及易疲劳。图1-3-11显示了一位盆底肌无力患者肌肉的过度活动、不稳定性及疲劳情况。图1-3-12显示治疗后表面肌电静息状态基线下降，募集及肌纤维协调性改善，快速和间断收缩波幅增加，兴奋性降低，收缩后能很好地恢复到静息状态。

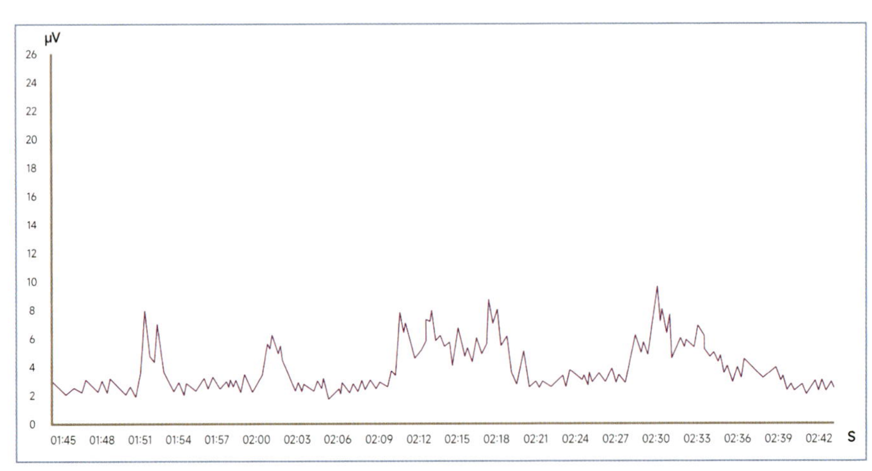

图1-3-11 原发性外阴痛患者表面肌电评估

注：女性，未产妇，24岁，治疗前表面肌电显示2次快速收缩和2次间断收缩，表现出静息基线升高，募集差，肌纤维协调性差，收缩波幅低，肌肉兴奋后恢复慢。波幅坐标0～26μV。

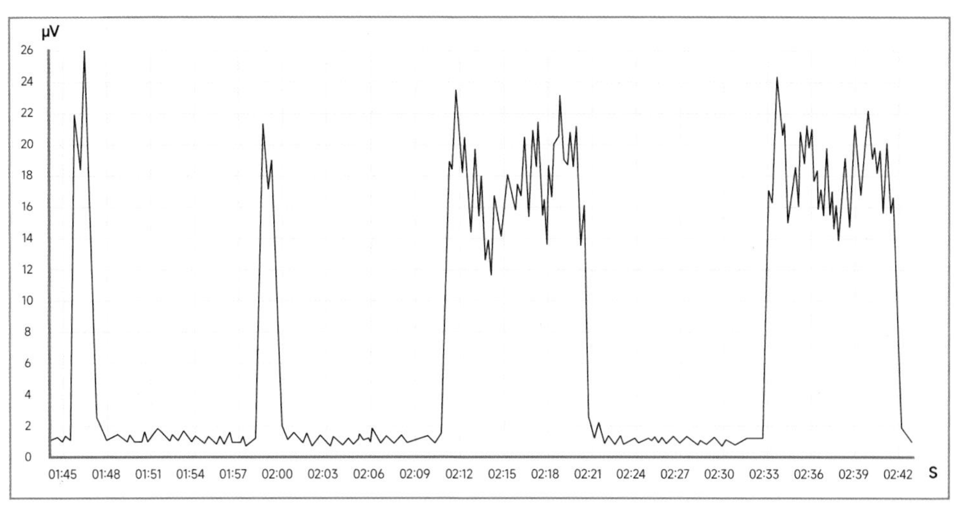

图1-3-12 患者治疗后表面肌电评估

注：治疗后表面肌电静息状态基线下降，募集及肌纤维协调性改善，快速和间断收缩波幅增加，兴奋性降低，收缩后能很好地恢复到静息状态。肌肉训练后功能正常，疼痛消失。波幅坐标0～26μV。

2）膀胱疼痛综合征：慢性盆底肌过度活动是肌肉轻度持续性收缩状态的一种特征。肌肉过度活动引起敏感性增加的机制与膀胱疼痛综合征有关。表面肌电评估和体格检查发现盆底肌过度活动、不能随意控制、肌肉萎缩、存在触痛点，这些不仅仅是症状，也是引起膀胱疼痛综合征的原因。图1-3-13是一名早期膀胱疼痛综合征患者的表面肌电评估图，图中显示了盆底肌过度活动、不稳定、兴奋及疲劳。患者一直被误诊为泌尿道感染，采用抗生素治疗，之后接受尿道透热疗法、尿道刮擦及服用多个疗程的消炎药和镇痛药。这些治疗不仅无法缓解症状，反而导致严重的瘢痕形成和疼痛加重。接受一段时间基于表面肌电的盆底肌锻炼和肌筋膜手法治疗后，患者尿频、尿急症状消失。

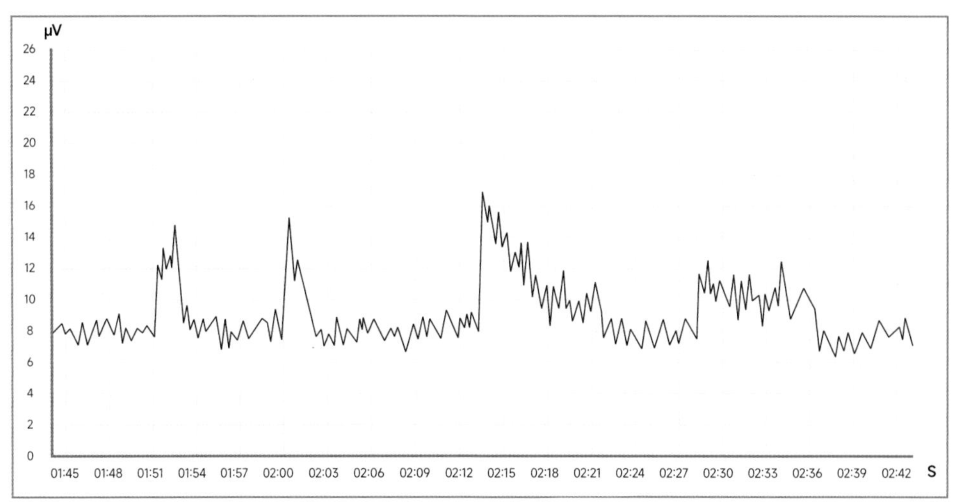

图1-3-13 青少年期出现膀胱疼痛综合征患者表面肌电评估

注：女性，未产妇，22岁，治疗前表面肌电评估，2次快速收缩和2次间断收缩。波幅坐标0～26μV。

3）功能性肛门直肠痛：关于肛提肌综合征的表面肌电研究很少，部分研究证实肌肉痉挛、静息张力增高、快速收缩差是慢性肌肉过度活动导致肌肉疲劳的标志（图1-3-14）。这与外阴痛和膀胱疼痛综合征的表面肌电特征是一致的。

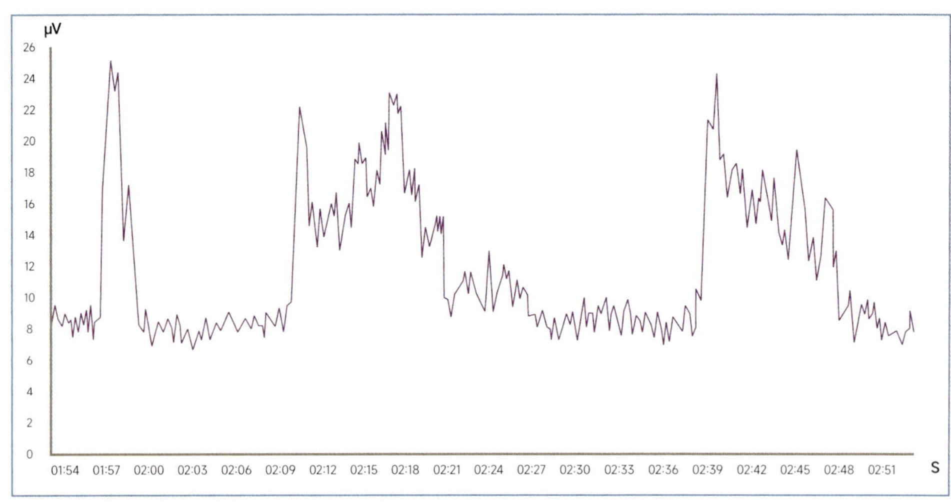

图1-3-14 患有肛提肌综合征3年患者表面肌电评估

注：女性，经产妇，绝经期，48岁，表面肌电评估，1次快速收缩和2次间断收缩。表面肌电表现与其他CPPS相似。波幅坐标0～26μV。

3. CPP疼痛位点图谱

来自澳大利亚的Marek Jantos教授提出的疼痛位点图谱，包括膀胱痛图谱（图1-3-15）、盆底肌疼痛图谱（图1-3-16）和泌尿生殖道疼痛图谱（图1-3-17）。这些图谱可以帮助评估者更准确地定位疼痛来源，而不仅限于疼痛位置。疼痛位点图谱的优点：

1）定位疼痛的发生点。

2）将患者症状同疼痛来源连成一体。

3）量化疼痛程度。

4）确定疼痛的感官表现（如灼烧感、刺痛）。

5）通过再现类似的疼痛验证患者的疼痛感受。

6）确定疼痛的肌肉来源。

7）突出疼痛的外部机制的重要作用。

8）基于每一个疼痛状况的结论指导相应的治疗。

9）创造解决疼痛问题的实际而又具体的途径。

10）提供评估治疗干预有效性的客观手段。

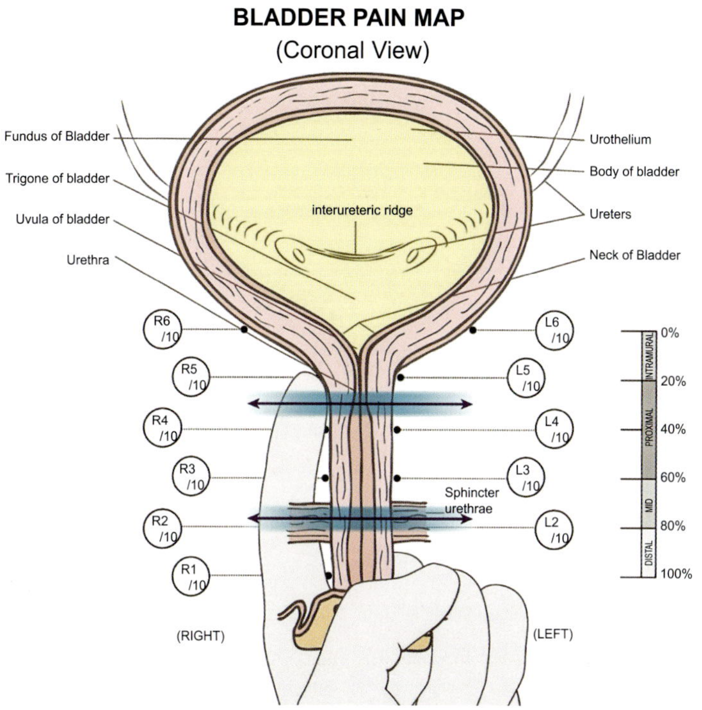

BLADDER PAIN MAP

(Coronal View)

Fundus of Bladder
Trigone of bladder
Uvula of bladder
Urethra
interureteric ridge
Urothelium
Body of bladder
Ureters
Neck of Bladder
R6 /10
R5 /10
R4 /10
R3 /10
R2 /10
R1 /10
L6 /10
L5 /10
L4 /10
L3 /10
L2 /10
Sphincter urethrae
0%
20%
40%
60%
80%
100%
INTRAMURAL
PROXIMAL
MID
DISTAL
(RIGHT)
(LEFT)

图1-3-15　膀胱痛图谱（该图引自Marek Jantos教授）

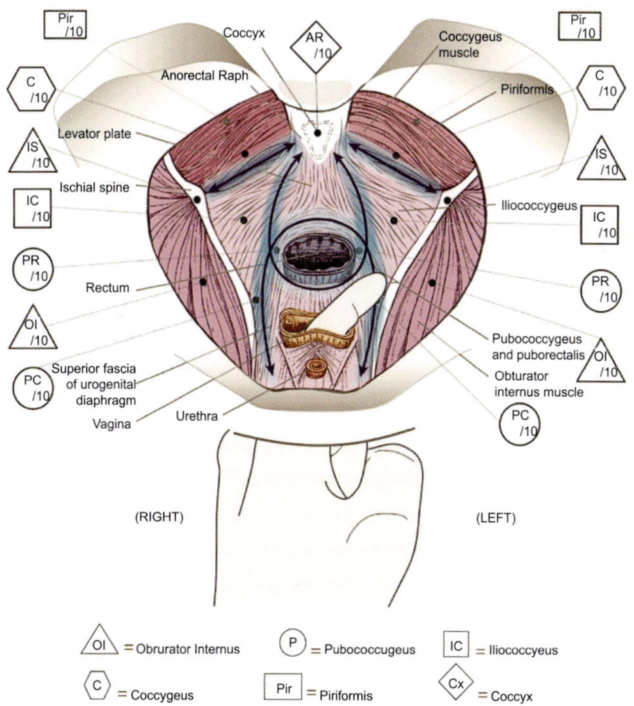

图1-3-16　盆底肌疼痛图谱（该图引自Marek Jantos教授）

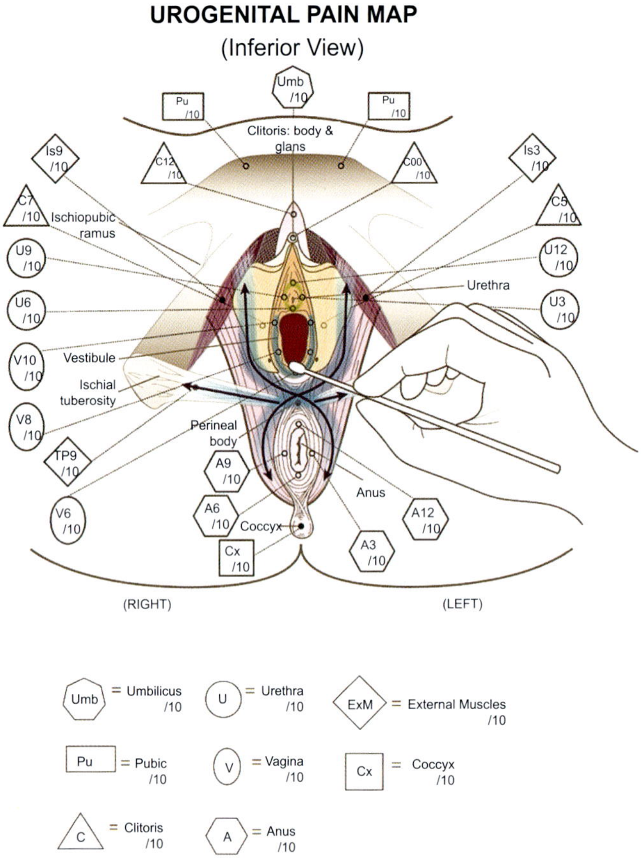

图1-3-17 泌尿生殖道疼痛图谱（该图引自Marek Jantos教授）

（六）治疗

1. 药物治疗

单一用药往往难以取得理想效果，多采用联合用药。应特别注意药物的相互作用，评估药物的治疗效果，尽量减少药物的种类和剂量，以减少不良反应和医疗费用。常用的药物如下。

1）镇痛药：非甾体抗炎药（Non-steroidal Anti-inflammatory Drugs，NSAIDs）和作用较温和的麻醉剂的复合剂以及纯麻醉剂。

2）抗抑郁药：不仅可对抗抑郁情绪，还有机制未明的镇痛作用。抗抑郁药用于慢性疼痛的疗效并不十分可靠，但由于可作为麻醉药的替代品且不易被滥用、依赖性低而被广泛应用。

3）器官特异性药物：治疗CPPS的过程中，可针对胃肠症状、膀胱刺激症状和骨骼肌肉痛等进行治疗。

4）其他药物：如醋酸甲羟孕酮（安宫黄体酮）可通过抑制卵巢功能减少盆腔充血，以缓解相关疼痛。促性腺激素释放激素激动剂（Gonadotropin Releasing Hormones Agonist，GnRH-a）已被建议用于鉴别妇科原因和非妇科原因的疼痛。

2. 腔镜治疗

CPP的腹腔镜手术治疗应根据具体情况来定。

3. 心理治疗

对没有明显器质性病变但有心理障碍的患者应进行心理治疗。可从简单的方法开始，如从教育和消除疑虑入手，逐步进行特殊的心理治疗，如放松疗法、认知疗法、支持疗法等。

4. 基于表面肌电的CPP治疗方法

表面肌电治疗的目的是恢复肌肉的正常功能。因此，表面肌电治疗的重点在于过度活动的肌肉降阶梯训练（肌肉放松训练）、无力肌肉的升阶梯训练（肌肉力量训练）以及协调性训练，从而使不同肌群及肌纤维类型募集相对一致。

1）定位训练肌肉：设置恰当的屏幕帮助患者观察盆底肌的募集状态。使用另外通道显示附属肌肉组织如腹部、臀部肌肉或内收肌的运动情况。

2）特异性训练：训练患者准确地收缩盆底肌。

3）区分不同的肌群：嘱患者随意收缩其他肌肉群，帮助区分不同的肌肉群。

4）区分肌纤维类型：根据表面肌电评估，鼓励患者在开始收缩时正确地募集快型肌纤维，在保持间断收缩时正确地募集慢型肌纤维。

5）标准化训练。

降阶梯训练：表面肌电评估显示CPP患者存在无意识状态下的肌肉过度用力，表明存在肌肉过度活动的情况。肌肉长期活动不能放松，肌肉力量下降，肌肉兴奋性增高。肌肉过度活动反映了一种低级的活动状态，这时的波幅比痉挛或抽搐低。在体格检查时不易发现，但可以通过表面肌电来确定。肌肉过度活动状态可以通过降阶梯训练改善。

表面肌电降阶梯训练的关键是患者能区分和定位正确的肌肉群，不会引起辅助肌肉的共同运动。重点在于教会患者怎样“关闭”过度活动的肌肉。CPP患者无意识地使肌肉保持在高张力状态，肌肉得不到休息。在初始表面肌电评估时，患者最先意识到的是盆底肌的高张力状态。

该训练有两个特点：盆底收缩后表面肌电活动完全降低，立即回到基线水平。通过治疗师指导或根据电脑上的方案患者进行一系列5～10秒的收缩运动，之间有10～30秒的休息。在肌肉活动期间，指导患者初始训练时用低强度收缩（30%最大收缩波幅），放松时表面肌电信号会降到最低水平；然后逐步进行中等强度（50%最大收缩波幅）和高强度（80%～100%最大收缩波幅）的间断收缩。训练时间从每次3～5分钟，2次/天开始，逐步增加至每次10～20分钟，2次/天，直到第一个7～10天为止。患者坚持训练直到使静息基线恢复正常。这一训练方案降低了静息波幅，增强了收缩力量，提高了肌肉耐力，使募集恢复时间低于2毫秒。

表面肌电降阶梯训练帮助患者意识到盆底肌的张力，当患者使用特殊放松技术训练时，盆底过度活动的表面肌电信号就会表现出来。该训练可以帮助患者观察到表面肌电活动逐渐减少，躯体肌肉有序地紧张和放松。

通常可以使用呼吸训练来放松盆底肌。指导患者正确进行腹式呼吸，在吸气阶段学会放松腹部肌肉，在呼气阶段使肌肉回到静息状态。当保持缓慢的有节律的呼吸时，嘱患者轻轻地放松盆底肌。如果患者不能感受到与呼吸相关的盆底肌放松，可以让患者做Valsalva动作。在做Valsalva动作时，可以感受到随着腹压的下降，肛提肌放松。一旦患者能体会到盆底肌放松的感觉，就能在每一次呼吸时更有效地放松盆底肌。

四 排便功能障碍

（一）功能性便秘

1. 定义及流行病学特点

便秘指排便困难，排便次数减少，粪质变硬或有排便不尽感。排便次数减少指每周排便少于3次。慢性便秘根据其病因分为功能性便秘和器质性便秘，有些药物也可导致便秘，但大部分为功能性便秘。

功能性便秘（Functional Constipation，FC）是一种常见的消化道疾病，指排除了器质性疾病和药物因素的便秘，并符合罗马Ⅲ标准，以粪便量及排便次数减少、排便困难为主要临床症状，严重影响患者的生活质量。功能性便秘的发病与精神心理因素、激素、排便动力学异常等有关。

国际上根据结肠动力学特点和肛门直肠功能改变将功能性便秘分为以下四种类型：慢传输型便秘（Slow Transit Eonstipation，STC，由于结肠运动障碍或无力，致使结肠内容物推进减慢，又称为结肠无力症）、出口梗阻型便秘（Outlet Obstruetive Constipation，OOC，排便时肛管括约肌或耻骨直肠肌矛盾性收缩，以及会阴下降、盆底肌失弛缓等所致的排便障碍）、混合型便秘（Mixed Constipation，MC，两者兼而有之）、正常传输型便秘［Normal-transit Constipation，NTC，便秘型肠易激综合征（IBS-C）多属于这一型，多与精神心理和饮食等因素有关，发病较常见］。

目前我国功能性便秘的发病率为3%～17%，并呈逐渐上升的趋势。最近的一项循证医学研究报道，便秘在全球的总体发病率为0.7%～79.0%。

2. 病因

1）饮食因素：食物摄入不足及膳食纤维摄入少是导致便秘的重要因素，每日饮水量过少，便秘发病率高。

2）精神心理因素：影响胃肠道功能的重要因素。

3）遗传性因素：有研究表明，便秘患者中一级亲属患慢性功能性便秘者占29.8%，几乎1/3的患者有功能性便秘家族聚集倾向。

4）激素、神经递质等调节因子异常：兴奋型激素减少和（或）抑制型胃肠激素的分泌增多与慢性便秘的发生相关。

5）排便动力学异常：结肠动力降低导致慢传输型便秘的发生。

3. 发病机制

1）结肠蠕动无力或结肠蠕动不协调：结肠测压试验显示结肠动力降低是造成功能性便秘患者结肠排空延迟的原因之一，结肠蠕动不协调可导致结肠收缩无效，同样可引起结肠排空延迟。粪便在结肠转运时间延长可增加黏膜对水分的吸收，引发粪质变硬、排便费力及排便未尽感等症状。

2）盆底肌功能障碍：正常排便时，直肠收缩，直肠内压增加，盆底肌和肛门括约肌松弛。功能性便秘患者在排便时耻骨直肠肌出现矛盾性收缩，部分便秘患者有直肠功能异常，表现为排便时无法协调肛门外括约肌和盆底肌的活动，如横纹肌功能不良、直肠平滑肌动力障碍、直肠感觉功能损害、肛门内括约肌功能不良等。

3）肠道神经肌肉异常：神经病变、肌肉病变和肠道Cajal间质细胞（Interstitial Cells of Cajal，ICC）网络异常等。慢性便秘患者会出现肠神经节细胞数量减少、肠道神经化学信号异常。调节肠蠕动的神经递质有两类：兴奋性神经递质和抑制性神经递质。研究资料表明，便秘患者的肠壁内乙酰胆碱、P物质等兴奋性神经递质明显减少，而血管活性肠肽、一氧化氮等抑制性神经递质合成增加。新近研究发现，水通道蛋白（AQP）在肠道细胞的表达改变可能在便秘的发生发展中起一定作用。此外，慢性便秘患者普遍存在胃肠道平滑肌病变，慢传输型便秘患者的结肠平滑肌细胞簇的肌丝数量明显减少。

4. 辅助检查及诊断

国际上学者根据神经胃肠病学和临床循证医学研究的结果，探讨并制定了功能性便秘的罗马Ⅲ诊断标准，目前在临床上广泛推荐并使用。具体内容如下：

1）至少25%的排便感到费力。

2）至少25%的排便为干球状便或硬便。

3）至少25%的排便有不尽感。

4）至少25%的排便有肛门直肠梗阻感或阻塞感。

5）至少25%的排便需要手法帮助（如用手指帮助排便、盆底支持）。

6）排便次数小于3次/周。

功能性便秘的临床诊断还需依靠病史和各种体格检查。应从患者便秘症状的特点（排便频率、粪便性状、排便困难程度、便意）、伴随症状、基础疾病、饮食结构、生活习惯及用药情况等多个方面进行详细问诊。肛门指诊可了解患者是否有痔疮、肛裂、直肠脱垂、肿物等，此外还应特别注意患者有无报警征象，如便血、大便隐血阳性、贫血、消瘦、腹部包块、明显腹痛、有结直肠息肉史以及结直肠肿瘤家族史等。对于年龄大于40岁，伴有上述报警征象者，应结合实验室检查、影像学检查和结肠镜检查，明确便秘是否为器质性病变所致。排除器质性病变导致的便秘后，还应通过胃肠传输试验、肛门直肠测压等检查进一步明确便秘的类型和便秘的程度。在功能性便秘患者检查过程中还应注意是否伴有焦虑、抑郁等心理问题。盆底肌电图对于功能性便秘患者来说，主要用于检测耻骨直肠肌、肛门外括约肌等盆底横纹肌的功能活动状态，评估便秘患者盆底功能，从而为生物反馈或电刺激疗法提供量化依据。

5. 治疗

1）一般治疗：饮食中增加膳食纤维的摄入，增加粪便体积，多饮水，养成良好的排便习惯。

2）药物治疗：临床中治疗便秘的药物主要分为容积性泻药、渗透性泻药、刺激性泻药和润滑性泻药。选择药物时应充分考虑疗效、安全性、药物依赖性及效价比。提高患者的依从性，以减少和避免药物的不良反应及对药物产生依赖性。

3）生物反馈治疗：将不能觉察的生理活动信息转变为患者可视、可懂的信号，进而指导患者进行自我训练和功能协调，建立正确的排便行为。其主要用于治疗肛门括约肌失协调和盆底肌、肛门外括约肌排便时矛盾性收缩导致的功能性出口梗阻型便秘。

4）心理治疗：功能性便秘是一种长期的疾病，会对很多患者造成身体上的困扰，还可能导致情绪不稳定、焦躁等不良心理反应。必要时与患者进行沟通，疏导患者或请精神心理专科医生会诊。

5）手术治疗：手术主要针对慢传输型便秘和出口梗阻型便秘，如重度直肠前膨出、直肠黏膜内脱垂、耻骨直肠肌肥厚，以及混合型便秘的部分患者。手术方式包括经肛门进行直肠前壁修补、耻骨直肠肌部分切除、经腹进行盆底重建、盆底抬高、直肠悬吊固定术，以及结肠部分、次全或全切除术等。

（二）粪失禁

1. 定义及流行病学特点

粪失禁（Fecal Incontinence，FI）是指发生不自主的液体或固体粪便的意外排出，包括三种类型：急迫性粪失禁（Urge Fecal Incontinence，UFI）、被动粪失禁（Passive Fecal Incontinence，PFI）及粪渗漏（Fecal Seepage，FS）。急迫性粪失禁是指患者有便意后不能自我控制，到达厕所前发生不自主的粪便漏出。被动粪失禁是指无法意识到的气体或固体粪便漏出。粪渗漏是指在正常排空肠道之后发生的粪便漏出，通常表现为内衣裤的粪染。国外文献报告人群中发病率差异较大，为1.4%～18.0%，在养老院人群中发病率可高达50%。

2. 病因及发病机制

排便受多种因素影响，包括肠道的活动性、粪便的量及性状、肠道敏感性，以及耻骨直肠肌、肛门内外括约肌及神经的完整性，任何一项功能异常，均可能导致粪失禁。粪失禁发生的危险因素包括产科损伤、尿失禁、盆腔器官脱垂、年龄大、慢性腹泻、盆腔手术、肥胖、糖尿病及脑卒中等，服用精神类药物也会显著增加粪失禁的发病率。在分娩的第二产程中，胎头压迫产道，会阴体膨出，除了易造成盆底肌和神经的牵拉、撕裂外，常直接造成肛门括约肌断裂，引发粪失禁。

3. 辅助检查及诊断

详细询问病史有助于明确粪失禁的病因和病理机制，然后进行针对性检查。询问时可结合某些评估系统，如粪失禁严重程度指数（Fecal Incontinence Severity Index，FISI）、FI生活质量评分系统（Fecal Incontinence Quality of Life Scale，FIQL）等。体格检查包括会阴部检查和肛门指诊。前者检查会阴部有无瘘管、皮炎、瘢痕、皮肤抓痕、痔、肛裂等。辅助检查包括结肠镜检查、肛门直肠测压、肛管影像学检查［包括肛管内镜超声（EUS）和盆底磁共振成像（MRI）］、排粪造影。

4. 治疗

1）改善饮食：避免摄入刺激性食物，荤素搭配合理。

2）肠道管理：加强个人卫生，提高粪失禁的应变能力。

3）药物治疗：临床中治疗粪失禁的药物有很多，如纤维补充剂、三环类抗抑郁药、渗透性泻药、栓剂或灌肠剂等。其中三环类抗抑郁药较为常用，尤其是针对肠道易激惹综合征所致的粪失禁非常有效。某些药物，如洛哌丁胺既可增加粪便黏稠度，又可通过增加括约肌张力协同改善控便能力。

4）生物反馈治疗：通过唤醒损伤的盆底肌和神经，降低直肠感觉阈值，增强肛门外括约肌的力量和弹性，从而改善控便能力，主要用于改善直肠的感觉感知功能、加强肛门外括约肌并恢复自主控制的协调性。它是不完全性粪失禁的首选疗法，医院治疗和家庭锻炼结合，治疗后患者的生活质量和困窘心理均有明显改善。

5）电刺激疗法：电刺激疗法主要包括骶神经刺激（Sacral Nerve Stimulation，SNS）和胫神经刺激疗法（Posterior Tibial Nerve Stimulation，PTNS）两种。骶神经刺激主要用于中-重度粪失禁的治疗。胫神经刺激有关研究起步较晚，主要用于括约肌完整的粪失禁患者。骶神经刺激的长期疗效、安全性及并发症情况已被广泛证实，可以作为保守治疗失败后的首选疗法，目前临床研究证据仍然较少，对治疗参数设置、疗程方案等尚无共识。

6）肛门塞和针灸：肛门塞通过浸渍在粪便中膨胀达到阻止粪便流出的作用，主要用于治疗患有神经性疾病或无法活动的粪失禁患者。而针灸则通过对长强、百会、承山等穴位的刺激，在某些患者身上获得了一定疗效。

7）手术治疗：对于非手术治疗粪失禁未改善者，临床建议使用手术治疗。常规治疗粪失禁的手术包括：①肛门括约肌重叠成形修补术（Overlapping Sphincteroplasty Repair，OLSR），用于治疗肛门外括约肌缺损；②Parks肛管后方盆底修补术（Parks Postanal Pelvic Repair），主要用于无括约肌缺损以及OLSR修补后仍有反复粪失禁症状者，也可用于严重神经性粪失禁者及直肠脱垂固定术后仍有较重症状者；③Malone顺行可控性灌肠（Malone Antegrade Continence Enema，MACE），多个研究表明此项技术安全有效，可明显减少粪失禁发作次数，显著改善患者生活质量；④结肠造口术，主要用于所有其他治疗失败的粪失禁患者，也可作为不能耐受反复手术或不愿承受失败患者的一线治疗，尤其适用于脊髓损伤或卧床的粪失禁患者，可以减轻护理负担、改善患者的生活质量。除此之外，一些新技术如动力性股薄肌成形术、人工肛门括约肌、可注射填充剂和Secca手术等也可用于粪失禁的治疗。临床医生应根据患者的实际情况，制订最佳的治疗方案。

五 女性性功能障碍

（一）定义及流行病学特点

女性性功能障碍（Female Sexual Dysfunction，FSD）是指发生在女性性反应周期中一个或几个环节的障碍（性欲障碍、性唤起障碍和性高潮障碍），或者出现与性交有关的疼痛。FSD的病因复杂，包括社会心理、年龄、内分泌、神经、血管、肌肉、药物及妇产科疾病等因素，目前更多倾向于是多因素协同作用的结果。美国精神疾病诊断与统计学手册第五版（DSM-Ⅴ）将FSD分为女性性高潮障碍、女性性兴趣/性唤起障碍、生殖器-盆腔疼痛或插入障碍、物质或药物引起的性功能障碍、其他能够特别分类的性功能障

是非选择性α-肾上腺素能受体阻滞剂，酚妥拉明可引起阴茎及阴蒂海绵体和血管平滑肌舒张，能增加绝经后妇女阴道血流，改善性功能。

4. 其他药物

其他药物包括多巴胺受体激动剂，多巴胺参与性欲活动和性唤起。此外，应用脱水吗啡或合并应用血管活性药物及中草药都可以对性功能障碍有明显的改善作用。

5. 心理治疗

结合性功能障碍患者的心理状况，消除其不良心理，可采取性感集中训练、行为疗法和暗示疗法。性感集中训练在治疗性高潮障碍中作用有限，盆底肌锻炼有助于提高性高潮的感受。医生指导下的行为疗法（手淫指导训练、振荡器训练）可改善性高潮障碍。在治疗性高潮障碍前，应与患者充分沟通，制定切实可行的目标，即治疗目标遵循Basson的非线性模式性反应周期，通过性生活增进夫妻亲密程度，而非性高潮时的各种躯体反应。对阴道痉挛患者，一方面通过心理咨询和性知识教育帮助患者缓解焦虑，另一方面通过系统脱敏疗法使用阴道扩张器逐次扩大直径，进行循序渐进的肌肉松弛训练，如果可能，也可指导患者自己在家进行规律的插入锻炼。必要时首次治疗可在局部麻醉后进行。

6. 生物反馈治疗

锻炼耻骨尾骨肌，恢复或改善阴道和尿道周围的肌肉收缩能力，帮助增加阴道弹性；通过放松训练，缓解阴道痉挛等。

7. 其他

药物或心理治疗不理想或者希望尝试其他治疗方法的患者，可以使用针刺疗法、基因治疗和计算机辅助治疗等。老年患者可采用阴道润滑剂治疗。

六 膀胱过度活动症

（一）定义及流行病学特点

国际妇科泌尿协会和国际尿控协会将膀胱过度活动症（Overactive Bladder，OAB）定义为一种以尿急症状为特征的症候群，常伴尿频和夜尿症状，可伴或不伴急迫性尿失禁。尿动力学上可表现为逼尿肌过度活动，也可为其他形式的尿道-膀胱功能障碍。无明确的病因，不包括由急性尿路感染或其他形式的膀胱、尿道局部病变所致的症状。

国内研究发现，OAB患病率男性为7%～27%，女性为9%～43%。北美的一项流行病学调查结果显示，女性OAB的患病率为16.9%，65岁以上的妇女随年龄的增加患病率上升至30.9%，女性OAB患者中合并急迫性尿失禁者远多于男性。

（二）病因

病因尚不十分明确，目前认为有以下四种：①逼尿肌不稳定，由非神经源性因素所致，储尿期逼尿肌异常收缩引起相应的临床症状；②膀胱感觉过敏，在较小的膀胱容量时即出现排尿欲；③尿道及盆底肌功能异常；④其他原因，如精神行为异常、激素代谢失调等。研究表明，虽然性别不是OAB的危险因素，但是患病人群还是以女性为主，这与女性特殊的生理构造和分娩生育史相关。据调查，约50%患有OAB的女性存在盆底肌功能异常。盆底肌的松弛导致膀胱正常生理位置偏移，引起膀胱功能异常。多个研究表明，女性POP和OAB存在显著相关性，且OAB严重程度与POP脱垂程度正相关。

（三）辅助检查和诊断

1. 病史及症状

症状：排尿困难、尿失禁、性功能障碍、排便等；相关病史，泌尿及生殖系统疾病及治疗史。

2. 实验室检查

尿常规、尿培养、血生化。

3. 泌尿外科特殊检查

尿流率、泌尿系统超声检查（包括残余尿测定）。

4. 选择性检查

1）病原学检查：疑有泌尿或生殖系统炎症者应进行尿液、尿道及阴道分泌物的病原学检查。

2）细胞学检查：对于抗毒蕈碱药物治疗无效的患者，应进行细胞学检查，筛查是否存在炎症和肿瘤。

3）膀胱镜检查：对于抗毒蕈碱药物治疗无效的患者，还应进行膀胱镜检查，排除膀胱肿瘤及间质性膀胱炎。

4）尿动力学检查：并非常规检查项目，多数OAB患者无需尿动力学检查，但对某些特殊患者，只有尿动力学检查可以明确诊断，如药物治疗无效的顽固性OAB患者、怀疑尿道出口梗阻的患者、合并神经系统疾病的患者。膀胱压力测定和残余尿测定可以排除逼尿肌过度活动合并肌力下降者。

（四）鉴别诊断

1. 精神因素引起的OAB

精神紧张可引起神经系统反射紊乱，导致OAB。精神因素引起的尿频、尿急一般表现为间断性发病。应根据有无焦虑及心理疾病病史排除精神因素引起的OAB。

2. 尿量增多引起的尿频

每天饮水量超过正常生理饮水量引起的尿多、尿频。

3. 炎症引起的OAB

尿频、尿急是泌尿系统感染时的常见症状。除此症状外，患者还伴有尿痛及发热等症状。尿常规检查，尿中白细胞增多，尿培养找到致病菌可鉴别。

4. 膀胱出口梗阻及异物刺激引起的OAB

膀胱膨出可能会引起尿频、尿急。膀胱内结石及肿瘤刺激膀胱黏膜，产生继发性OAB症状。

5. 神经系统疾病导致的OAB

脊上神经系统病变（脑血管病变、神经系统肿瘤）可引起逼尿肌反射亢进，引起

OAB症状，同时还伴有膀胱容量减少和残余尿增加。

（五）治疗

OAB的治疗原则是去除原发病，改善症状。对于有明确病因引起的OAB，应积极治疗原发病，经过临床各项检查未发现明确病因者，应进行以下治疗。

1）行为治疗。

（1）膀胱训练：膀胱训练治疗OAB的疗效是肯定的。通过膀胱训练，抑制膀胱收缩，增加膀胱容量。训练要点是白天多饮水，延长排尿间隔时间；入夜后不再饮水，勿饮刺激性、兴奋性饮料，夜间可适量服用镇静安眠药物以安静入睡。治疗期间记录排尿日记，增强治愈信心。

（2）生物反馈治疗：人们有意识地排尿和控制排尿，是由于体内存在着某些生物信息。生物反馈治疗通过仪器将体内信息放大，使其为患者所利用，患者学会将这些平时未加注意的信息纳入意识控制之下，主动进行排尿或控制排尿。置入肛门或阴道内的反馈治疗仪以声、光、图像等形式，记录膀胱活动，当患者出现逼尿肌无抑制性收缩或不稳定收缩时，仪器即发出特定的声、光、图像等信息，使患者能直接感知膀胱活动并有意识地逐渐学会自我控制，达到抑制膀胱收缩的目的。

（3）盆底肌锻炼：通过生物反馈治疗或其他指导方法，患者可学会通过收缩盆底肌来抑制膀胱收缩以及其他抑制尿急的策略。

（4）其他行为治疗：催眠疗法等。

2）药物治疗。

（1）M受体拮抗剂：药物治疗容易被大多数OAB患者接受，因而是OAB最重要和最基本的治疗手段。逼尿肌的收缩通过激动胆碱能（M受体）介导，M受体拮抗剂可通过拮抗M受体，抑制逼尿肌的收缩，改善膀胱感觉功能，减小逼尿肌不稳定收缩的可能，因此被广泛应用于治疗OAB。一线药物有托特罗定、曲司氯胺、索利那新等，其他药物有奥昔布宁、丙哌唯林、溴丙胺太林等。M受体拮抗剂作为当今治疗OAB的主要手段，其有效率可达到75%。

（2）镇静、抗焦虑药：中枢神经系统的多个区域参与了排尿控制，如皮质和间脑以及中脑、延髓和脊髓。可选择与这些神经通路有关的神经递质如γ-氨基丁酸、5-羟色胺、多巴胺和谷氨酸等。OAB的治疗药物中，最常用的是丙米嗪，不仅有抗胆碱及拟交感作用，还可能有中枢性抑制排尿反射的作用。但丙米嗪起效较慢，服用数周后才能见效。不良反应有直立性低血压及心律失常。另一抗抑郁药物度洛西汀，通过抑制中枢对5-羟色胺和去甲肾上腺素的再摄取，增加尿道外括约肌张力。

（3）实验证明，钙通道阻断剂如维拉帕米、硝苯地平等可通过阻滞细胞外钙离子内流从而抑制膀胱逼尿肌的收缩。钾离子通道开放剂则通过增加钾离子外流，引起细胞膜超极化，使平滑肌松弛。

（4）其他药物：前列腺素合成抑制剂（吲哚美辛）、黄酮哌酯等。

3）中医治疗：近年来，中医被尝试用于OAB的治疗和辅助治疗，其疗效确切，不良反应小，越来越受到重视，被患者所接受。中医治疗包括中药疗法、针灸疗法、按摩疗法、熏香疗法等。

4）手术治疗：仅用于严重低顺应性膀胱、膀胱容量过小且危害上尿路功能、经其他治疗无效者。手术治疗包括逼尿肌横断术、自体膀胱扩大术、肠道膀胱扩大术、尿流改道术。

5）其他治疗：包括A型肉毒素膀胱逼尿肌多点注射，其对严重的逼尿肌不稳定具有疗效。也可膀胱灌注透明质酸酶或辣椒辣素，这些物质可参与膀胱感觉传入，灌注后降低膀胱感觉传入，对严重的膀胱感觉过敏者可试用。神经调节（骶神经调控）治疗对部分顽固的尿频、尿急及急迫性尿失禁患者有效。临床中，对于OAB患者多将行为治疗和药物治疗联合应用。

七 胃肠动力障碍性疾病

胃肠动力障碍性疾病广义上是指所有胃肠动力紊乱引起的以各种消化道症状为临床表现的疾病，而狭义上主要指由胃肠运动节律、频率和腔内压力等改变所致的无明显结构性病因的一类疾病。该类疾病范围广泛，缺乏统一的诊断标准。胃肠动力障碍性疾病与功能性胃肠疾病密不可分。胃肠动力紊乱是大多数功能性胃肠疾病发病的主要病理生理机制。随着胃肠动力研究方法学的发展，胃肠动力生理和神经病理研究的深入，该类疾病的诊断标准不断更新，逐渐规范且变得更加实用。

胃肠动力紊乱是胃肠疾病共同的、主要的病理生理机制。早期对该类疾病机制的研究主要集中于对肠壁神经系统和局部调节因子或细胞的研究，如胃肠Caial间质细胞（ICC）、胃肠激素、5-羟色胺（5- HT）、肠壁微血管病变和微循环障碍、代谢紊乱、幽门螺杆菌感染、胃酸分泌异常等。近年来，随着精神心理因素在胃肠动力障碍性疾病发病中的重要性被阐明，中枢神经系统在该病发病机制中的调节作用亦逐渐受到关注。

高分辨率胃肠动力检测技术在检测胃肠动力异常方面具有经济、无创、操作简便等优势。全胃肠道无线动力胶囊检测可定时测量胃肠压力、pH值和温度变化，可准确地测算胃排空、肠转运时间。但当消化道内结构异常或胃肠严重病变时有胶囊滞留的风险，严重者需行外科手术取出，因此胶囊内镜在诊断胃肠动力障碍性疾病上有一定的局限性。此外，随着对中枢神经系统在胃肠动力障碍性疾病发病中作用的深入研究，功能磁共振可能成为诊断胃肠动力障碍性疾病的重要手段。

（一）功能性消化不良

功能性消化不良（Functional Dyspepsia，FD）是指一组持续或反复发作的上腹不适、腹痛、腹胀伴早饱、恶心、食欲下降等消化不良症状，并经生化、内镜和影像学检查排除了器质性疾病的临床症候群。

1）临床分型：根据临床表现，功能性消化不良分为以下三种类型。①动力障碍性消化不良：主要表现为上腹胀、不适、餐后早饱，与进餐密切相关。②溃疡性消化不良：以上腹痛为主要表现，常在空腹时表现显著。③非特异性消化不良：不符合以上两组的特点。

2）诊断：功能性消化不良的诊断需符合以下标准。①持续或间断性消化不良，表现为上腹痛或不适；②缺乏可解释症状的器质性疾病证据；③症状和排便无关；④近1年内症状至少达12周的时间（不一定连续）。

3）治疗：功能性消化不良通常采取综合治疗，同时重视一般治疗，包括向患者解释病情、调整饮食、去除病因、根据症状选用促动力剂或抑酸剂等，也可通过生物电刺激提高胃肠动力，改善胃肠蠕动。有Hp感染者如疗效不佳，可接受抗Hp治疗。部分患者需用抗抑郁药物治疗。

诊治流程：对无报警征象者（如吞咽困难、呕血、黑便、消瘦、贫血等），特别是年龄小于40岁者，可以根据症状与进食的关系，判定是酸相关和（或）动力障碍相关消化不良，予以经验治疗。如治疗2周无效，建议进一步检查，包括腹部超声、胃镜等，必要时检查胃排空等，甚至进行心理测试。应注意器质性疾病如溃疡、肿瘤、糖尿病、硬皮病等引起的胃功能失常。诊断后至少随访 1次，以便了解病程变化及对治疗的反应，确认是否有其他严重疾病。对有报警征象者，必须彻底检查，直至找到病因。

（二）功能性出口梗阻型便秘

正常人在静息状态下，盆底肌处于轻度的张力收缩状态，排便时盆底肌抑制，耻骨直肠肌松弛，肛直角增大，以利于粪便排出。若排便时盆底肌不松弛甚至反向收缩，就会导致排便困难。肛管内外括约肌功能障碍可导致功能性出口梗阻型便秘。正常排便时，当粪便进入直肠时便产生便意，肛门内括约肌松弛，对包绕其外的肛门外括约肌形成扩张作用，直肠收缩使直肠内压超过肛管内压，使粪便排出。直肠敏感性降低、直肠肛门反射减弱及直肠动力异常均可引起便秘，出口梗阻型便秘（Outlet Obstructive Constipation，OOC）强调排便行为的训练，特别是对盆底肌痉挛综合征患者进行生物反馈治疗，可避免滥用泻剂带来的不良反应。

有研究显示，出口梗阻型便秘患者直肠最低敏感量、排便感知量、直肠最大耐受量均高于正常对照组，提示直肠壁对内容物扩张引起排便反射感知阈值增加是便秘的主要原因之一。肛管直肠反射减弱，排便时肛管括约肌矛盾性收缩，使肛管内压超过直肠内压而引起排便困难是出口梗阻型便秘的发病基础。肛管、直肠排便动力学的改变提示这类患者存在平滑肌、横纹肌、自主神经或体神经功能障碍因素，可能在不同个体中有特异的功能异常点。

骶神经调控（Sacral Nerve Neuromodulation，SNN）作为治疗便秘的一种新兴手段，在国外已经取得一定临床效果。骶神经调控通过对骶神经给予短脉冲电刺激，人为激活神经通路，影响骶神经支配的效应器官，如肛门内外括约肌及相关盆底肌。骶神经调控最早被用于治疗泌尿功能障碍。2001年，Ganio等首次报道骶神经调控可改善便秘。有学者认为，骶神经调控可以诱导全结肠产生顺行压力波，从而加快结肠活动，促进肠内容物排出而治疗功能性便秘。Koch等的实验证明，骶神经调控可刺激A8及IA感觉神经纤维，改善直肠的敏感性，从而改善便秘。

（编者：魏冬梅；审阅：牛晓宇　陈悦悦）

主要参考文献

[1] 崔慧先, 李瑞锡. 局部解剖学[M]. 9版. 北京: 人民卫生出版社, 2018.

[2] 丁文龙. 系统解剖学[M]. 9版. 北京: 人民卫生出版社, 2020.

[3] 奈特. 人体解剖学彩色图谱[M]. 8版. 张卫光, 译. 北京: 人民卫生出版社, 2023.

[4] 牛晓宇. 女性盆底康复学[M]. 成都: 四川大学出版社, 2019.

[5] 史朝亮. 盆底功能障碍性疾病康复手册[M]. 上海: 上海科学技术文献出版社, 2021.

[6] 王建六, 廖利民, 任东林. 盆底医学[M]. 北京: 北京大学医学出版社, 2021.

[7] DELANCEY JO. Fascial and muscular abnormalities in women with urethral hypermobility and anterior vaginal wall prolapse [J]. Am J Obstet Gynecol, 2002, 187 (1): 93–98.

[8] DELANCEY JO. Structural support of the urethra as it relates to stress urinary incontinence: the hammock hypothesis [J]. Am J Obstet Gynecol, 1994, 170 (6): 1713–1723.

[9] DELANCEY JO. Anatomic aspects of vaginal eversion after hysterectomy [J]. Am J Obstet Gynecol, 1992, 166 (6 Pt 1): 1717–1728.

[10] ENHORNING G. Simultaneous recording of intravesical and intra-urethral pressure. A study on urethral closure in normal and stress incontinent women [J]. Acta Chir Scand Suppl, 1961, Suppl 276: 1–68.

[11] PETROS PE, ULMSTEN UI. An integral theory and its method for the diagnosis and management of female urinary incontinence [J]. Scand J Urol Nephrol Suppl, 1993, 153: 1–93.

[12] ABRAR M, PINDORIA N, MALDE S, et al. Predictors of poor response and adverse events following botulinum toxin a for refractory idiopathic overactive bladder: a systematic review [J]. Eur Urol Focus, 2021, 7 (6): 1448–1467.

[13] BASSON R, GILKS T. Women's sexual dysfunction associated with psychiatric disorders and their treatment [J]. Womens Health (Lond), 2018, 14: 1745506518762664.

[14] CELENAY ST, KARAASLAN Y, OZDEMIR E. Effects of pelvic floor muscle training on sexual dysfunction, sexual satisfaction of partners, urinary symptoms, and pelvic floor muscle strength in women with overactive bladder: a randomized controlled study [J]. J Sex Med, 2022, 19 (9): 1421–1430.

[15] CLEARWATER W, KASSAM F, AALAMI HARANDI A, et al. Combination and novel pharmacologic agents for OAB [J]. Curr Urol Rep, 2022, 23 (7): 129–141.

[16] HUTCHINSON A, NESBITT A, JOSHI A, et al. Overactive bladder syndrome: management and treatment options [J]. Aust J Gen Pract, 2020, 49 (9): 593–598.

[17] RAJU R, LINDER BJ. Evaluation and treatment of overactive bladder in women [J].

Mayo Clin Proc, 2020, 95 (2): 370–377.

[18] SHAWER S, KHUND A A, WARING GJ, et al. Impact of intravesical onabotulinumtoxin A (Botox) on sexual function in patients with overactive bladder syndrome: a systematic review and meta-analysis [J]. Int Urogynecol J, 2022, 33 (2): 235–243.

[19] TRUZZI JC, LAPITAN MC, TRUZZI NC, et al. Botulinum toxin for treating overactive bladder in men: a systematic review [J]. Neurourol Urodyn, 2022, 41 (3): 710–723.

[20] WANG H, LEI X. Acupuncture for women with overactive bladder: perspective of Traditional Chinese Medicine and related mechanism [J]. Int J Gen Med, 2023, 16: 1137–1148.

第二章

02

盆底功能障碍性疾病的诊断和评估

第一节
改良牛津肌力分级

改良牛津肌力分级（Modified Oxford Scale，MOS）是一种国际上广泛采用的指检评估盆底肌肌力的方法，由英国著名物理治疗师、国际尿控协会终身成就奖获得者Jo Laycock博士发明，并于1992年首次发表在其博士论文中。

一 评估步骤

患者取仰卧位，膝盖弯曲，两腿分开。检查者用拇指和示指分开患者阴唇，将润滑的示指与中指置入患者的阴道内，先评估疼痛、感觉和阴道容量，可在两个平面上触诊肌肉，即垂直平面和水平面。在垂直平面上，12点钟方向是耻骨联合，6点钟方向是会阴体，4点钟方向和8点钟方向是左、右侧耻骨尾骨肌。耻骨尾骨肌收缩时，手指根部有明显的挤压感。在水平面上，12点钟方向是尾骨，6点钟方向是会阴体，2点钟方向和10点钟方向是左、右侧髂骨尾骨肌。为了触诊到深部肌肉，需尽量将手指向阴道内伸。在该平面触诊，当盆底肌收缩时，能感受到指腹抬起。嘱患者做最大盆底肌收缩，尽可能抬起检查者的手指。

二 肌力分级

肌力分级见表2-1-1。

表2-1-1 肌力分级

分级	分级标准	描述
0级	无收缩	检查者的手指感觉不到盆底肌收缩
1级	肌肉颤动	检查者的手指感觉到肌肉颤动或搏动
2级	弱收缩	肌肉张力增加，但检查者的手指没有任何能感觉到的抬举或挤压感
3级	中等程度收缩	以阴道后壁的抬高和检查者手指根部感觉到挤压感（耻骨尾骨肌）并伴随会阴体向内收为特征，会阴视诊通常可以看出3级或更高级别的收缩
4级	中等程度收缩	可以对抗阻力使阴道后壁抬高，有会阴体内收，如果将两根手指（示指和中指）水平或垂直放入阴道并分开，4级肌力收缩可以对抗阻力将二者挤压在一起
5级	强有力的收缩	可以对抗强大的阻力使阴道后壁抬高，并使检查者示指和中指挤压在一起

三 临床意义

女性盆底是由骨骼肌、筋膜、神经及血管等组织构成的整体。完整的盆底组织支持前盆腔的膀胱和尿道、中盆腔的子宫和阴道以及后盆腔的直肠和肛门，并发挥控尿功能、控便功能、性功能及盆底组织与盆腔器官协调功能等。正常情况下由盆底组织维持盆腔器官处于正常解剖位置并协调完成其生理功能，这取决于盆底肌的肌力、静息状态的张力和盆底筋膜的完整性。盆底功能障碍性疾病的主要病因正是盆底支持组织薄弱，进而盆腔器官移位而引起盆腔器官位置或功能异常。而盆底支持组织又以盆底肌肉群为主，一旦盆底肌力及张力不足或受损（如妊娠、阴道分娩、盆腔手术等），则出现盆底功能障碍性疾病。故检测盆底肌力及张力等对于早期评估女性盆底功能至关重要。

目前评估盆底肌功能主要有以下几种方法：视觉检查、阴道触诊、盆底肌电、阴道测压以及超声、MRI等。每种方法各有优缺点。手测肌力能直接感知盆底肌肉的力量、耐力和协调性，应用最为广泛。MOS便是目前较为公认的盆底肌力评估方法，操作简单实用。近期在一项基于MOS等分级系统并利用盆底测试仪压力气囊来评估盆底肌力的研究中，再次证实了其合理性与有效性，以及结合其他肌力评估方法时的广阔适用性。当前大部分对于盆底功能障碍性疾病的研究中，都是以采用MOS进行阴道触诊作为盆底肌功能评估方式之一。当然，也不乏一些研究者对基于MOS进行阴道触诊的可靠性提出质疑，认为其测量结果往往精确度不够，主观因素多，不足以将盆底功能障碍性疾病患者区分开来，并提出MOS仅能反映盆底肌的最大收缩能力，但是尿失禁等盆底功能障碍性疾病还与肌肉的张力、协调性、激活时序等多维度神经肌肉功能失调相关。尽管如此，Botelho等在进行一系列研究后指出，表面肌电图和手指触诊测量的盆底肌肉收缩力之间存在相关性，这表明MOS仍可作为孕前、妊娠期和产后妇女的盆底肌收缩力测量方法的肌力评估体系。此外，Andriéli等在近期发表的一项证实阴道压力仪（Perineometry）与MOS之间存在高度正相关性的研究中，也表明了两者可一起或单独用于临床实践中盆底肌肉功能的评估。

当前盆底康复已成为预防和治疗盆底功能障碍性疾病的主要方法之一，在对盆底功能障碍性疾病患者进行盆底康复治疗之前，需要通过临床检查及辅助检测手段，对盆底功能进行评估。盆底功能评估是了解盆底功能的方法，也是制订盆底康复治疗方案的依据。目前，以MOS为基础的盆底肌力评估在盆底功能筛查的临床诊断中仍表现出良好的有效性与适用性。

（编者：魏冬梅；审阅：牛晓宇　陈悦悦）

第二节
盆底表面肌电评估

盆底表面肌电评估（Glazer评估），是通过软件程序指导，在一定时间内采集分析盆底肌群在收到一系列收缩和放松指令时盆底肌的肌电信号，对整个盆底肌的快肌、慢肌功能进行评估，系统展示了评估肌肉功能的指标，如静息状态基线、肌肉募集速度和去募集速度、收缩波幅、疲劳度。

一 前基线静息评估阶段

60秒前基线静息状态，评估静息状态下盆底肌的张力（图2-2-1）。

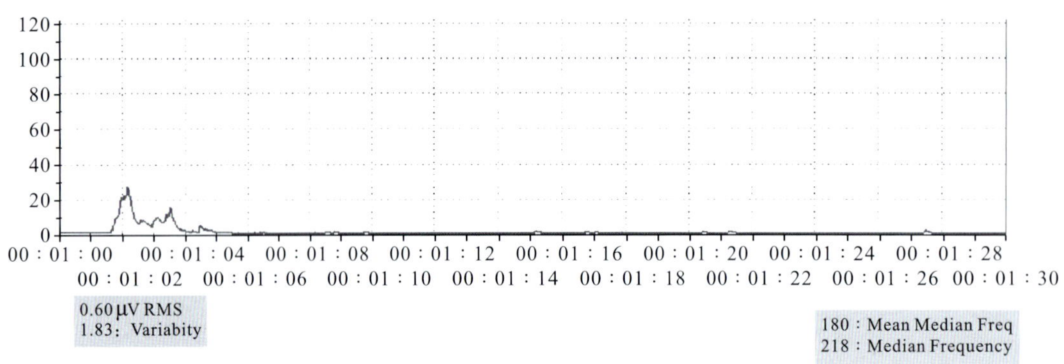

图2-2-1 Glazer评估前基线静息评估阶段图线

根据安静状态下盆底表面肌电图的振幅及其变化情况，进行静息状态的评估。盆底肌平均静息电位正常值为2～4μV，变异系数（或称变异性，是标准差与均值的比值，反映肌肉运动的稳定性、协调性）小于0.2。静息电位值大于4μV，提示盆底肌可能过度活动，常见于过度活动型盆底功能障碍性疾病，如慢性盆腔疼痛、急迫性尿失禁、慢性便秘等。变异系数大于0.2，提示盆底肌稳定性差。

二 快肌评估阶段

5次快速收缩，每次收缩前放松10秒，评估快肌肌力（图2-2-2）。

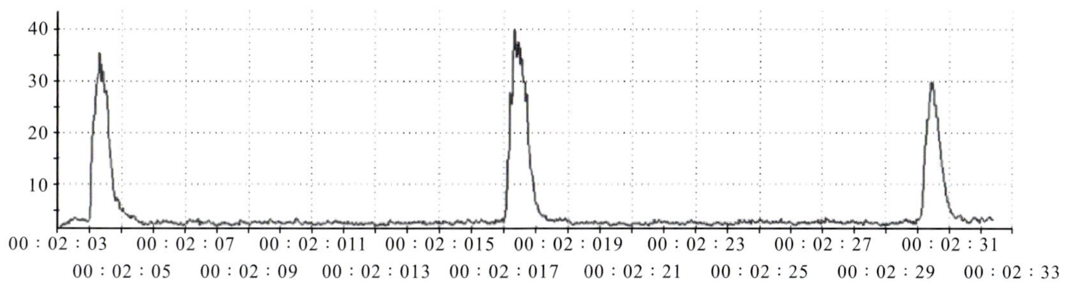

图2-2-2　Glazer评估快肌评估阶段图线

根据5次快速收缩，检测患者快速收缩时的最大振幅和进行快速收缩的反应速度，对快肌纤维（Ⅱ类肌纤维）的功能状态进行评估。正常收缩时信号的高峰平均值为35～45μV，快速收缩时间和放松时间均小于0.5秒。平均值小于35μV，提示快肌收缩能力差，常见于松弛型盆底功能障碍性疾病，如压力性尿失禁、子宫脱垂等，但是过度活动型盆底功能障碍性疾病也常见平均值小于35μV。过度活动型盆底肌可见放松时间延长。

三　慢肌评估阶段

5次持续收缩和放松，收缩10秒，放松10秒，评估慢肌肌力（图2-2-3）。

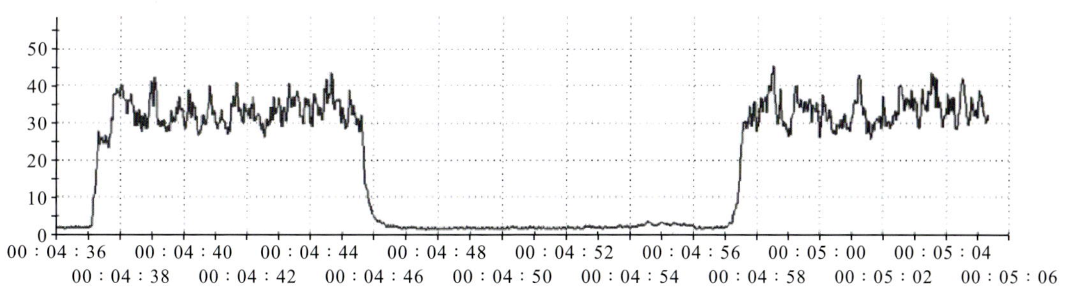

图2-2-3　Glazer评估慢肌评估阶段图线

此阶段主要评估盆底肌兴奋性或紧张性收缩时肌纤维的功能，帮助确定参与收缩的肌纤维类型、收缩的程度以及兴奋性收缩对静息电位的影响。正常情况下，收缩时信号的高峰平均值为30～40μV，收缩平台期的肌电变异系数小于0.2。平均波幅小于30μV时，多为松弛型盆底功能障碍性疾病。

四　慢肌耐力评估阶段

60秒耐久收缩，评估慢肌耐力（图2-2-4）。

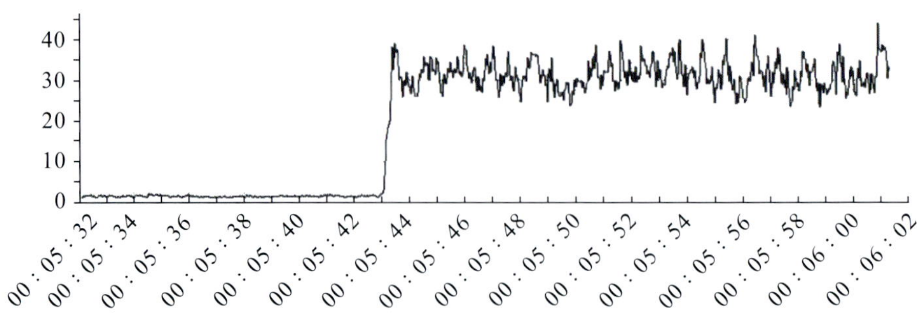

图2-2-4 Glazer评估慢肌耐力评估阶段图线

此阶段评估参与持久性收缩的肌纤维耐力。持久性收缩的幅度正常值为25～35μV，在整个60秒持久性收缩期间信号曲线几乎不下降。平均波幅小于25μV时，多为松弛型盆底功能障碍性疾病。

五 后基线静息评估阶段

60秒后基线状态，再次评估静息状态下盆底肌功能（图2-2-5）。

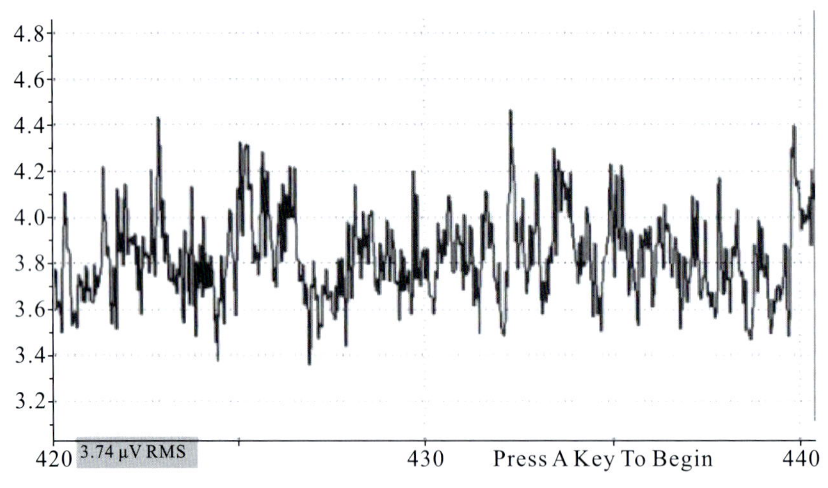

图2-2-5 Glazer评估后基线静息评估阶段图线

此阶段记录和评估患者的盆底肌在一系列活动之后的恢复功能。后基线平均静息电位的正常值为2～4μV，变异系数小于0.2。超过4μV提示盆底肌可能过度活动。

Glazer评估可以辅助诊断或鉴别诊断盆底功能障碍性疾病，有助于了解患者盆底功能的恢复或进展情况，评价治疗效果。

六 盆底功能基本反射模式

盆底功能基本反射模式包括A3反射、生物场景反射等，是重要的盆底控尿功能评价。

（一）A3反射

A3反射是控尿反射中非常重要的反射。当膀胱储存尿液到一定程度时，膀胱逼尿肌收缩，膀胱压力增加，身体反射性收缩盆底肌，从而反射性地抑制膀胱逼尿肌收缩，让膀胱可以容纳更多的尿液。

1. 检测方法

如图2-2-6所示，浅灰色模块为设备模拟A3反馈曲线，在波幅40%的Ⅰ类肌纤维浅灰色模块的基础上，有1个60%～70%的Ⅱa类肌纤维模块。嘱患者按照模块收缩盆底Ⅰ类肌纤维，在此过程中嘱患者咳嗽，观察盆底肌收缩曲线是否出现峰值。

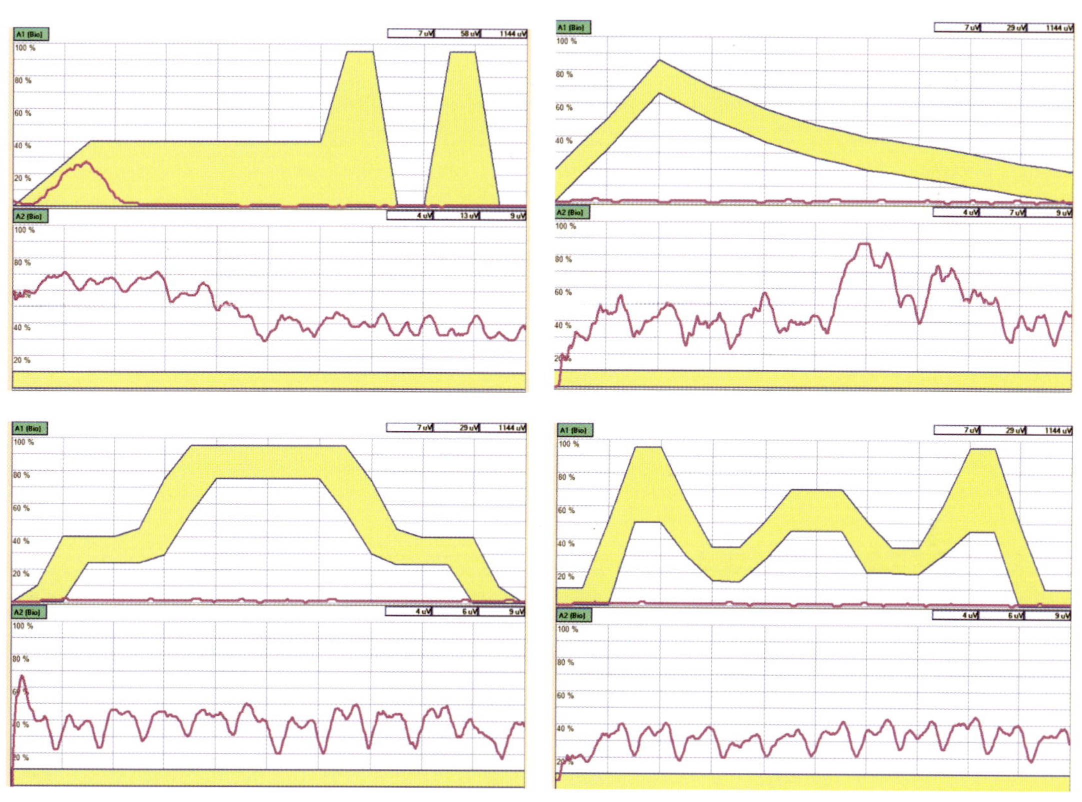

图2-2-6　A3反射检测

2. 检测结果判定

A3反射正常时，盆底肌收缩出现峰值，并且峰值的出现时间早于咳嗽时腹压峰值的出现时间。

3. 检测的临床意义

A3反射异常时，提示患者控尿异常。

（二）生物场景反射

生物场景反射是控尿反射中非常重要的反射。正常情况下，患者在咳嗽、打喷嚏或搬重物、爬楼梯等场景下，腹压突然增加，膀胱压力随之增加（膀胱逼尿肌没有收缩），身体反射性收缩盆底Ⅱ类肌纤维，使尿道压增加，以抵抗因腹压增加造成的膀胱压力突然增加时出现的漏尿。

1. 检测方法

图2–2–7中浅灰色模块为设备模拟场景反射曲线，医生可根据患者在不同场景下的漏尿情况选择所需检测的场景模块。

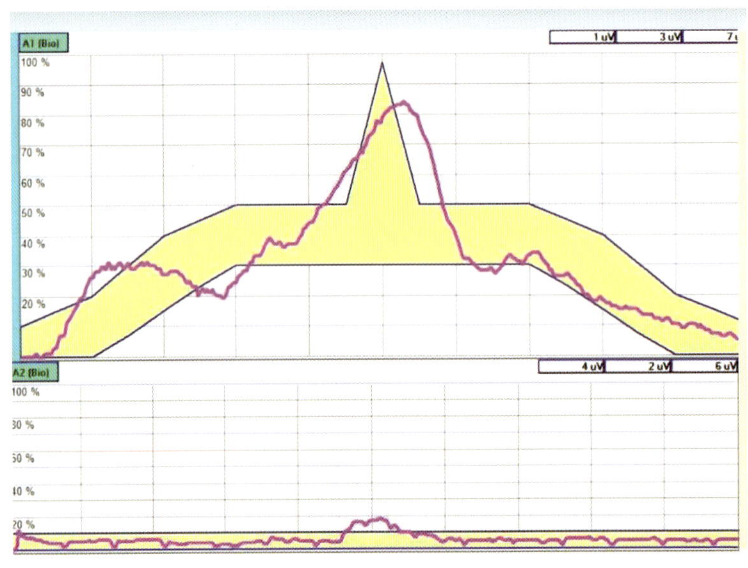

图2–2–7　生物场景反射检测

2. 检测结果判定及临床意义

生物场景反射不佳，盆底肌不能随场景反射曲线收缩自如，提示可能有压力性尿失禁等功能障碍。

（编者：魏冬梅；审阅：牛晓宇　陈悦悦）

第三节

阴道压力评估

压力在物理学中是指垂直作用在物体表面的力。盆底肌静息压力正常值应在10cmH_2O（1cmH_2O=0.098kPa）以上，盆底肌肉收缩时产生的压力值称为阴道动态压力，正常值为80～150cmH_2O。静息压力与动态压力的差值与盆底肌肉收缩的力量成正比。盆底肌压力反映盆底肌的做功能力及盆底肌与盆腔器官间的动态协调功能。阴道压力技术既是一个可以用于评估的技术，也是一个可以用于治疗的技术。通过增加或减少阴道压力，使患者能够意识到阴道内压力的变化。重要的信息并非找到最高或最低的值，而是获取压力值并将它们应用到每位患者的临床情况当中。

一 评估流程

第一步：患者处于截石位。在这种姿势下，我们能够排除站姿引起的偏差。

第二步：清空阴道压力标刻度（排空气囊），将阴道压力探头套上天然橡胶避孕套，将其与注射器和盆底信息化设备（传感器）相连。

第三步：将阴道压力探头放置在阴道腔内。

第四步：使用已连接阴道压力探头的注射器。这个注射器包含20～60cc的空气。将足够量的空气注入阴道压力探头。所注入空气的量取决于患者的阴道腔。相应技术：在注射空气时，我们必须要求患者在她感觉到压力气囊充满整个阴道腔时告知我们，这意味着气囊与阴道壁接触而并不增加其抵抗力。所以，这种足够的注射量可能因患者而异。临床上，由于阴道腔本身因患者而异，因此所有的患者没办法使用相同的注射量。

第五步：要求患者收缩，这时我们可以在屏幕上看见气囊的压力增加，同时可以根据患者的表现去分析生物反馈曲线。

在完成上述5个步骤之后，我们可以根据屏幕上所显示的生物反馈曲线，采用不同类型的治疗方案。

二 评估指标

（一）阴道静态压力

阴道静态压力指盆底肌放松时产生的静态压力，正常值应在25～50cmH_2O以上。阴道压力探头用无油避孕套包裹后，蘸取石蜡油，轻柔地将其放入阴道。向球囊内注入适量气体，使球囊与阴道壁充分接触。嘱患者放松盆底肌，此时盆底肌对球囊产生的压力即为阴道静态压力。患者收缩盆底肌时，我们能够读取屏幕上所记录的压力值，并分析影响患者阴道内压力变化的肌电图曲线。通过这种方式，阴道压力探头能够帮助我们在动态活动期间测量不同的阴道压力值

（二）阴道动态压力

阴道动态压力指患者主动收缩盆底肌时产生的阴道压力，正常值为80～150cmH_2O。

阴道动态压力检测：阴道压力球囊用无油避孕套包裹后，蘸取石蜡油，轻柔地将其放入阴道。向球囊内注入适量气体，使球囊与阴道壁充分接触。嘱患者用最大力量收缩盆底肌，此时盆底肌对球囊产生的压力即为阴道动态压力。正常值为80～150cmH_2O。

三 评估的临床意义

如果女性阴道动态压力或静态压力低于正常值，提示可能存在盆底肌松弛的情况，可能与妊娠及分娩导致盆底部位的肌肉收缩能力减弱、功能还未完全恢复有关。临床症状可表现为盆底肌收缩功能下降、控尿功能异常、阴道松弛、性敏感度下降等。

如果阴道静态压力高于正常值，说明盆底肌有高张状态，盆底肌过度紧张，会引起盆腔酸痛、性交痛等。

通过使用阴道压力技术，患者能够学习如何提高盆底肌的肌肉强度，增加阴道的自主感觉，充分地提高控制盆底的能力。患者能够学习在肌张力过强的情况下如何放松盆底肌（负生物反馈），如何激活盆底反射（比如预期反射，在咳嗽之前需要先收缩盆底肌）。患者经过学习后在日常生活中根据动态或静态条件有效地收缩和放松。

对于压力性尿失禁患者，当腹压增加时，通常会出现漏尿的情况。这些压力存在于阴道腔内。许多压力性尿失禁患者会出现盆底肌无力或不能收缩盆底肌的情况。阴道压力技术不但可以作为评估工具，也可以用作生物反馈治疗的工具。患者学习控制盆底肌，避免阴道压力过大，提高盆底肌的肌肉强度以及在腹压增加之前提前收缩。

对于膀胱过度活动症患者，同样可能出现盆底肌无力或失去有效的盆底肌功能控制的情况。将阴道压力探头放置在适当的位置，当排便的感觉出现时，患者学习如何收缩盆底肌。通过这种方式，两次排尿之间的间隙将会延长，尿频、尿急等症状会减少，从而提升患者的生活质量。

对于盆腔器官脱垂及盆底肌无力的患者，阴道内压迫感会加剧。部分患者甚至长期盆底压力极度异常。测量这些异常压力并让患者意识到这种情况十分重要。对此，阴道压力技术是一个合适的评估和治疗工具。

对于性高潮减少以及盆底肌无力的患者，借助阴道压力技术收缩盆底肌，能够增加患者的阴道内感觉，从而在性生活期间提高对盆底的控制。

盆底肌张力过强或过弱的患者，通常会表现出不能控制盆底肌。患者没有办法有效地收缩盆底肌。部分患者还可能在动态的盆腔活动中表现出不适。阴道压力技术可以展

示患者收缩或增加阴道压力的困难程度，也可引导患者通过训练恢复盆底控制力，进行盆底肌评估与治疗。

（编者：魏冬梅；审阅：牛晓宇　陈悦悦）

第四节
盆底肌张力评定和检测

盆底康复主要集中在学习控制盆底肌与恢复肌力方面。除了指令性收缩以外，盆底肌的自主收缩对实现控尿也是必不可少的。肌张力检测不仅可以检测盆底肌的被动与主动收缩、肌牵张反射（通过调整张力器的开口角度）、肌肉力量（以g/cm^2或牛顿为单位），还可以检测结缔组织的质量和弹性。充分利用张力器的优点，对盆底肌进行全面检查，以便能更好地检测出可能产生某些症状并影响患者生活质量的盆底功能障碍性疾病。

肌张力（Muscle Tone）是指人体在安静休息的状态下，肌肉保持一定紧张状态的能力。必要的肌张力是维持肢体位置、支撑体重所必需的，也是保持肢体运动控制能力及空间位置、进行各种复杂运动所必需的。

盆底肌张力检测：对盆底肌，可以使用阴道内张力器，通过专用测量仪器，了解盆底肌张力情况。根据受检者肌张力与正常人群肌张力的比较，肌张力异常可分为三种情况：一是肌张力降低（迟缓），肌张力低于正常静息水平；二是肌张力增高（痉挛），肌张力高于正常静息水平；三是肌张力障碍，如齿轮样强直和铅管样强直。

肌张力的分级方法见表2-4-1。

表2-4-1 肌张力的分级方法

分级	体征
0级	肌张力降低
1级	肌张力正常
2级	肌张力稍高，但肢体活动未受限
3级	肌张力高，肢体活动受限
4级	肌肉僵硬，肢体被动活动困难或不能

注：对于盆底肌张力，主要通过牵拉盆底肌时所感受到的阻力进行评定。

肌张力检测可评估Ⅱ类肌纤维、Ⅰ类肌纤维、肌牵张反射、肌纤维化、周围神经损伤、结缔组织松弛等。

一 盆底肌电生理评定

盆底表面肌电图（Surface Electromyogram，sEMG）也称动态肌电图或运动肌电图，用表面电极采集肌肉活动产生的电活动，即肌肉兴奋时所产生的电变化，利用表面电极加以募集、放大、记录后所得到的图形，经计算机处理形成对肌肉功能状态特异和灵敏的客观量化指标，用于评价神经肌肉功能。通过特殊腔内电极可以检测盆底表面肌电图。经相关指标分析，可以观察肌肉收缩时的生理变化，较好地评定肌张力，间接评定肌力以及客观评定肌肉的疲劳程度。

常用的分析指标包括最大募集肌电位（最大收缩肌电位）、Ⅰ类肌纤维耐力及疲劳度、Ⅱ类肌纤维耐力及疲劳度、盆底肌张力、盆底肌与腹肌收缩协调性。

盆底肌张力功能评价指标包括盆底肌静态张力、盆底肌动态张力、盆底肌收缩力、Ⅱ类肌纤维反射。

盆底肌静态张力：人体在安静状态下，充分放松盆底肌时肌肉的紧张度。它是维持盆底肌正常活动的基础。

盆底肌动态张力：人体在主动收缩盆底肌时肌肉的紧张度。它是保证肌肉运动速度、力量和协调的基础。

盆底肌收缩力：患者有意识地收缩盆底肌时的收缩力量。

Ⅱ类肌纤维反射：又称肌牵张反射，是指骨骼肌在受到外力牵拉时引起受牵拉的同一肌肉收缩的反射活动。

牵张反射的反射弧：感受器（肌梭、腱梭）→传入神经→中枢（脊髓前角α运动神经元）→传出神经→效应器（同一肌肉的梭外肌）。表现为受牵拉的肌肉发生紧张性收缩，阻止被拉长。这一反射在控尿功能中发挥重要作用。

盆底肌张力正常范围如下。盆底肌静态张力：21～259g/cm^2。盆底肌动态张力：卵泡期，450g/cm^2；排卵期，600g/cm^2。5°时盆底肌收缩力（平均值）：200g/cm^2；10°时盆底肌收缩力（平均值）：200g/cm^2。Ⅱ类肌纤维反射：5°。

二 检测方法

（一）盆底肌张力检测

患者取膀胱截石位后，将套有避孕套的电子张力器完全合拢，蘸取石蜡油，沿阴道后壁缓慢放入阴道中部，张力器的两个钳嘴贴紧阴道后壁肌肉进行张力检测。匀速张开钳嘴（角度一般设定为15°），患者感觉疼痛或不适时，应立即停止扩张，记录结果。合拢钳嘴，待患者充分放松后重复进行第2次检测。

（二）肌肉收缩力检测

将张力器钳嘴张开至5°，嘱患者收缩会阴，并持续10秒，将张力器钳嘴张开至10°，嘱患者收缩会阴，并持续10秒。检测结束后程序自动计算患者的会阴张力及收缩力量，并与常量进行比对，点击测试结果分析键后，程序自动分析患者的肌张力、肌收缩力的曲线，并做出初步诊断及提出治疗建议。

三 结果判定及临床意义

（一）张力绝对值曲线结果分析

1）静态张力（Ⅲ）（无负重基础张力）低下的诊断方法：角度为1°时，患者曲线低于正常曲线，可以诊断静态张力低下。临床意义：患者Ⅰ类肌纤维受损。通常患者的张力曲线均低于正常曲线。

2）动态张力（CA）（负重张力）低下的诊断方法：在张开角度为5°前，患者曲线高于或等于正常曲线，但在张开角度5°后，患者曲线低于正常曲线，可以诊断动态张力低下。临床意义：反射弧的传出纤维或肌肉受损，尤其是Ⅱa类肌纤维与Ⅱb类肌纤维。如果曲线下降后趋于平稳或再度上升，提示神经传导较慢；如果曲线下降至零点，则提示周围神经严重受损。

（二）张力变化相对值曲线结果分析

1）诊断方法：在1°起点处，将患者的绝对曲线与正常曲线重叠，观测两个曲线的吻合程度。

2）正常：患者曲线与正常曲线吻合。

3）异常的临床意义。

（1）盆底肌发达：患者的整个曲线位于正常曲线上方，并且可以控制肌肉收缩。

（2）盆底肌痉挛：患者的整个曲线位于正常曲线上方，但无法控制肌肉收缩。

（3）Ⅰ类肌纤维障碍：在5°前，患者曲线低于正常曲线。

（4）Ⅱ类肌纤维障碍：在5°前，患者曲线高于或等于正常曲线，5°后曲线低于正常曲线。

（5）Ⅱ类肌纤维反射障碍：在5°时，患者曲线无折点，诊断Ⅱ类肌纤维反射缺失；在5°后出现折点，诊断Ⅱ类肌纤维反射延迟。

（6）韧带严重障碍：12°后，患者曲线明显低于正常曲线，并且急剧下降，指标值在20～41之间。

（7）结缔组织严重障碍：12°后，患者曲线明显低于正常曲线，并且急剧下降，指标值在20以下。

（8）肌纤维化：1°～5°之间，患者曲线高于正常曲线；5°后，患者曲线低于正常曲线，提示异常的抗力。

（三）曲线示例及解释

张力绝对值曲线：基础肌张力不足见图2-4-1。张力绝对值曲线：负荷肌张力不足见图2-4-2和图2-4-3。张力变化相对值曲线：活动性受限见图2-4-4。张力变化相对值曲线：活动过度见图2-4-5。张力变化相对值曲线：结缔组织松弛见图2-4-6。张力变化相对值曲线：活动性受限+结缔组织松弛见图2-4-7。张力变化相对值曲线：活动性受限及盆底肌张力过强见图2-4-8。

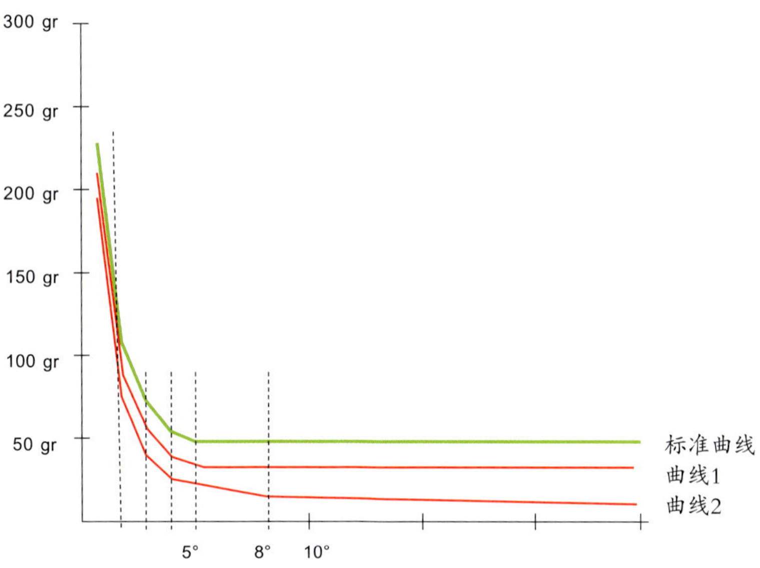

图2-4-1　张力绝对值曲线：基础肌张力不足

注：1°时，基础肌张力低于标准值（说明Ⅰ类肌纤维薄弱），且患者曲线完全位于标准曲线下方。曲线1中，肌牵张反射在5°时出现，Ⅱ类肌纤维强。曲线2中，肌牵张反射延迟到8°。

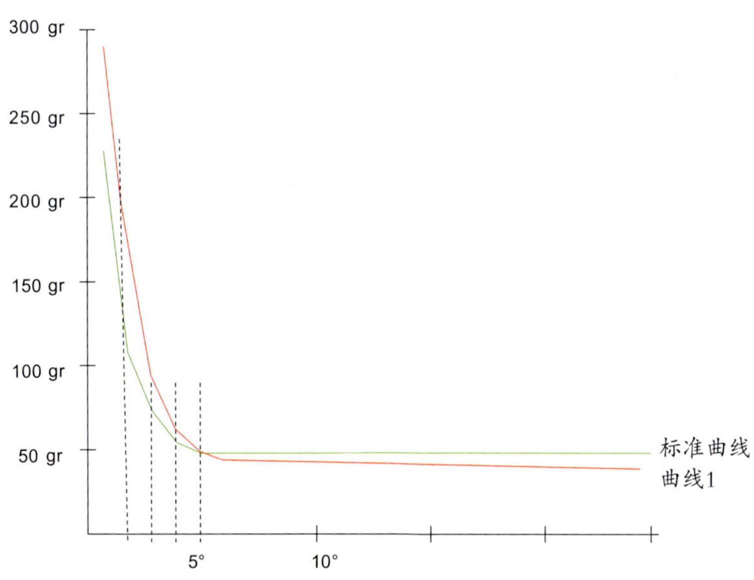

图2-4-2　张力绝对值曲线：负荷肌张力不足（1）

注：缓冲量低于标准值（5°之前，患者曲线高于标准曲线或与之相交，5°之后低于标准曲线）。5°时曲线变化说明肌牵张反射正常，但Ⅱ类肌纤维薄弱。

三 适应证

骨盆评估适用于所有罹患或疑似患有骨盆相关疾病的患者，包括盆底功能障碍、骨盆带疼痛、腰痛、耻骨联合分离、长短腿、骶髂关节功能障碍、骨盆骨折的患者。

四 操作步骤

询问病史：包括基本信息及病史两部分。基本信息包括性别、年龄、身高、体重、月经婚育史等。病史包括主诉、现病史。现病史包含疼痛部位和时间、疼痛性质、诱发因素、加重/缓解因素、伴随症状、与动作的相关性，以及是否有受伤史、家族史及既往史等。

视：双侧耳垂、双侧下颌角、双肩高度、腰纹、臀横纹、髂脐线、腘横纹位置等。

触：髂嵴、髂前上棘、髂后上棘及坐骨结节是否等高，耻骨联合状态，足弓形态（足弓指数=足弓高度÷足长度×100，当指数介于29～25时，诊断为轻度扁平足，小于25时，则为较为严重的扁平足），骶结节韧带有无紧张压痛等。

叩：是否有纵向叩击痛、棘突及骨性标志是否有叩击痛。

听：关节是否有弹响、是否有骨擦音等。

生物力学检查：详见第二章第六节、第七节。

体格检查：“4”字试验、Thomas试验、骨盆挤压分离试验、Trendelenburg试验、Yeoman试验、直腿抬高试验、弹簧试验、Hibb试验、同侧前旋转试验、Flamingo试验等。

实验室检查：必要时检查血沉、风湿全套、B27、血液生化或血常规等排除相关疾病。

影像学检查：CT及MRI为“金标准”，动力位的X线片可检查关节稳定性，如腰椎过伸过屈位可检查腰椎有无滑脱或不稳定趋向，“火烈鸟”拍摄法可检查耻骨联合稳定性等。

鉴别诊断：先天性髋关节发育不良、髋关节滑膜炎、骶髂关节炎、耻骨联合炎、强直性脊柱炎、髋关节撞击综合征、坐骨-股骨撞击综合征、弹响髋及早期髋臼发育不良等。

骨盆骨性标志展示见图2-5-2。

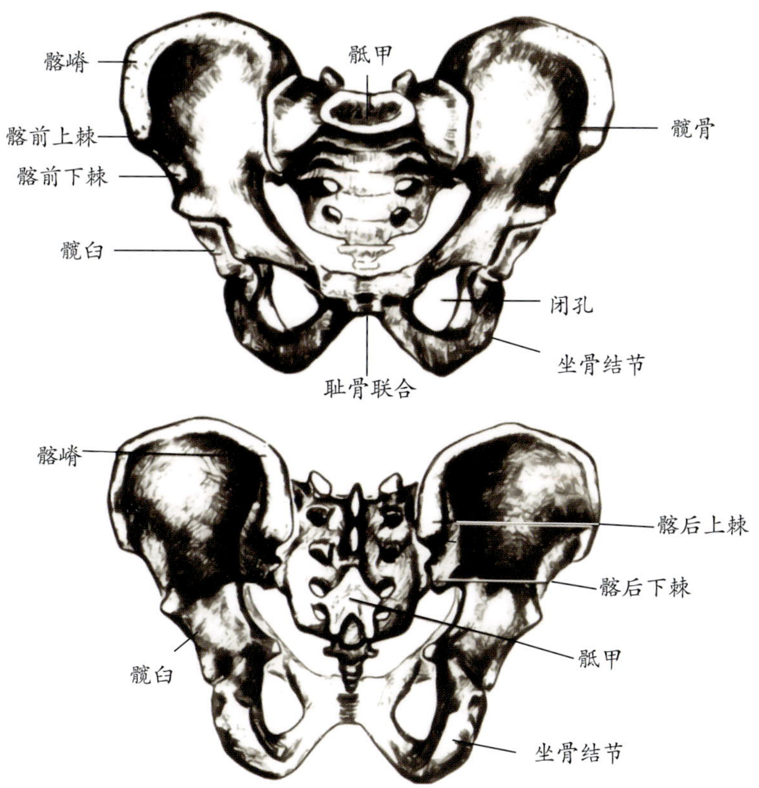

图2-5-2　骨盆骨性标志展示

五　禁忌证及注意事项

1）禁忌证：严重精神疾病、严重内科疾病、重度骨折或脱位，以及任何无法完成全程评估的情况。

2）评估过程中如遇患者不适，及时暂停或终止评估。

3）充分暴露除隐私部位外的骨性标志，避免视诊时有干扰。

4）仔细询问患者既往史，避免评估意外，如遇禁忌证，需终止评估。

5）评估过程中注意保护患者隐私。

6）根据姿势矫正技术（PRI Technique）理论，人体是不完全对称的，故如无症状，不建议因不对称进行任何治疗。

六　围治疗期观察及处理

1）排空膀胱，女性患者在月经期或恶露未排尽时避免盆底检查，哺乳期患者需询问是否胀奶。

2）评估人员及患者做好评估前准备，避免患者低血糖，调整室温至患者舒适水平。

（编者：黄晓耘；审阅：牛晓宇　魏冬梅　陈悦悦）

第六节
骨盆生物力学评估

一 概述

生物力学是根据已经确定的力学原理来研究生物的力学问题的学科，是力学、生物学、医学等学科相互渗透的交叉学科。骨科生物力学研究骨骼、关节、肌肉、韧带等人体运动系统的生物力学，其概念有广义和狭义之分。广义的概念包括了传统骨科生物力学和力学生物学。狭义的概念即指传统骨科生物力学，是根据人体器官的解剖特征和力学性质，用力学原理和方法研究骨骼肌肉系统中骨折、脱位、矫形、移植及各种急、慢性软组织损伤等的病因、病理、治疗、愈合机制及预防的科学，注重功能适应形状的研究。本书中的生物力学评估指的是骨科生物力学评估。

骨科生物力学评估是以骨骼肌肉系统为主要研究对象，研究骨骼、肌肉等组织在负荷作用下的力学特性的综合评估。

二 适应证及操作步骤

（一）适应证

上交叉综合征、下腰痛、骨盆带疼痛、膝关节疼痛、踝关节疼痛、X形腿、O形腿、扁平足、高弓足、慢性盆腔疼痛、盆腔器官脱垂、性交痛、压力性尿失禁、膀胱过度活动症等。

（二）操作步骤

1. 问诊

1）穿鞋种类：询问患者鞋的情况，如鞋的长度和宽度、鞋的形状、鞋胫部分的硬度、鞋底和鞋跟的厚度、弹性。

2）鞋部磨损情况：检查患者鞋子的外观情况，观察负重情况和鞋子的磨损情况。

3）足部茧/水疱：观察患者足部茧或水疱的位置，如果患者前脚掌出现茧，表明患者步行过程中前脚掌先着地。如果患者足跟处出现茧，表明患者步行过程中足跟先着地。

4）工作类型：询问患者工作是否存在久坐、久站或其他特殊情况。若久站，需询问工作区域地面是否平整。

2. 视诊

患者眼睛平视前方，双手自然下垂，双脚自然放松站立。检查前嘱患者原地踏步找到舒适的站姿，检查中嘱患者保持不动。看患者是否有扁平足、高弓足，足部是否旋前、旋后。

3. 测量

1）舟骨高度。

体位：患者取站立位，分别在距下关节负重位和非负重位测量。

测量点：测量舟骨粗隆和地板的距离，差值超过1cm为内翻异常。

2）胫骨旋转。

体位：患者取俯卧位，膝关节屈曲90°。

量角器摆放：轴心位于足跟，固定臂与大腿后侧中线平行，移动臂与第2跖骨平行。正常为0°～30°。如果超过30°，为胫骨外旋；如果小于0°，为胫骨内旋。胫骨外旋：足趾向外，髂胫束紧张；胫骨外旋常与股骨后倾、后交叉韧带撕裂有关。胫骨内旋：足趾向内，内侧腘绳肌和股薄肌紧张；胫骨内旋常与股骨前倾、前交叉韧带撕裂等有关。

3）下肢长度。

体位：患者取仰卧位，骨盆水平，下肢伸展，髋关节中立位。

测量点：从髂前上棘到内踝的最短距离，或从股骨大转子到外踝的距离。

4. 触诊

1）骨盆骨性标志高度：髂嵴、髂前上棘、髂后上棘等详见第二章第五节。

2）髌骨位置：髌骨位于股四头肌肌腱内。检查时按压髌骨看是否有疼痛（髌前滑囊炎）及其他不适。

5. 关节活动度的评定

1）颈椎关节活动度：

（1）颈前屈（0°～45°）。

体位：端坐或直立位。

运动测量：患者屈颈使下颌贴近胸部。治疗师测量运动起始位与终末位之间的角度或从下颌至胸骨角的距离。使用量角器时，轴心位于下颌角，固定臂靠在患者肩上，同时将一压舌板置于患者齿间，使量角器的移动臂与压舌板平行。当患者进行颈屈运动时，随着压舌板的下移，移动臂与压舌板始终保持平行。

（2）颈后伸（0°～45°）。

体位：端坐或直立位。

运动测量：要求患者仰望天花板使头的背侧靠近胸椎。量角器的轴心位于下颌角，固定臂靠在患者的肩上，移动臂与向上运动后处于终末位的压舌板平行。

（3）颈侧屈（0°～45°）。

体位：端坐或直立位。

运动测量：患者向侧方屈颈使耳朵向肩部移动，用量角器测出它的运动角度或者用刻度尺量出从耳朵至肩部的距离。如果使用量角器，轴心位于第7颈椎的棘突，固定臂放在患者肩上与地面平行（起始位：90°）或垂下与患者胸椎平行（起始位：0°），移动臂

运动测量：轴心位于髂前上棘，固定臂位于两髂前上棘的连线，移动臂与股骨长轴平行。测量起始位时，固定臂与移动臂夹角为90°，测量后需减去90°才是正确的关节活动度。

（4）髋关节内收（0°~35°）。

体位：仰卧位，膝盖伸直。

运动测量：与髋关节外展的放置方法相同。叮嘱患者髋关节内收，测量关节活动度。注意：待测下肢应外展，屈膝置于检查台边。测量起始位时，固定臂与移动臂夹角为90°，测量后需减去90°才是正确的关节活动度。

（5）髋关节外旋（0°~45°）。

体位：坐位或仰卧位，髋关节、膝关节屈曲90°。

运动测量：轴心位于胫骨平台中点，固定臂和移动臂与胫骨长轴平行。当髋关节外旋时固定臂在原来的位置与地面垂直，移动臂随胫骨移动。测量角度需减去90°。

（6）髋关节内旋（0°~35°）。

体位：坐位或仰卧位，髋关节、膝关节屈曲90°。

运动测量：与髋关节外旋的放置方法相同。

5）膝关节：膝关节伸展–屈曲（0°~135°）。

体位：俯卧位，髋关节、膝关节伸直中立位。

运动测量：轴心位于膝关节的腓骨小头，固定臂与股骨长轴平行，移动臂与腓骨长轴平行。

6）踝关节：

（1）踝关节背屈（0°~20°）。

体位：仰卧位或坐位（坐位时膝关节屈曲90°），踝关节处于中立位。

运动测量：轴心位于踝中点下约1.5cm，固定臂与腓骨长轴平行，移动臂与第5跖骨平行。测量后需减去90°才是正确的关节活动度。

（2）踝关节跖屈（0°~45°~50°）。

体位：仰卧位或坐位（坐位时膝关节屈曲90°），踝关节处于中立位。

运动测量：与踝关节背屈的放置方法相同。

（3）踝关节内翻（0°~35°）。

体位：坐位或仰卧位（膝关节屈曲，踝关节处于中立位）。

运动测量：轴心位于临近跟骨的外侧面，固定臂与胫骨长轴平行，移动臂与足跟跖面平行。测量后需减去90°才是正确的关节活动度。

（4）踝关节外翻（0°~35°）。

体位：坐位或仰卧位（膝关节屈曲，踝关节处于中立位）。

运动测量：轴心位于跖趾关节内侧面中点，固定臂与胫骨长轴平行，移动臂与足底跖面平行。测量后需减去90°才是正确的关节活动度。

6. 抗阻肌力测试

1）颈部。

（1）颈部屈曲抗阻肌力测试（斜角肌、颈长肌、头长肌、胸锁乳突肌）：患者取仰卧位，抬头，叮嘱患者尽可能对抗阻力，记录肌力等级（图2–6–1）。

（2）颈部伸展抗阻肌力测试（斜方肌、颈部竖脊肌）：患者取俯卧位，做抬头动作，叮嘱患者尽可能对抗阻力，记录肌力等级（图2–6–2）。

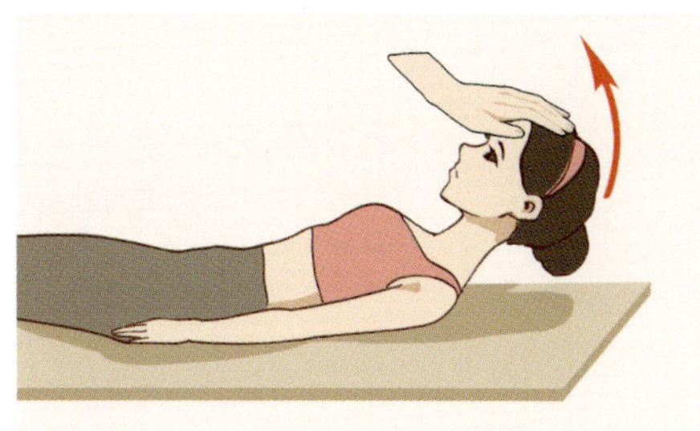

图2–6–1　颈部屈曲抗阻肌力测试

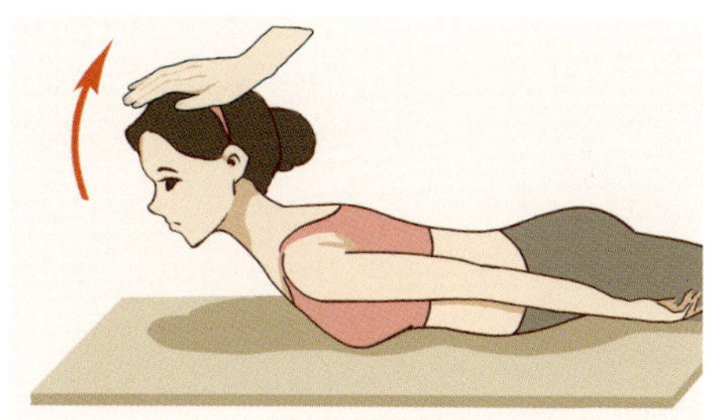

图2–6–2　颈部伸展抗阻肌力测试

2）肩关节。

（1）肩关节前屈抗阻肌力测试（三角肌前部和喙肱肌）：患者取坐位或站立位，上肢做前平屈动作，阻力加于上臂远端向下压，叮嘱患者尽可能对抗阻力，记录双侧肌力等级（图2–6–3）。

（2）肩关节后伸抗阻肌力测试（背阔肌、大圆肌、三角肌后部）：患者取俯卧位，上臂后伸，阻力加于上臂远端向下压，叮嘱患者尽可能对抗阻力，记录双侧肌力等级（图2–6–4）。

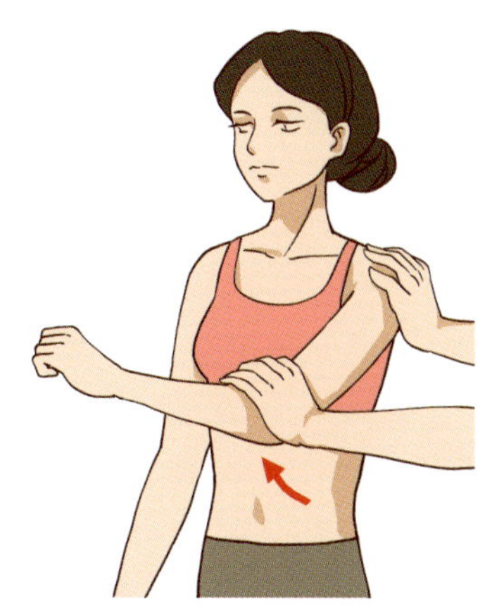

图2–6–3　肩关节前屈抗阻肌力测试

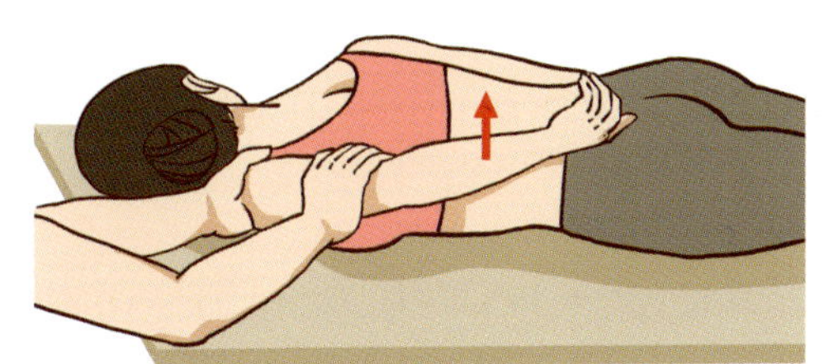

图2–6–4　肩关节后伸抗阻肌力测试

（3）肩关节外展抗阻肌力测试（三角肌中部、冈上肌）：患者取坐位或站立位，屈肘，上臂做外展动作，阻力加于上臂远端向下压，叮嘱患者尽可能对抗阻力，记录双侧肌力等级（图2–6–5）。

（4）肩关节内收抗阻肌力测试（斜方肌，菱形大、小肌）：患者取坐位，两臂后伸做肩胛骨内收动作，阻力将肩胛骨外推，叮嘱患者尽可能对抗阻力，记录双侧肌力等级（图2–6–6）。

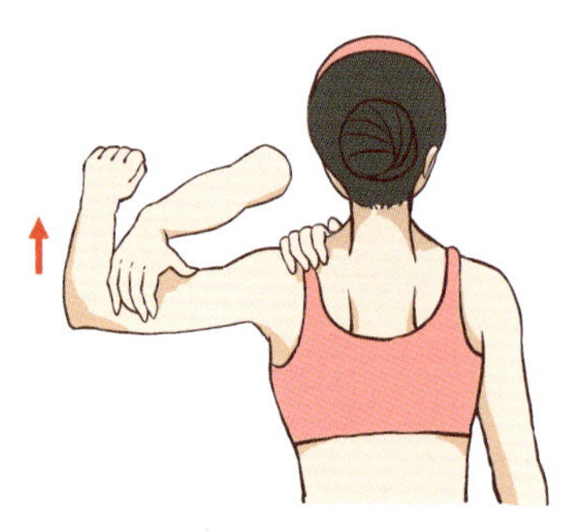

图2-6-5 肩关节外展抗阻肌力测试

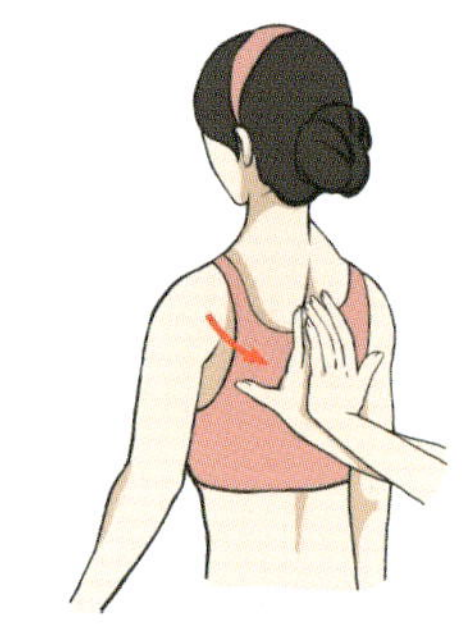

图2-6-6 肩关节内收抗阻肌力测试

3）髋关节。

（1）髋关节屈曲抗阻肌力测试：患者取仰卧位，待测小腿在床沿外，叮嘱患者做屈髋动作，阻力加于膝上。叮嘱患者尽可能对抗阻力，记录双侧肌力等级（图2-6-7）。

（2）髋关节伸展抗阻肌力测试：患者取俯卧位，测臀大肌时屈膝，测腘绳肌时伸膝，做伸髋动作，阻力加于股骨远端。叮嘱患者尽可能对抗阻力，记录双侧肌力等级（图2-6-8）。

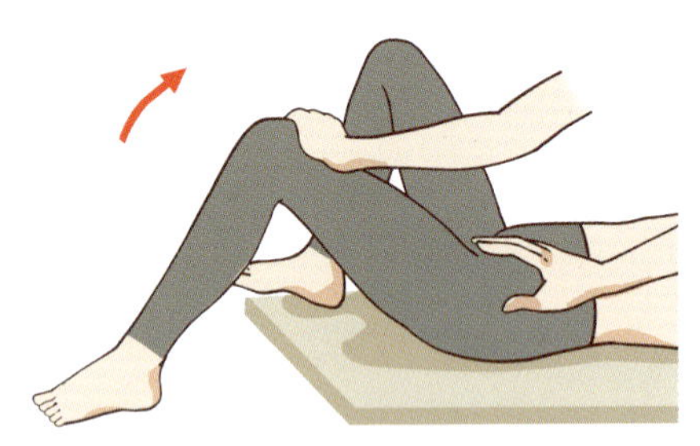

图2-6-7 髋关节屈曲抗阻肌力测试

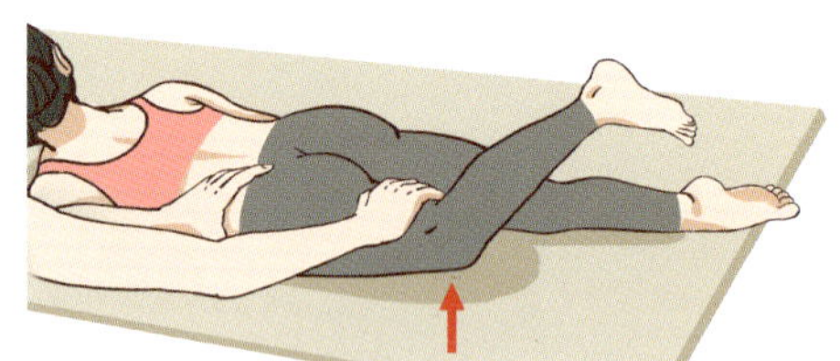

图2-6-8 髋关节伸展抗阻肌力测试

（3）髋关节内收抗阻肌力测试：患者向同侧侧卧，评估者托起对侧下肢，患者做髋内收动作，阻力加于股骨下端。叮嘱患者尽可能对抗阻力，记录双侧肌力等级（图2-6-9）。

（4）髋关节外展抗阻肌力测试：患者对侧侧卧，做髋外展动作，阻力加于股骨下端外侧。叮嘱患者尽可能对抗阻力，记录双侧肌力等级（图2-6-10）。

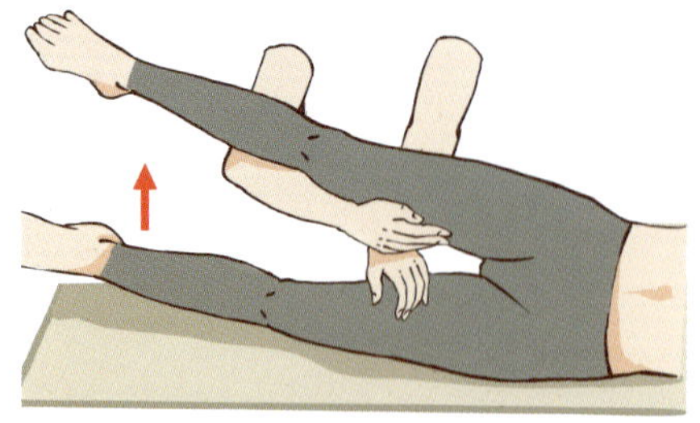

图2-6-9 髋关节内收抗阻肌力测试

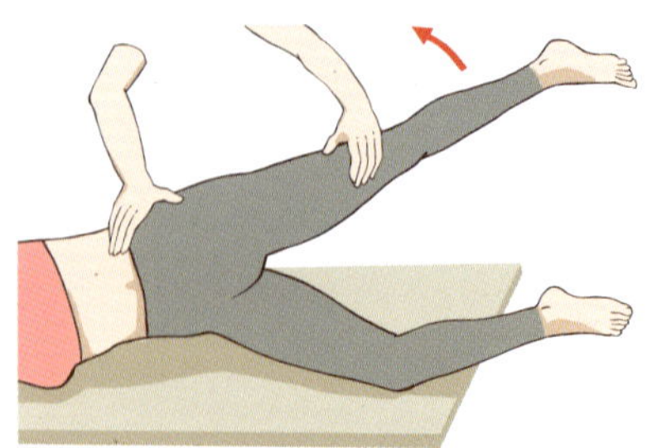

图2-6-10 髋关节外展抗阻肌力测试

（5）髋关节外旋抗阻肌力测试：患者取仰卧位，待测小腿在床外下垂，做髋关节外旋动作使小腿向内摆，小腿下端内侧施加向外的阻力。叮嘱患者尽可能对抗阻力，记录双侧肌力等级（图2–6–11）。

（6）髋关节内旋抗阻肌力测试：患者取仰卧位，待测小腿在床外下垂，做髋关节内旋动作使小腿向外摆，小腿下端外侧施加向内的阻力。叮嘱患者尽可能对抗阻力，记录双侧肌力等级（图2–6–11）。

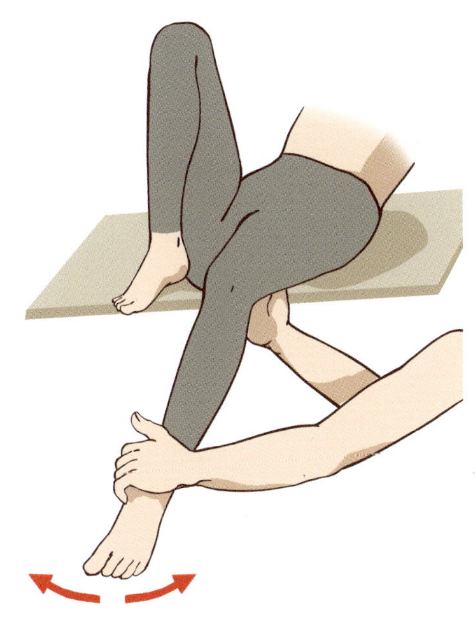

图2–6–11　髋关节内、外旋抗阻肌力测试

4）膝关节。

（1）膝关节屈曲抗阻肌力测试（腘绳肌）：患者取俯卧位，做屈膝动作，阻力加于小腿下端。叮嘱患者尽可能对抗阻力，记录双侧肌力等级（图2–6–12）。

（2）膝关节伸直抗阻肌力测试（股四头肌）：患者取仰卧位，待测小腿在床外下垂，做伸膝动作，阻力加于小腿下端。叮嘱患者尽可能对抗阻力，记录双侧肌力等级（图2–6–13）。

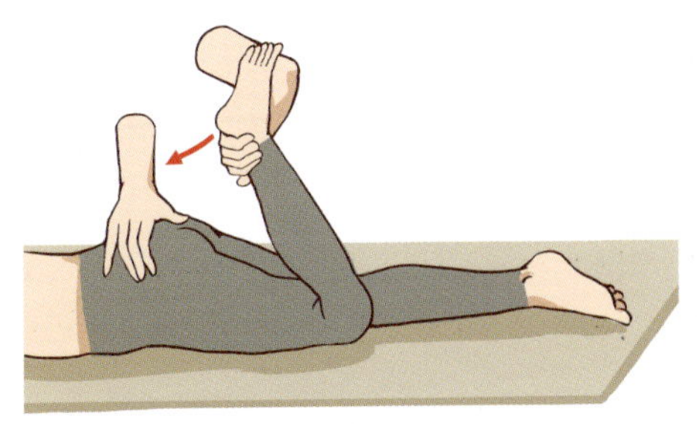

图2–6–12　膝关节屈曲抗阻肌力测试

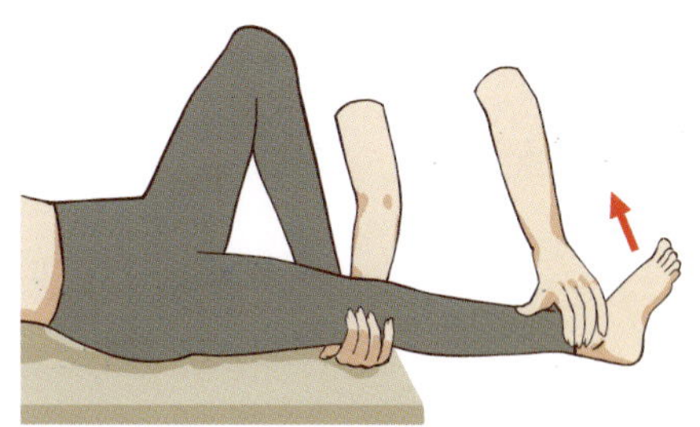

图2–6–13　膝关节伸直抗阻肌力测试

5）踝关节。

（1）踝关节跖屈抗阻肌力测试（腓肠肌、比目鱼肌）：患者取坐位或仰卧位，脚自然下垂，踝关节跖屈，跖屈时评估者在患者脚底施加向上的阻力。叮嘱患者尽可能对抗阻力，记录双侧肌力等级（图2–6–14）。

（2）踝关节背伸抗阻肌力测试（胫前肌）：患者取坐位或仰卧位，脚中立位，嘱患者踝关节背伸，在患者足背处施加向下的阻力。叮嘱患者尽可能对抗阻力，记录双侧肌力等级（图2–6–15）。

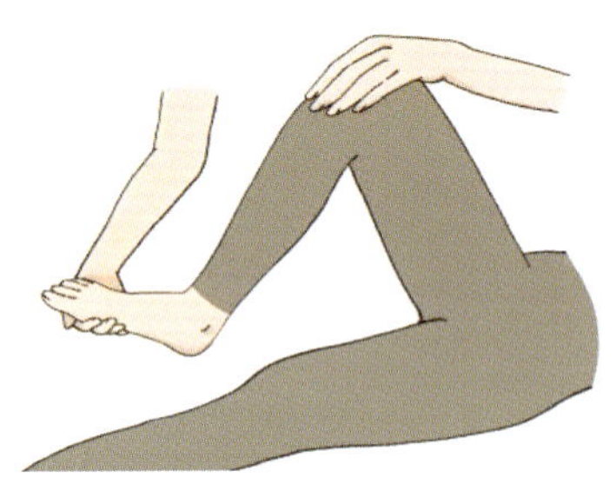

图2–6–14　踝关节跖屈抗阻肌力测试

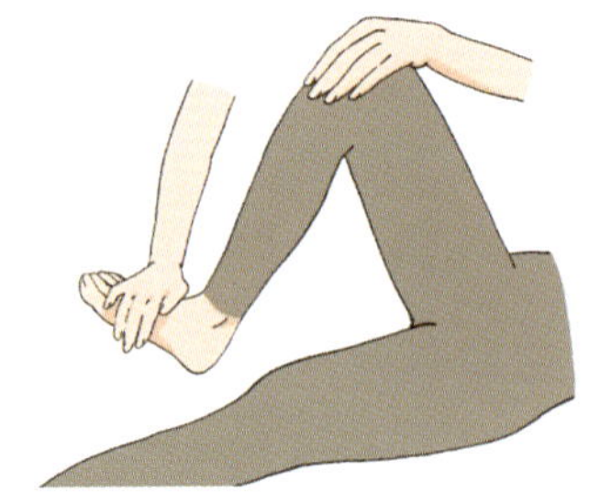

图2–6–15　踝关节内翻背伸抗阻肌力测试

（3）踝关节内翻跖屈抗阻肌力测试（胫后肌）：患者同侧侧卧，做足内翻跖屈动作，阻力加于足内缘向外上方推。叮嘱患者尽可能对抗阻力，记录双侧肌力等级（图2–6–16）。

（4）踝关节外翻跖屈抗阻肌力测试（腓骨长、短肌）：患者向对侧卧，做足跖屈外翻动作，阻力加于足外缘向内上方推。叮嘱患者尽可能对抗阻力，记录双侧肌力等级（图2–6–17）。

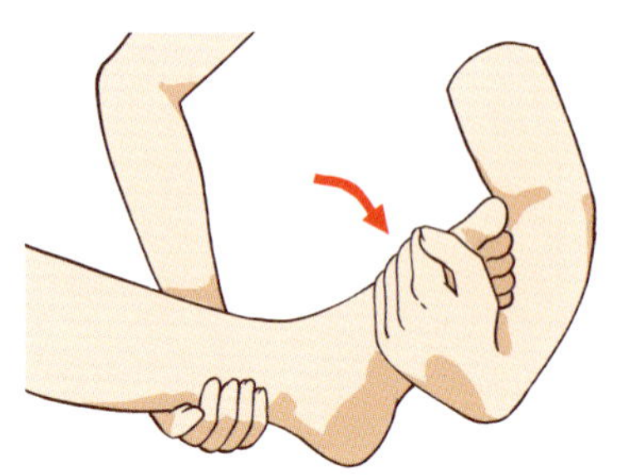

图2–6–16　踝关节内翻跖屈抗阻肌力测试

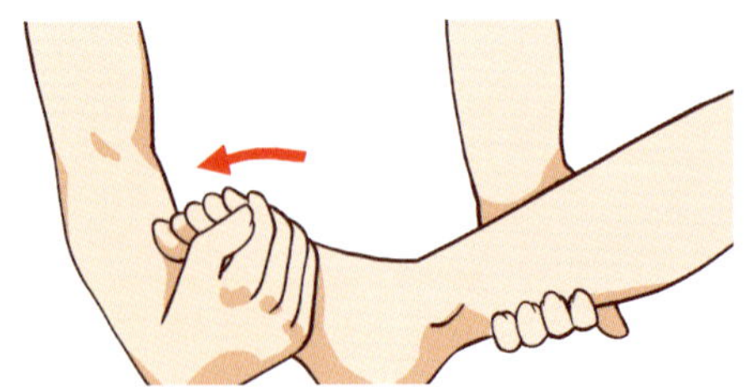

图2–6–17　踝关节外翻跖屈抗阻肌力测试

三　禁忌证及注意事项

1）禁忌证：骨折、严重疼痛等无法完成站立的患者禁用，其余无绝对禁忌。

2）注意事项：注意手卫生，防止交叉感染；评估过程中嘱患者动作缓慢，防止肌肉拉伤。

（编者：付瑶；审阅：牛晓宇　魏冬梅　陈悦悦）

第七节
体态评估

一 概述

正确的身体姿态是指身体在直立或坐姿状态下可以长期保持稳定状态，且能维持各组织器官的正常功能，各关节、韧带、肌肉长期处于适当紧张状态的一种正常身体状态。偏离正确身体姿态的状态均为姿态不良。姿态不良通常表现为Cobb角小于10°（Cobb角为脊柱侧弯倾斜的两个锥体间最大角度的夹角，是衡量脊柱侧弯程度的角度）的脊柱侧向弯曲、颈椎前倾、圆肩、驼背、骨盆前后倾等。以评估身体姿势为目的，根据身体骨性标志、肌肉及身体纹路、身体力线等进行评估的技术称为体态评估。

体态评估（站立位）见图2-7-1。

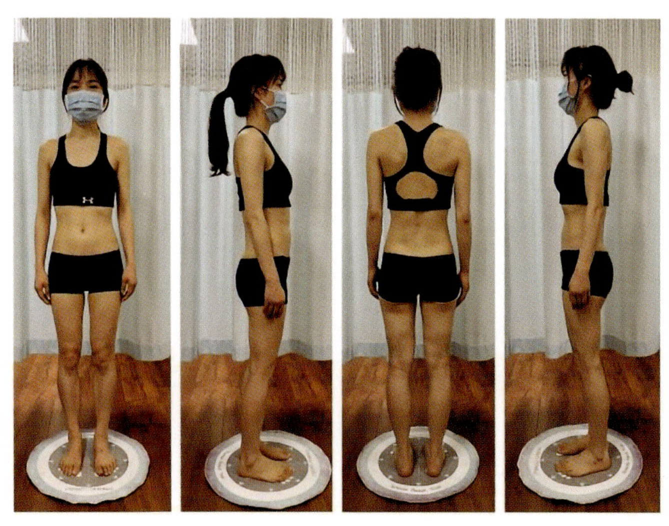

图2-7-1　体态评估（站立位）

二 原理

1）结构及解剖学原因、增龄性改变、怀孕等生理性改变、骨折等病理性改变、职业娱乐习惯、环境及情绪等因素的影响，导致女性力学结构改变而导致姿势异常，导致一系列疼痛综合征、功能障碍或体型改变。

2）通过对身体头肩颈、脊柱、肩胛、上肢、骨盆、髋部、下肢和身体纹路的评估，分析姿势异常的具体情况，对疼痛、体态异常、腹壁功能障碍、盆底功能障碍存在的原因进行分析，进而制订诊疗计划，达到整体康复的目的。

三 评估内容

（一）病史

仔细询问患者的现病史及既往史，尤其是与主诉相关的生活习惯、手术史及受伤史等。

（二）视诊

按从头到脚的顺序进行视诊：头的位置，双侧耳垂位置，肩峰端、肩胛、手肘、手的位置，脊柱生理弧度及有无侧弯，骨盆有无前后倾、侧倾、旋转，髂前上棘、髂后上棘、髂嵴、耻骨联合、骶骨等及股骨、髌骨、膝关节位置，腓肠肌中线，阿基里斯腱，腘横纹、臀横纹、腰纹，踝关节位置，足弓情况等。

1）直立站位：从前方、左侧方、右侧方、后方四个方位对各关键部位进行视诊，重点关注重心、骨盆、脊柱与下肢位置、腘横纹、臀横纹、腰纹。

2）立位体前屈位：评估背部形态、高低以及脊柱走行等情况。

3）坐位：从前方、左侧方、右侧方、后方四个方位评估。

4）仰卧位：评估踝足位置、下肢长度、髂前上棘位置、耻骨联合情况。

5）俯卧位：评估脊柱基本情况，胸腰筋膜、肌肉状况（股四头肌、臀肌、竖脊肌等），双侧骶髂关节位置，骶骨、膝关节、胫骨位置及踝足情况等。

6）步态：观察步态及脊柱、头、髋关节、膝关节、踝关节位置。

（三）体格检查

1）坐位：评估头位置，锁骨、肩胛、坐位体前屈情况及下肢长度等。

2）站立位：从前方、左侧方、右侧方、后方四个方位对各关键部位进行触诊，重点关注骨盆、脊柱情况。

3）仰卧位：对踝足、下肢长度、髂前上棘位置、耻骨联合、腘绳肌、小腿三头肌、内收肌群、髂腰肌、髂胫束、胫骨前肌等进行评估。

4）俯卧位：对踝足、胫骨位置及肌肉状况、膝关节、股四头肌、臀肌、竖脊肌、胸腰筋膜、脊柱基本情况、骶骨及髂后上棘、骶髂关节等进行评估。

（四）特殊关节试验

特殊关节试验包括“4”字试验、改良Thomas试验、直腿抬高试验、主动直腿抬高试验、股骨加压试验、骶骨弹簧试验、旋转加压试验、腹带功能检测、立位体前屈试验、立位后伸试验、Trendelenburg试验等。

四 评估流程

体态评估流程见图2-7-2。

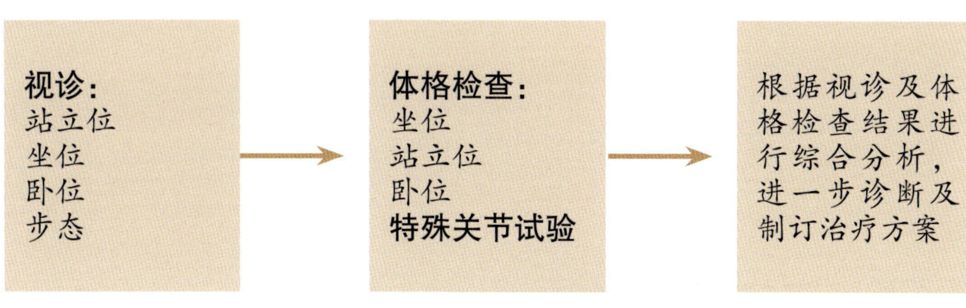

图2-7-2 体态评估流程

五 适应证

由姿势异常造成的相关躯体功能障碍或者相关疾病。

六 禁忌证

手术后早期（下肢手术后早期）的患者、脑血管意外早期或完全不能维持平稳站立的患者、精神不能自控的患者、心脏功能不能耐受检查时长的患者。

七 注意事项

1）评估房间应温暖、舒适、宽敞、私密。最好可以配备全身镜及评估背景图。

2）注意控制评估时长，若患者在评估所需时长内站立、坐位、平卧或俯卧不能维持相关体位，可减少或不进行相关体位评估，但应备注清楚相应体位评估缺项。

3）评估过程中注意保护患者安全，对站姿不稳定患者、老年人、近期下肢手术后才开始恢复完全承重患者注意做好防护工作。同时可就近放置一个手扶装置，防止直立性低血压患者或久站后易发生眩晕的患者跌倒。

4）若需要在患者身上使用水溶性蜡笔进行标记，应先征得患者知情同意，确认患者是否对水溶性蜡笔过敏。对蜡笔过敏罕见，但如果发现标记的部位血流增加，尽快去除蜡笔标记。

（编者：石薇；审阅：牛晓宇 魏冬梅 陈悦悦）

第八节
疼痛评估

一 概述

疼痛被列为第五大生命体征，国际疼痛研究协会（International Association for the Study of Pain，IASP）将疼痛定义为“一种与实际或潜在的组织损伤相关，或类似的令人不愉快的感觉和情绪、情感体验”。疼痛评估是疼痛治疗的基础，并始终贯穿于疼痛治疗的整个过程中。妇产康复相关的疼痛评估对疾病的诊断、治疗、疗效评定都非常重要。

疼痛评估是指通过患者病史、相关系统全面检查、心理评估、肌筋膜评估、相关量表评估、相关实验室检查及影像学检查等，全面细致地评估出疼痛产生的原因、性质、部位、范围、严重程度等，指导进一步治疗、评估疗效、调整治疗方案。

疼痛评估是一种临床常用的康复评定技术，在评估过程中通常采用标准化测量量表及流程，由接受过专门培训的专业人员完成；与临床诊疗过程相似，结合病史、体格检查、心理评估、实验室检查和影像学检查，形成初步诊断及指导治疗方案的制订。

二 适应证及操作步骤

（一）适应证

疼痛评估适用于慢性盆腔疼痛、骨盆带疼痛的评估。

（二）操作步骤

1）详细询问病史：疼痛部位和时间、疼痛性质、诱发因素、加重/缓解因素、伴随症状，与大小便的关系，与性的关系，是否周期性出现，生育史、诊疗史、妇科疾病史、泌尿系统疾病史、胃肠疾病史、肛肠疾病史、手术史、药物过敏史、家族史、外伤史、性虐待及身体虐待史，烟酒咖啡、药物成瘾，饮食情况，工作及生活环境，睡眠、心理情况等。

2）多系统全面评估。

（1）体态评估详见第二章第七节。

（2）观察患者步态是否正常，是否存在减痛步态、短腿步态、臀大肌步态、臀中肌步态、股四头肌步态、胫前肌步态、腓肠肌步态、偏瘫步态、截瘫步态、脑瘫步态、假肢步态等，从而判定患者是否合并神经肌骨的损伤。

（3）呼吸评估详见第二章第十一节。

（4）生殖、泌尿、消化、肛肠专科检查等可发现大多数慢性盆腔疼痛的病因。除了这些，注意潜在的肌筋膜结构与功能异常也是引起疼痛的原因，研究表明，肌筋膜源性盆腔疼痛与盆底肌压痛和肌肉高张密切相关。因此，除了关注盆腔器官，对周围的肌筋膜也应该详细评估，腰臀部、腹部或盆底等周围肌筋膜压痛可通过单指指诊或用棉签检查发现。

3）实验室检查、影像学检查、内镜检查、表面肌电检查参见第一章。

4）心理评估：必要时请精神卫生专家协助诊治患者，可常规行焦虑自评量表（Self-rating Anxiety Scale，SAS）、抑郁自评量表（Self-rating Depressiong Scale，SDS）评估。

5）性功能评估：女性性功能障碍指数（FSFI）已经成为一种简短的多维度的自我评估量表，包括欲望、性唤起、润滑、性高潮、满意度、疼痛几方面。男性性功能障碍最常见的是勃起障碍和早泄，采用勃起功能国际量表（IIEF）和早泄诊断工具（PEDT）评估。

6）侵入性检查：伴随大小便异常的患者，可根据病情完善尿流动力学检查、肛门直肠测压、直肠镜检查、膀胱镜检查、阴道镜检查、腹腔镜检查。

7）肌筋膜评估。

评估前准备：在开始疼痛定位之前患者必须排空膀胱。盆底肌评估时，需要将手指插入患者的阴道，为了让患者放松，评估之前需要指导患者做腹式呼吸并充分沟通即将要做的检查，减轻患者的紧张感，最大限度地取得患者的配合。

体位：膀胱截石位或半仰卧位，膝关节下方用泡沫轴或枕头支撑以便更好地放松，尽量不让患者盆底肌过度紧张。

触诊：检查患者是否有瘢痕，瘢痕有无感觉过敏、有无牵涉痛，腹壁移动是否受限。

注意事项：评估前需消毒会阴部。用手指指腹触诊阴道内，压力范围在0.4～0.5kg/cm^2；用湿的棉签细头触诊外阴部，触诊压力为0.1～0.2kg/cm^2。触诊时不遵循固定的顺序，尽量减少患者的预期反应。同时让患者给出疼痛评分，描述疼痛的性质、牵涉痛情况。

8）疼痛程度及量表评估：

（1）视觉模拟评分法（Visual Analogue Scale/Score，VAS）是一种简单有效的评估疼痛强度的方法，已广泛用于临床研究中，一般适用于8岁以上能正确表达自己感受和身体状况的患者。VAS可以用一条100mm的直线或专用测量尺，正面无刻度，左端有“无痛”、右端有“极痛”的标志，背面有0～10的数字刻度。患者可以从正面用一个点或一个×标记体会到的疼痛强烈程度，或者用移动标尺上的游标表示患者的疼痛程度，评估者从背面看到具体的数字。数字越大，疼痛越严重（图2-8-1）。

无痛　　　　　　　　　　　　　　　　极痛

图2-8-1　视觉模拟评分法

（2）数字分级评分法（Numerical Rating Scale，NRS）以0～10共11个点来描述疼痛的强度。0表示无痛，10表示剧痛，患者根据自己感受在其中一个数字上作记号（图2-8-2）。

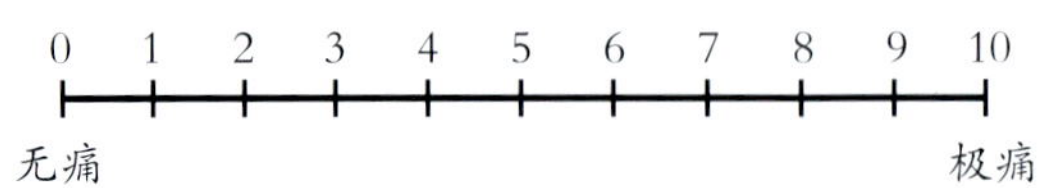

图2-8-2 数字分级评分法

（3）口述分级评分法（Verbal Rating Scale，VRS）又叫言语评定量表，由一系列用于描述疼痛的形容词组成，这些形容词以从最轻到最强的顺序排列，用于评定疼痛的强度。一般分为五级：无痛、轻度痛、中度痛、重度痛、极重度痛。

（4）McGill疼痛问卷（McGill Pain Questionnaire，MPQ）是由Melzack和Torgerson在1971年提出的评定疼痛方法，包括4类20组疼痛描述词，从感觉、情感、评价和其他相关四个方面以及现时疼痛强度（Present Pain Intensity，PPI）进行较全面的评估。每组词按疼痛程度递增的顺序排列，其中，1～10组为感觉类（Sensory），11～15组为情感类（Affective），16组为评价类（Evaluation），17～20组为其他相关类（Miscellaneous）。患者在每一组词中选一个与自己痛觉程度相同的词，根据患者所选词在组中位置可得出一个相应数值（序号数），所有选出的词的数值之和为疼痛评定指数（Pain Rating Index，PRI）。PRI可以求出四类的总和，也可以分别计算。

（5）由于MPQ内容烦琐、检测费时，Melzack又提出了内容简捷、费时较少的简化的McGill疼痛问卷（Short-form of Megill Pain Questionnaire，SF-MPQ），由11个感觉类和4个情感类描述词以及现时疼痛强度和VAS组成，每个描述词以0～3分进行强度分级。SF-MPQ对各种疼痛治疗产生的临床变化敏感，对癌痛等慢性疼痛也能量化评估。根据患者的自我感受，SF-MPQ可得出疼痛的感觉类分、情感类分、疼痛总分、选词数、VAS分和PPI分，从而对疼痛进行量化评估，评估结果与MPQ具有很高的相关性。

9）疼痛各种影响的评估（图2-8-3）：对日常生活的影响、对情绪的影响、对行走能力的影响、对日常工作的影响（包括外出工作和家务劳动）、对与他人关系的影响、对睡眠的影响、对生活兴趣的影响等的评估。

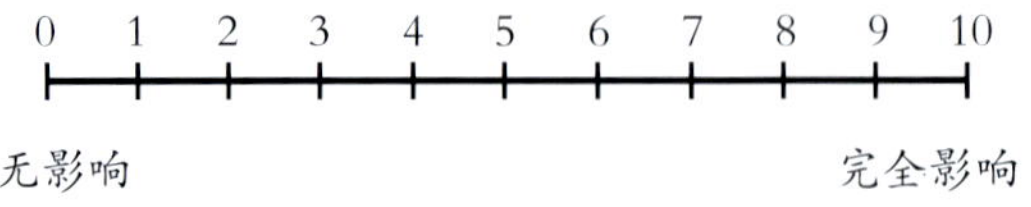

图2-8-3 疼痛各种影响的评估

三 禁忌证及注意事项

（一）禁忌证

骨折未愈合、关节不稳定、恶性肿瘤、急性神经根性炎症或压迫、炎症、妊娠、出血或出血性疾病。

（二）注意事项

1）月经期及恶露期间不进行阴道内触诊评估。

2）评估如果导致患者症状加重，应停止评估。

3）评估前与患者充分沟通，取得患者的配合，并告知经阴道触诊评估患者可能出现疼痛、黏膜出血、大小便意等不适。

4）评估者需接受专业培训，严格按照操作流程，避免感染，评估需准确、全面、细致，触诊温和有力而深透，切忌暴力。

5）如果患者经过治疗后疗效不佳，建议提出多学科讨论进一步修正治疗方案。

四 评估期观察及处理

1）评估前充分与患者沟通，取得患者的配合。

2）患者如果不能配合，可进行心理疏导、呼吸放松、外阴抚触，以便使其适应进一步阴道内触诊评估。

3）评估时密切观察患者表情等变化，应在患者可接受的范围内评估，以免造成伤害及心理阴影。

4）评估后嘱咐患者可能出现小便不适、黏膜轻微出血、轻微疼痛等情况，一般1～2天后不适会消失，如2天后仍存在应立即就医。

（编者：朱守娟；审阅：牛晓宇　魏冬梅　陈悦悦）

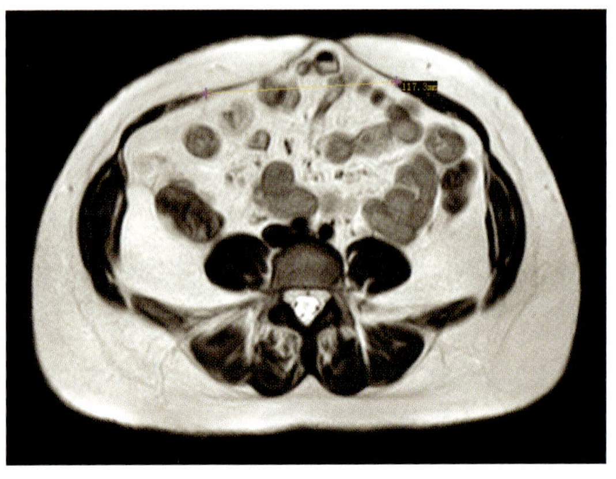

图2-9-10 MRI T2加权相腹直肌分离距离最大位于剑突与肚脐中点处，静息状态约11.7cm，功能位约6.5cm；功能位可见局部腹壁疝（位于皮下组织内）

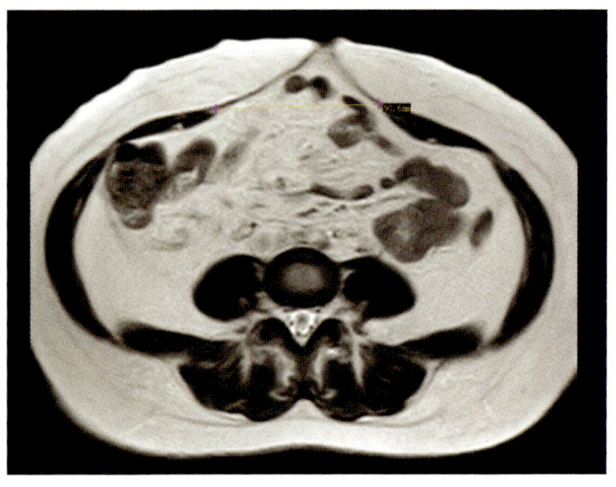

图2-9-11 腹直肌分离距离最大位于剑突与肚脐中点处，最大分离约9.0m；功能位可见肠管及部分腹腔脂肪稍疝入皮下脂肪内，未突破皮肤

（三）评估方法

1）腹直肌分离治疗评估指标：在目前已发表的研究文献中，描述结局指标的研究非常有限，腹直肌间距离可作为一个客观衡量标准，但其与临床表现的相关性尚不清楚。患者报告的结果测量是评估临床症状的最佳工具，如身体形象和核心不稳。

（1）建议：推荐今后的研究重点应放在核心不稳和身体形象上。推荐强度：弱；证据质量：弱。

（2）评估原则：根据病史、腹壁体格检查、全身体格检查、妇科检查及影像学检查等综合判断，对存在的腹直肌分离进行系统评估，对相关的影响因素进行整体评估。

2）腹壁查体：腹直肌分离测量见图2-9-12。

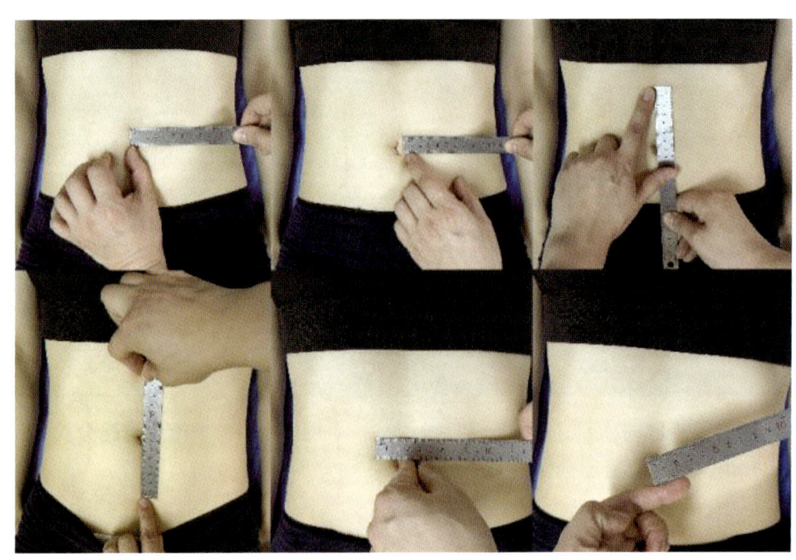

图2-9-12 腹直肌分离测量

（1）皮肤：需评估腹壁皮肤左、右、上、下各部分是否对称，弹性、色泽，有无瘢痕，瘢痕与皮下组织粘连情况，有无妊娠纹及其具体情况，腹正中线是否居中，脐上和脐下是否对齐等。

（2）外形：需评估其外观是否膨出、膨出部位，腹壁左、右、上、下各部分是否对称，腹壁弹性是否正常。注意区分腹直肌和腹横肌之间协调不佳所造成的腹部隆起。

（3）其他：需评估腹肌及深、浅筋膜弹性，有无压痛点与扳机点；测量腹壁脂肪厚度；诊断腹横肌、斜肌和腹直肌等腹部肌肉的肌力；检测腹带功能；评估盆腹动力学。

（四）全身体格检查

对脊柱、胸廓、骨盆和下肢力线进行查体，分析其与腹直肌分离的关系。查体时需描述身高、体重、腹围、骨骼肢体发育情况及有无外观可见的骨骼畸形，如脊柱侧弯、骨盆倾斜等。

（五）诊断评估

腹直肌分离卡尺测量法见图2-9-13。

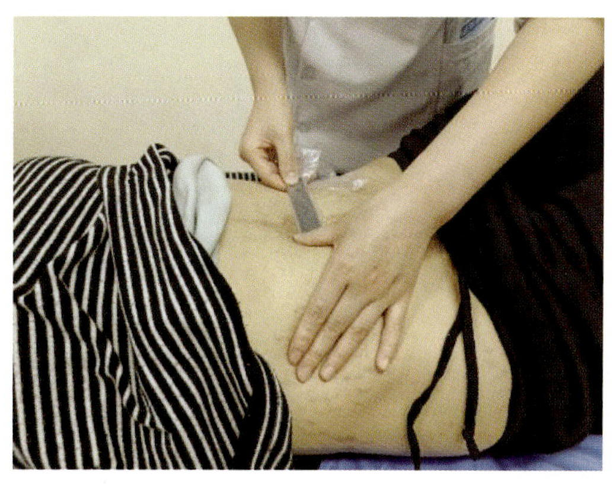

图2-9-13　腹直肌分离卡尺测量法

1）EHS指南提出应用“手指宽度”法进行临床检查和测量诊断腹直肌分离。超声成像或卡尺测量腹直肌间距离也是一种可靠的方法。目前支持CT诊断腹直肌分离的证据有限。

建议：对于多数患者，建议使用临床检查诊断腹直肌分离。为了进行更精确的测量，建议在脐上3cm处应用超声成像或卡尺测量。CT可能有助于发现伴发疝和制订手术计划。推荐强度：弱；证据质量：弱。

2）在不同的研究中，腹直肌生理性分离的上限不同，推荐的测量点也不同。当无法排除并发脐疝、腹壁疝或其他疾病时，应采用超声成像或其他成像方式进行诊断。

六　腹壁相关肌肉评估（腹直肌分离评估除外）

腹壁肌肉评估（图2-9-14）指对腹壁及腹壁周围肌群进行系统评估的方法。

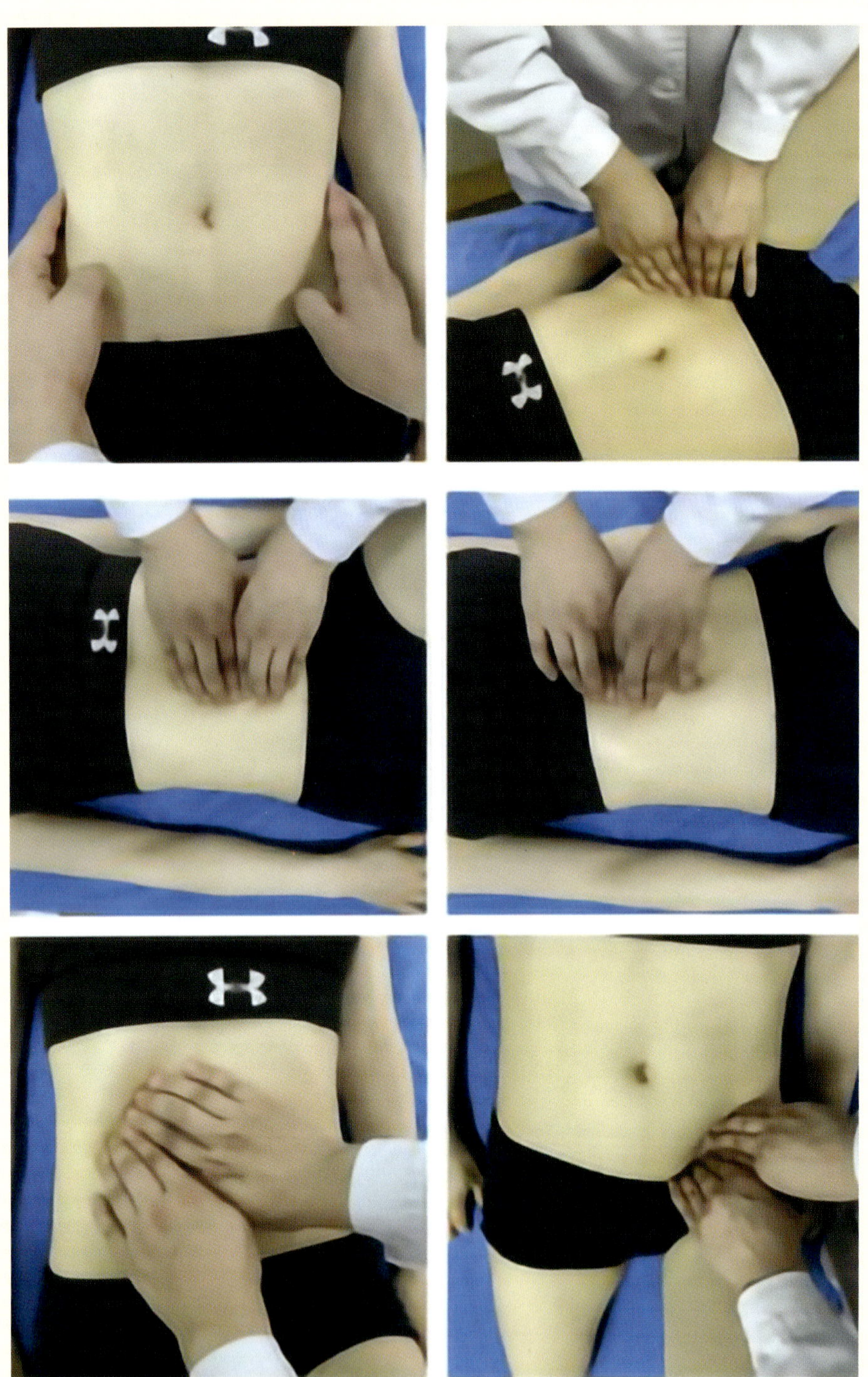

图2-9-14 腹壁肌肉评估

腹壁肌肉由躯干外侧群肌肉系统构成，对腹部的形态压力及力学作用形成良好的控制，同时对腹直肌分离的发生与转归也有着非常重要的作用。

外侧群深层纵行肌肉系统包括竖脊肌、胸腰筋膜深层、骶结节韧带、股二头肌。

外侧群后斜肌肉系统包括背阔肌、臀大肌和相互交织的胸腰筋膜。

外侧群前斜肌肉系统包括腹内斜肌、腹外斜肌、对侧大腿内收肌、相互交织的腹部前筋膜。

外侧群侧方肌肉系统包括臀中肌、臀小肌、对侧大腿内收肌、阔筋膜张肌、髂胫束。

内侧肌肉系统包括多裂肌、腹横肌、盆底肌、膈肌。

（一）肌肉检测

腹部肌肉肌力大多都可以达到4～5级，故本章节仅描述肌力3～5级检测方法。

腹直肌肌力检测：患者取仰卧位，屈曲双膝，双手抱头。检测者用双手固定住患者双腿，嘱患者做卷腹运动，将头部、肩部和胸廓尽可能抬离床面。患者可以完成该动作但不能大幅度抬离床面，腹直肌肌力为3级；可以大幅度离开床面，腹直肌肌力为4～5级。

腹外斜肌肌力检测：患者取仰卧位，屈曲双膝，双手抱头。嘱患者将头部和单侧肩部抬起向对侧骨盆运动，胸廓随之抬起。检测者在患者检测侧肩部施加阻力，能最大力抗阻者肌力为5级，次大力抗阻者肌力为4级，不能抗阻者肌力为3级。

腹内斜肌肌力检测：患者取仰卧位，双手抱头，髋关节和膝关节均屈曲90°。嘱患者将骨盆从床面大幅度抬起，并且向对侧胸廓下缘靠拢，整个过程中肩部不要抬起，腹内斜肌肌力为4～5级；骨盆尽可能抬离床面，腹内斜肌肌力为3级。

（二）肌肉伸展性测试

腹直肌长度测试：患者取站立位，试着推动患者的骨盆使之前倾，同时向后上方推移其上半身，使其脊柱腰段最大限度后伸。如果脊柱腰段不能完成全范围活动，且运动到终末阶段时检测者感觉到柔软而有弹性的组织在限制运动范围加大，就说明腹直肌发生了挛缩，反映了肌肉所在位置有拉伸感。

腹直肌、腹外斜肌（右侧）、腹内斜肌（左侧）测试：患者取站立位，检测者移动患者躯干，使其最大限度后伸、左侧屈、向右旋转。如果躯干不能完成全范围活动，且其运动到终末阶段时检测者感觉到柔软而富有弹性的组织在限制运动范围加大，则说明这些肌肉发生了挛缩，反映了肌肉所在位置有拉伸感。如果躯干不能完成全范围活动，且其运动到终末阶段时检测者感觉到硬而有弹性的组织在限制运动范围加大，就说明关节囊存在问题。

（三）软组织评估

软组织评估需放在肌肉评估的最后一步，因为软组织评估可能会在一定程度上激活肌肉、松解筋膜组织，可能加重或减缓疼痛。

软组织评估多使用平切触诊法及捏式触诊法（特拉维尔、西蒙斯提出的三种触诊法中的两种）。

大多数腹直肌上的扳机点非常明显，通常位于上下部的连接点，如肋骨下缘腹直肌交界处，胸骨剑突下缘、耻骨联合与腹直肌连接点，锥状肌等。在腹壁评估中涉及的相关部位扳机点多见于腹斜肌肋骨交界处、竖脊肌、腰方肌、胸腰筋膜、臀大肌、髂腰肌、内收肌等处。

（四）腹带功能检测

1）定义：腹部肌肉及相连的筋膜组织覆盖在前、外侧腹壁，并与骨性结构相连，上为肋骨，后为脊柱，下为骨盆，像腹带一样包裹腹壁，所以把腹部肌肉及其筋膜组织系统统称为腹带。

2）原理：

（1）腹带使胸腹部外围的肌肉协同作用。

（2）在盆膈肌肉收缩的同时，腹带向呼吸道传送压力，这种同步运动在横膈及口腔放松状态下才能完成。

（3）促进和调节内脏活动。

（4）腹带与横膈、椎旁肌肉、盆底肌同时收缩时可增加运动时的压力，调节脊柱的平衡；同时腹带可以将器官及腹压向会阴传送，不仅可以增加腹盆腔的压力，还可以调节和改变压力传递，在排便、排尿及屏气时尤为明显。

（5）腹壁肌肉形成的腹带的职责是保护子宫及其内容物、保证腹-盆腔动力平衡，并在用力时保护会阴。腹带在妊娠过程中会发生变化，腹部的隆起会对脐上区及脐下区的张力产生影响，会打破胸-腹-骨盆-盆底的协同。腹带从妊娠3个月起开始改变或者受到损伤，多表现为腹部浅表肌群被拉长，整个脐下区膨胀，腹白线淀粉样变，腹部肌肉部分去神经化，传导压力功能下降等。妊娠，尤其是多次妊娠，是腹带功能下降和胸-腹-骨盆-盆底协同功能下降的主要原因之一。

（6）基于腹带的能量计算公式的理论：腹部任何一点变形，腹带收缩时因肌肉长度短缩引起腹壁下陷可导致腹压增高。

（7）妊娠期和腹带损伤后导致腹压的改变及肌肉筋膜的损伤，造成压力流和腹压的改变而带来腹壁形态学、功能改变，影响整个胸-腹-背-骨盆-盆底的协同运动及导致功能障碍。

综上，腹带功能检测在腹壁整体评估中非常重要。

3）方法。

（1）体位（图2-9-15）：患者取平卧位，头下垫薄枕，屈髋屈膝，髋屈成110°，测试过程中，患者背部及双脚不得离开检查床。检测者将手轻轻放置于患者

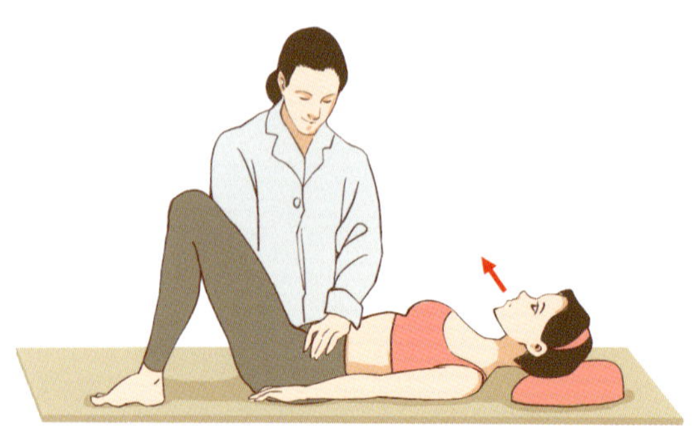

图2-9-15 体位（参照位）

肚脐区域，检查患者咳嗽时腹壁的反应。

（2）检测结果见表2-9-2。

表2-9-2　腹带功能检测结果

<table>
<tr><td>+1</td><td colspan="2">0</td><td>−1</td><td>−2</td><td>−3</td></tr>
<tr><td rowspan="2">腹部等压收缩，腹部能够快速并正确恢复</td><td colspan="2">腹部等压收缩，手能够感到轻推力，但最终腹部有恢复反应</td><td rowspan="2">腹部对手产生推力并能清楚感到压力的增加</td><td rowspan="2">手能感到很大的推力，并无法控制</td><td rowspan="2">腹部强烈隆起</td></tr>
<tr><td>+</td><td>−</td></tr>
<tr><td>压力传递良好：腹壁反应正常</td><td>无问题</td><td>病变信号</td><td colspan="3">压力传递不良：腹壁反应不正常</td></tr>
</table>

腹带功能正常见图2-9-16。腹带功能不全见图2-9-17。

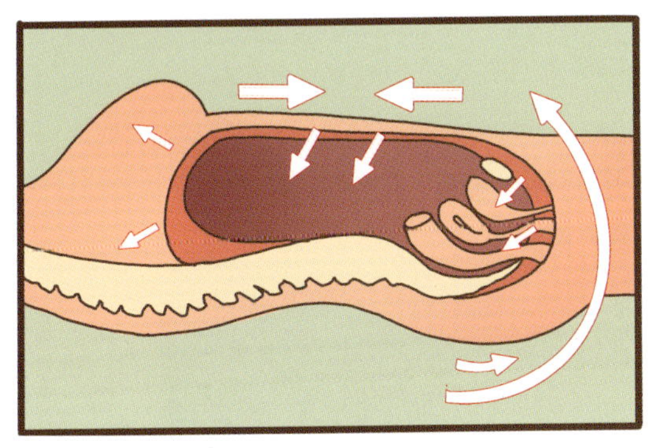

图2-9-16　腹带功能正常

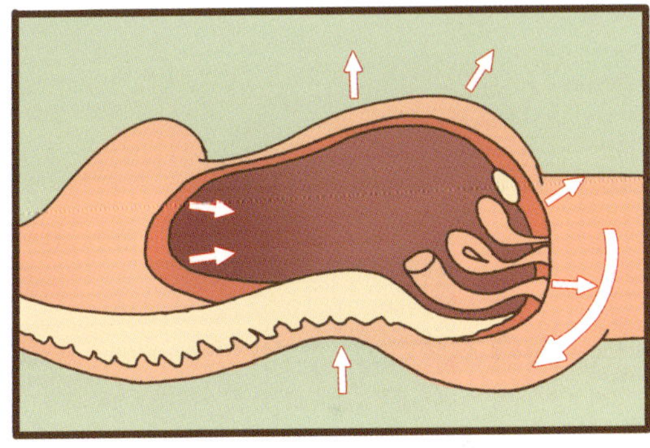

图2-9-17　腹带功能不全

4）适应证：腹壁损伤、腹壁肥胖。

5）禁忌证：外伤急性期、无法配合完成检测的其他情况。

6）注意事项：

（1）避免在空腹状态下检测。

（2）手法宜轻柔，过程中注意保护患者肌肉关节。

（3）注意保暖及保护患者隐私。

（4）注意保护患者安全，避免患者坠床。

（编者：石薇；审阅：牛晓宇　魏冬梅　陈悦悦）

陷、分层，瘢痕可移动的程度下降等。瘢痕触诊顺序见图2-10-3。

3）评估工具及量表：采用瘢痕移动测量尺（图2-10-4）、温哥华瘢痕评定量表、VAS疼痛评估（剖宫产瘢痕综合征疼痛部位评分，表2-10-1）、瘙痒评定量表、焦虑抑郁量表、身体形象问卷等。

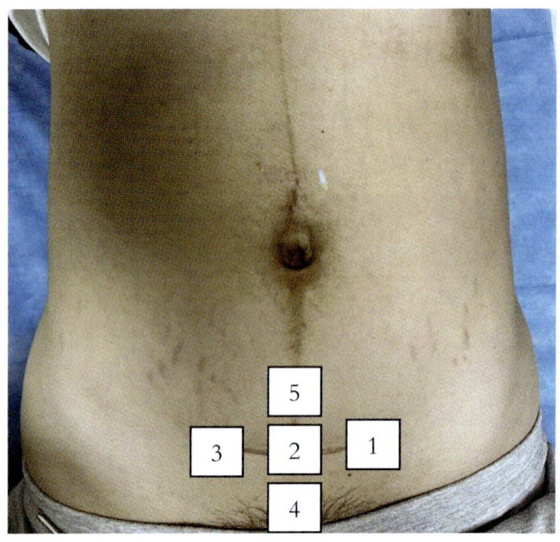

图2-10-3 瘢痕触诊顺序

注：1区，横切口瘢痕左缘（含上下及瘢痕左侧1/3）；2区，横切口瘢痕中段（含中1/3段及上下连带部分）；3区，横切口瘢痕右缘（含上下及瘢痕右侧1/3）；4区，腹白线纵切口下段；5区，腹白线纵切口上段（根据四川大学华西第二医院患者剖宫产瘢痕僵硬及组织受限部位绘图）。
本图为瘢痕周围组织僵硬及受限部位分区触诊顺序，横切口根据从左到右的顺序进行触诊，腹白线纵切口按照从下到上的顺序进行触诊。先触诊剖宫产横切口，再触诊剖宫产纵切口，然后再进行剖宫产瘢痕深部筋膜触诊，最后触诊双侧瘢痕组织与深部组织或内脏筋膜粘连的程度。瘢痕僵硬是瘢痕及瘢痕周围组织刚度的一个描述，主要是组织循环下降及张力增加、生理运动下降的一个表现。具体的粘连会表现在瘢痕与周围组织的粘连，比如呈片状增厚或带状、棒状牵拉，导致瘢痕固定或者形态及走行的改变，从而影响腹部形态、循环及营养的改变。

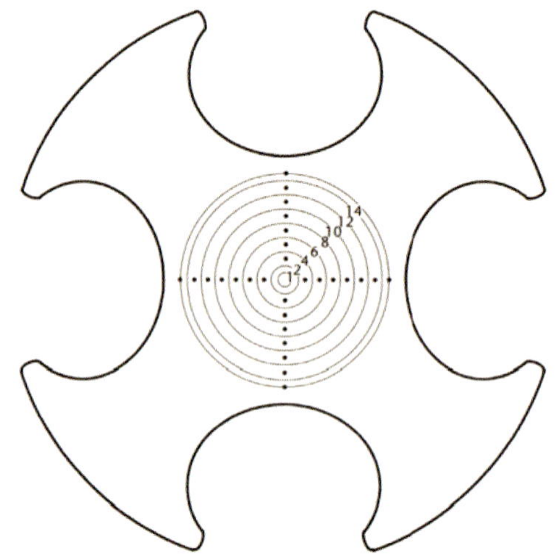

图2-10-4 瘢痕移动测量尺

注：使用瘢痕移动测量尺测量瘢痕治疗前后的活动程度。

表2-10-1 剖宫产瘢痕综合征疼痛部位评分

部位	轻度（1~3分）	中度（4~6分）	重度（7~10分）
瘢痕痛			
下腹痛			
骨盆疼痛			
下腰痛			

注：剖宫产瘢痕综合征包含瘢痕疼痛、下腹痛、骨盆疼痛、下腰痛等剖宫产瘢痕造成的相关部位疼痛。

4）评估节点：在腹壁评估时或瘢痕治疗前后进行评估。

5）评估指标：瘢痕的颜色、色泽、柔韧度、高度、瘙痒及疼痛等的改善情况，同时需结合腹壁评估结果综合评判对腹壁修复的影响，并判断瘢痕的治疗次数及使用综合治疗方法。

五　适应证和禁忌证

适应证：所有愈合良好的瘢痕（有无拆线均可）。

禁忌证：瘢痕愈合不良、瘢痕急性增生期、瘢痕及周围组织感染等。

六　注意事项

1）卧位、坐位及站立位均需评估，必要时可行步行评估，考虑剖宫产瘢痕与生理运动及功能障碍、腹壁形态的关系。

2）评估过程中需轻柔，如子宫有缝合的情况，应避免在早期触碰子宫。

3）评估过程中密切配合患者的呼吸，切忌生硬地检测，需随着呼吸逐渐分层向下检测，使用的力量小于50g。

（编者：石薇；编者：牛晓宇　魏冬梅　陈悦悦）

第十一节
呼吸评估

一 概述

呼吸评估是指通过视诊、触诊、听诊、肺功能检查、量表等方法诊断呼吸相关的骨骼、肌肉及呼吸模式等的功能障碍，并对相关功能障碍的原因、种类、性质、部位、严重程度、康复方案制订、预后、疗效判定等做出判断。

呼吸是一种重要的动作模式，也是最容易出现功能障碍的模式，相关的骨骼、肌肉，生物力学，呼吸运动模式及协调性问题均会导致呼吸功能障碍，引起核心不稳定、骨骼肌肉系统的疼痛，严重时出现营养代谢不良、酸碱失衡等全身问题。呼吸评估可以评估出呼吸功能障碍问题，纠正不佳或错误的呼吸模式，指导呼吸治疗，评价呼吸治疗疗效。

呼吸评估的主要内容：相关骨关节肌肉系统（胸廓、脊柱、骨盆位置、骨骼畸形）的评估、各部位的活动度与方向的评估、呼吸活动度的评估、多维度呼吸评估、呼吸时盆腹动力学协调性评估，以及评估呼吸节律、呼吸频率、是否有辅助呼吸、呼吸肌是否高张等。根据患者情况（如伴随气紧、乏力、胸闷等情况），可完善肺功能检测、血气分析、影像学检查、Borg评分等。

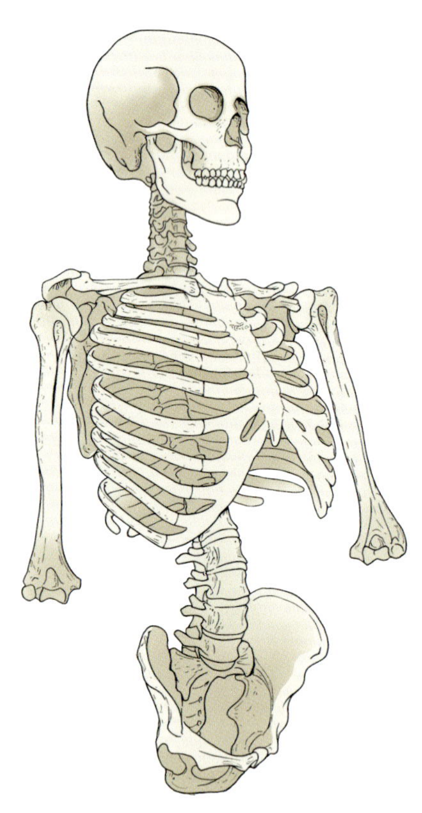

图2-11-1 呼吸相关的骨骼

良好的呼吸模式需要肌肉、骨骼、神经、循环等各个系统协同参与。吸气时：脊柱后伸，胸骨上升，上胸廓前后径增大为主，下胸廓左右径增大为主，膈肌收缩，胸腔内压力降低，腹压及盆腔压力增大，腹腔周围肌肉及盆底肌受力向四周立体轻微延展；呼气时：脊柱前屈，胸骨下降，上胸廓前后径减少，下胸廓左右径自然回弹，膈肌放松，胸腔内压力增大，腹压及盆腔压力减小，腹腔周围肌肉及盆底肌自然回弹。平静呼气是吸气后的恢复过程，不需要呼气肌主动参与，用力呼气时需要呼气肌主动参与。

呼吸相关的骨骼见图2-11-1。

呼吸相关的肌肉见图2-11-2。呼吸时核心肌群变化见图2-11-3。

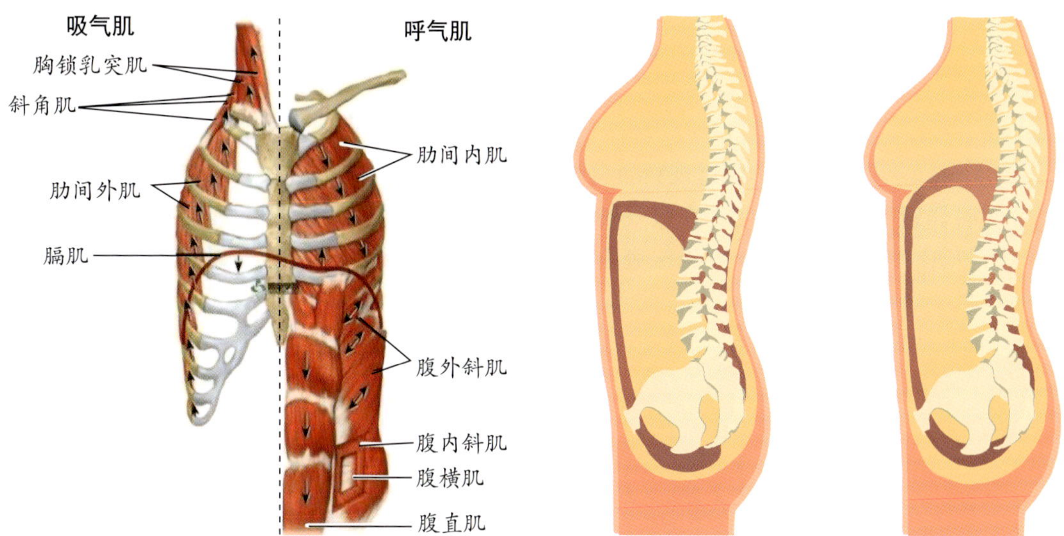

图2-11-2　呼吸相关的肌肉　　　图2-11-3　呼吸时核心肌群变化

呼吸评估时需要注意以下几点：①呼吸是一个胸腔与盆腹腔扩张与缩小的反复过程，伴随着盆底的扩张与回弹；②人体是立体的结构，呼吸评估需要从前面、后面、两侧面、肺尖以及盆底等多维度进行；③由于呼吸是一个多维度的动作，在任一个平面上都有可能发现问题。

二　适应证及操作步骤

（一）适应证

适应证包括体态异常、盆腹不协调、盆底功能障碍、骨盆带疼痛、腰痛等相关疾病以及考虑可能合并呼吸模式异常、呼吸功能障碍的患者或无明显不适的亚健康人群。

（二）操作步骤

1）体态评估：详见第二章第七节。

2）仰卧位呼吸评估（图2-11-4）：观察患者平静呼吸时的胸腔、盆腹腔的活动情况及活动度。嘱患者缓慢放松地深呼吸，观察患者是否吸气时胸腔、盆腹腔、盆底及肺尖均匀和缓地多维度延展扩张，呼气时自然回弹。然后一只手置于上腹部，另一只手置于胸部，吸气时置于胸部的手向上、向前，且较置于腹部的手移动更明显，说明以胸式呼吸为主，反之则以腹式呼吸为主；吸气时置于胸部的手向上、向前，同时置于腹部的手向内、向下，呼气时反

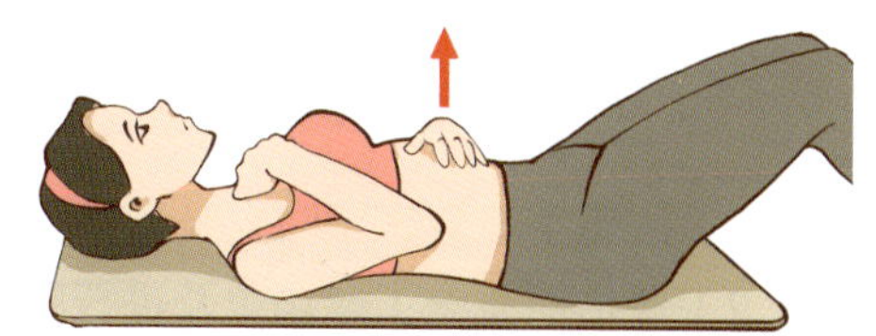

图2-11-4　仰卧位呼吸评估

第十二节
脑功能定量测量

一 概述

脑功能定量测量是通过脑电分析大脑神经功能状态的一项全新技术，基于脑科学、神经电生理科学、神经心理学等学科建立的大数据分析成果，客观评估睡眠状态、情绪（焦虑、抑郁）状态、认知功能等。

脑功能定量测量通过无创脑电传感器采集前额叶两导脑电信号，以云计算为依托，结合小波分析、功率谱分析、多元回归、模式识别等算法，把头皮电极记录到的脑电信号分解为皮层脑电和皮层下脑电，构建皮层与皮层下的“两房室模型”。将左右脑前额叶两导采集的脑电信号分解为左右脑皮层与皮层下四个部分，以“认知动态协调性理论”为指导，从空间协调性与时间协调性两个角度来研究四个部分的脑电信号，通过计算各部分脑电信号间的空间与时间协调性变化，即空间差异与时间差异，提取大脑皮层输出电位信号的共性成分，归一化后，获得一系列0–100、0–1000或0–10000的数字指数，得到定量表达大脑功能状态变化的特征指标，用于反映受检者包括精神心理、睡眠情况、认知功能等在内的大脑功能状态。

二 适应证及操作步骤

（一）适应证

其适用于成年女性常规体检以及孕产期、更年期等特殊时期的心理、精神、能力、思维四个方面大脑神经功能状态筛查。辅助诊断：

1）成年女性外周、中枢神经敏感度，引发的注意力、行为和睡眠问题及程度。

2）成年女性焦虑、抑郁、紧张、抵触等精神心理问题及程度。

3）成年女性记忆加工和大脑思维效率等认知功能问题及程度。

4）成年女性术后、治疗、康复过程中神经功能发展的趋势分析、效果评价参考。

（二）操作步骤

1）佩戴脑电传感器及其他配件：佩戴脑电传感器前需确认接触皮肤处无伤口、淤青等情况，耳部无金属物；使用前请用生理盐水（0.9%氯化钠注射液）或清水棉片（不滴水）轻轻擦拭电极位置进行清洁，并为受检者额头与耳垂进行清洁、脱脂。

2）佩戴抗干扰手环：在秋季等天气特别干燥易起静电时使用。

3）启动系统，根据提示注册登录后进行测量。

4）测量结束后，进入报告页面（报告将自动保存在本地）。

三 禁忌证及注意事项

（一）禁忌证

1）前额、耳垂皮肤有伤口、淤青者。

2）严重出血性疾病及外科急病症者。

3）无法静坐配合测试者。

（二）注意事项

1）电极片清洁：建议使用含水量30%的棉片（生理盐水或清水）进行清洁（以挤压不滴水为原则）。

2）测量前，对使用过隔离、防晒、彩妆或出汗的受检者电极接触位置进行脱脂。

3）测量前需取下耳饰。

4）注意波形干扰判断（图2-12-1）：测试过程中出现连续10秒以下异常波形需中止测量，查看并确保电极与皮肤接触良好，屏蔽电子干扰源后重新开始。

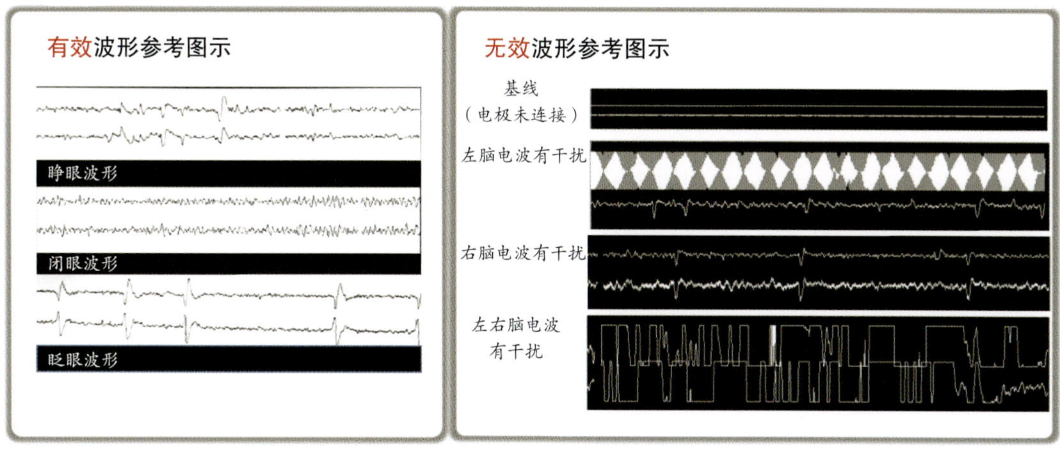

图2-12-1　波形干扰判断

5）测试前一天清淡饮食，不要饮酒，保持情绪平静及睡眠充足。

6）测量前不要摄入含有咖啡因、酒精等刺激性物质的饮品。

7）测量前如用药，如消炎药、降压药、安眠药、中药、镇静镇痛药等，必须告知医生。

8）测量时把手机、平板电脑等通信设备关闭或者放置于检查室外。

9）测量时，受检者可靠在椅背，帮助放松。注意头颈尽量保持在一条重力线上，视线与系统界面平行。

10）测量时需要安静配合，按照系统语音提示（睁眼放松、闭眼放松、睁眼专注、睁眼放松）完成测量；若不能配合，需提前与医生沟通，由操作医生调整并按照实际测量情况记录。

四 评估期观察及处理

1）脑功能定量测量可用于围治疗期的各个阶段，用于评估受检者的精神心理、思维、能力等方面，辅助医生为受检者提供更加舒适及特异化的诊疗康复方案。针对存在严重精神心理问题的受检者建议进行长期监测。

2）若康复治疗过程中存在电磁刺激治疗，脑功能定量测量需在电磁刺激治疗前进行。

（编者：石薇；审阅：牛晓宇　魏冬梅　陈悦悦）

第十三节
心理评估

一 概述

心理评估是指评估者主要采用心理学的方法和工具，对个体或群体的心理特点及状态进行描述、分类、鉴别与诊断的过程。

女性盆底功能障碍性疾病是一种器官功能退化性病变，主要影响患者的生活质量，患病高峰期是女性生理、心理的特殊时期，如产褥期、更年期、老年期。因此在盆底康复治疗、手术治疗前一定要注意评估患者的心理状态。患者拥有正常的心理状态，我们才能准确评估病情，制订适合患者的方案，而在治疗后也能得到正常的疗效反馈，保证患者取得最佳的疗效。

二 适应证及操作步骤

（一）适应证

其适用于盆底功能障碍性疾病导致焦虑、抑郁等情绪问题的患者，或者存在情绪障碍相关高危因素、潜在风险的患者。

（二）心理评估人员资格及操作步骤和责任

1. 心理评估人员资格

1）心理评估是临床心理学的重要组成部分，只有合格的专业人员实施这项技术才能发挥其应有的效能。心理评估人员包括专业技术人员和测验操作人员，均须接受严格的心理评估技能培训。心理评估专业技术人员应同时具备下列条件：

（1）具有心理学、医学或相关学科的本科及以上学历。

（2）在具体实践中还应具有相关学科的知识，尤其是脑科学的知识。

（3）接受过心理评估专业委员会或国家部委认可的心理评估技术培训班的专门培训，取得相应的资格证书，对某些复杂的测试（如智力成套测试、洛夏墨迹测试、神经心理成套测试等）尚需取得该项技术的单项证书。

（4）对心理测量理论具有较全面的了解，并有两年以上使用多种心理评估技术的经验。

（5）能够正确指导测验操作人员实施心理评估技术。

2）测验操作人员必须在专业技术人员指导下使用心理评估技术，同时必须具备以下条件：

（1）具有医学、心理学或相关专业的中等专科及以上学历。

（2）具有与人交往的技巧，对人类行为有基本的了解。

（3）接受过心理评估专业委员会或国家部委认可的心理评估技术培训班的专门培训，取得相应的资格证书。

（4）在专业技术人员指导下，具有两年以上使用多种心理评估技术的经验。

（5）能向心理评估专业技术人员提供准确的测验结果及有关资料。

以上两类人员应保证能遵守职业道德和心理评估质量控制规定，并且既往没有违反心理评估人员道德准则的记录。

2. 操作步骤和责任

严格掌握使用指征，正确使用有关工具测验。测验后操作人员负责向专业技术人员提交测验结果及报告，但其没有解释权，其签名的报告不具有法律上的权威性。专业技术人员签名的报告才具备法律效力，并应承担法律责任。

对于违反职业道德和心理评估质量控制规定者，心理评估专业委员会在掌握确凿证据后，有权对其进行书面警告、公开点名批评和否定从事心理评估的资格。

三 禁忌证及注意事项

（一）禁忌证

1）严重的精神障碍，需转诊至精神心理专科门诊。

2）不能完成或配合问卷调查及心理评估的患者。

（二）注意事项

被用作诊断或对个体进行评价、鉴定的心理评估量表必须是经严格科学审定的标准化量表，有正规的指导手册，以及合乎规定的信度、效度、常模、记分方法、实施程序及结果解释方式等。在使用心理评估量表之前，心理评估人员必须熟悉和掌握相应量表的内容、特性、应用范围及实施方法，并能给出准确解释。心理评估量表被用作诊断或对个体进行评价、鉴定等重要决策的参考依据时不能只简单报告评分分数，必须详细分析，正确描述，科学解释，认真书写报告，以免造成误解或不良的后果和影响。心理评估的书面报告及相关资料均须妥善保存备查，不得随意泄漏或让无关人员查阅。

四 心理评估的器材

心理评估的器材包括评估的指导手册、工具、问卷、图片、记录纸、剖析图、计算机软件等。

（编者：李乔；审阅：牛晓宇　魏冬梅　陈悦悦）

第十四节

尿动力学检查

尿动力学是泌尿外科的分支学科，依检查方法分为上尿路尿动力学及下尿路尿动力学。本节主要探讨下尿路尿动力学的应用。尿动力学检查的主要原理：储尿期测定膀胱尿道的流体静力压，利用动态流体力学的原理测定排尿期膀胱压、尿道内阻力及尿液排出尿道时的流率，结合电生理学方法及传感器技术，检测尿路各部位压力、流率及生物电活动。在测量时能重现患者的症状，与相关的病理生理过程一致，帮助确定潜在的病因。尿动力学检查是直观、量化反映膀胱功能和尿道功能的重要方法。

一 检查方法

患者自由排尿，记录尿流曲线。患者以膀胱截石位坐在检查椅上，尿道和肛门分别置入检查管，以50mL/min（实际速度依据患者的反应适当调节）的速度向膀胱内灌注生理盐水。在注入过程中，根据患者感觉，记录患者初始尿意、正常尿意、急迫尿意时的膀胱容量及逼尿肌压，嘱患者做Valsalva动作和进行3种强度等级的咳嗽，诱导漏尿，记录此时的漏尿点压力。患者感到急迫尿意时停止注入，记录膀胱容量，嘱患者排尿，再次记录尿流曲线。实时观察膀胱压、直肠压、逼尿肌压、肌电图的变化。运用工具软件处理检查结果，做出尿动力学诊断。

二 注意事项

下尿路原因引起的排尿及控尿障碍能帮助确定潜在的病因。

泌尿系统感染者应在控制感染后再行检查，近期内接受膀胱镜检查者亦不应行尿动力学检查。多种药物可影响逼尿肌、括约肌的功能，检查前应停用2～4天。行尿动力学检查后，应嘱患者多饮水，告知可能出现数天的尿频、尿急、尿痛等尿路刺激症状，甚至可能出现血尿，这些症状都能自行缓解。

三 主要指标

女性尿失禁包括急迫性尿失禁、压力性尿失禁、混合性尿失禁和充溢性尿失禁，临床上通过患者的主诉可初步诊断。但尿失禁的具体类型、有无合并其他膀胱疾病，需要依靠尿动力学检查进一步明确。尿动力学检查的关键作用即为区分不同类型的尿失禁。

（一）储尿期的尿动力学检查指标

评估储尿期膀胱功能容量、膀胱感觉、顺应性和稳定性以及测定尿道压等，需要以下指标：

1）膀胱压（Pves）。

2）腹压（Pabd）。

3）逼尿肌压（Pdet，Pdet=Pves–Pabd）。

4）初尿意容量（FD）：在灌注过程中，患者初始有憋尿感觉时的膀胱容量。其正常值为150～250mL。

5）正常尿意容量（ND）：在灌注过程中，患者出现正常排尿感觉时的膀胱容量。

6）急迫尿意容量（UD）：在灌注过程中，患者有强烈排尿感觉时的膀胱容量。

7）膀胱最大容量（MCC）：正常值为400～600mL。

8）膀胱顺应性：膀胱压力每增加1cmH_2O，膀胱增加的容量（mL/cmH_2O）。

9）膀胱感觉：在向膀胱灌注生理盐水的过程中患者的主观感觉。随着膀胱容量增加，FD、ND、UD依次出现，最后达到MCC。根据尿意的出现时间，定义膀胱感觉过敏以及膀胱感觉减退。膀胱感觉过敏即膀胱容量达150mL即出现UD。膀胱感觉减退定义为膀胱容量超过150mL仍未出现FD。

10）逼尿肌活动过度（DO）：储尿期间表现出的不能抑制的逼尿肌收缩。

11）腹压漏尿点压（Abdominal Leak Point Pressures，ALPP）：患者咳嗽等腹压增加的过程中，出现尿液漏出时的Pves，其实质是测量造成漏尿的最小Pabd，用于评估压力性尿失禁中尿道括约肌的关闭功能。临床上根据ALPP进一步对压力性尿失禁进行分型。

12）逼尿肌漏尿点压（Detrusor Leak Point Pressure，DLPP）：膀胱充盈过程中，Pves随着充盈量增加而增加，超过尿道阻力发生漏尿时的Pdet。

13）尿道压（UPP）：用于评估储尿期尿道控制尿液的能力，常用指标包括膀胱颈压、静态膀胱尿道压（RUPP）、排尿期尿道压（MUPP）、最大尿道压（MUP）测得的压力分布的最大值、功能性尿道长度（FPL）（压力超过膀胱腔内压的尿道长度）。

（二）排尿期的尿动力学检查指标

1）压力–流率：同步测定排尿期Pdet和尿流率，分析并确定尿道阻力，用于鉴别及明确排尿障碍的原因。

2）尿流率：单位时间内经尿道所排的尿液量（mL/s）。①最大尿流率（Qmax）：降低提示膀胱逼尿肌收缩功能受损或膀胱出口梗阻；②尿流时间（Qtime）：可以检测到尿流的时间段；③平均尿流率（Qave）：排尿量除以尿流时间。

尿动力学检查内容见图2–14–1。

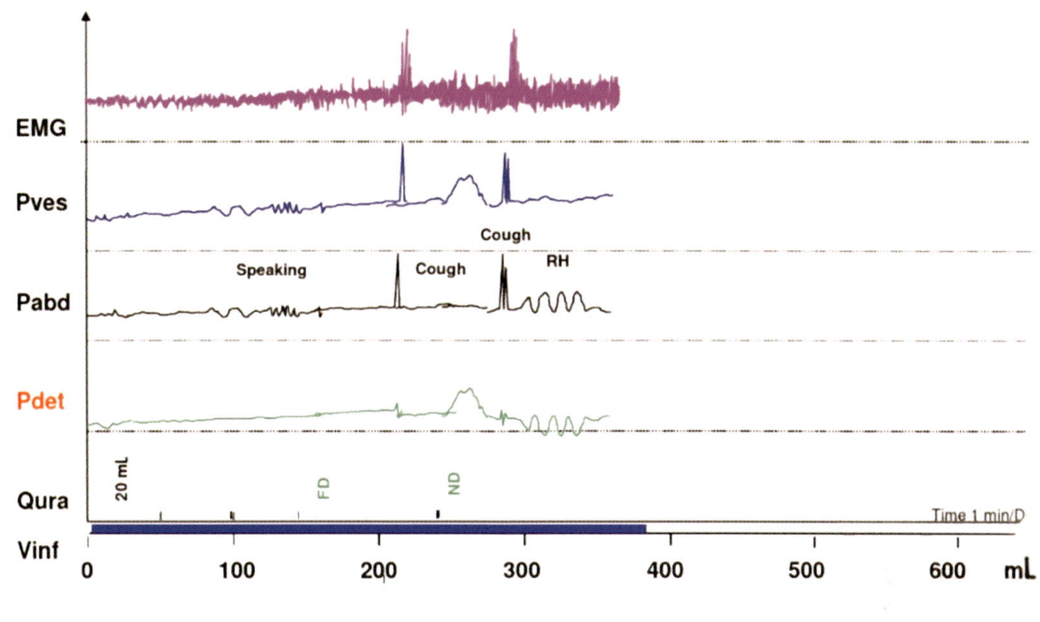

图2-14-1　尿动力学检查内容

（三）尿失禁在尿动力学检查中的主要特征

急迫性尿失禁通常为膀胱肌异常的不自主收缩所致。典型的运动型急迫性尿失禁尿动力学检查中主要表现为自发性或诱发性的无抑制逼尿肌收缩、不稳定膀胱、低顺应性膀胱等压力曲线。感觉型急迫性尿失禁则表现为膀胱感觉过敏，充盈到一定容量时有强烈的排尿需求，逼尿肌强烈收缩而排尿，UPP正常。压力性尿失禁在尿动力学检查中的主要特征是正常状态下无尿失禁，腹压增加时，膀胱腔内压大于尿道括约肌产生的尿道闭合压，尿液不受控而流出。在尿动力学检查中，压力性尿失禁的特征：①储尿期膀胱感觉、膀胱顺行性均正常，残余尿为0mL，无DO；②UPP测量中，MUP和最大尿道闭合压（MUCP）降低，FPL缩短。压力性尿失禁可根据ALPP量化分型。ALPP小于或等于60cmH_2O为Ⅲ型；ALPP 60～90cmH_2O为Ⅱ型；ALPP大于或等于90cmH_2O为Ⅰ型；若ALPP大于150cmH_2O仍不出现漏尿，则提示尿道关闭功能正常。

混合性尿失禁分为三种类型：①以压力性尿失禁为主合并不稳定膀胱，主要特征是FPL、ALPP低于正常，肌电图提示DI，膀胱测压提示膀胱低顺应性。②以运动型急迫性尿失禁为主的混合性尿失禁，主要特征是FPL、ALPP正常，肌电图提示DI，膀胱测压提示膀胱低顺应性。③压力性尿失禁合并感觉型混合性尿失禁，尿动力学检查特征为ALPP降低，合并膀胱容量减少，膀胱感觉过敏，无DI。

充溢性尿失禁是指膀胱内尿液过度充盈，致使膀胱腔内压超过尿道关闭能力而发生的尿失禁。尿动力学检查特征为膀胱感觉减退，FD、MCC、残余尿量、膀胱顺应性均升高，Pdet降低，尿线低平，Qtime延长，Qmax小于12mL/s。

（编者：孟健；审阅：牛晓宇　魏冬梅　陈悦悦）

第十五节
盆底超声检查

超声检查是临床常用的医学影像学评估诊断方法，具有实时、无创、可重复、安全无辐射和便捷等优点。超声检查在盆底医学影像学诊断中占据重要地位。盆底超声不仅能清晰地显示盆底主要结构，而且能准确和快捷地评估盆底功能。

在静息、Valsalva动作和缩肛等不同状态下，运用超声可以观察女性盆腔器官，显示盆底结构，并评估不同状态下盆底结构发生的功能变化。随着超声技术的发展，二维、三维超声技术逐渐应用于盆底超声检查，而且三维容积技术在盆底超声检查中的优势逐渐凸显。盆底三维超声能同时进行矢状面、横断面、冠状面三维成像，清晰地显示特定的盆底结构。目前，盆底超声检查已被用于女性盆底结构和功能评估，以及盆底功能障碍性疾病的诊断和疗效评估。

一 适应证及禁忌证

（一）适应证

盆底超声检查的适应证：①压力性尿失禁的评估；②前、中、后盆腔器官脱垂的观察和评估；③盆底修复术前和术后的评估；④产后盆底功能障碍性疾病的早期筛查；⑤盆底康复疗效的评估；⑥肛提肌损伤的评估；⑦肛门括约肌损伤的评估；⑧其他盆底功能障碍性疾病的评估；⑨盆底占位性疾病的评估。

（二）禁忌证

盆底超声检查无明显禁忌证。

二 检查前准备

盆底超声检查包括经腹、经阴道、经会阴和经直肠等多种方式（检查途径），目前最常用的方式为经阴道和经会阴检查。

探头包括腹部探头（用隔离膜隔离，膜内外均使用耦合剂）、高频探头（用隔离膜隔离，膜内外均使用耦合剂）、腔内探头（用避孕套隔离，套内可使用耦合剂）、腔内全自动360°探头（用避孕套隔离，套内可使用耦合剂）。

进行女性盆底超声检查前，应嘱患者尽量排空粪便，并指导患者练习Valsalva动作及缩肛动作。依具体情况决定膀胱是否充盈，膀胱充盈程度直接影响膀胱颈移动度，对于早期压力性尿失禁患者，适度充盈膀胱有利于疾病的检出。故一般要求适当充盈膀胱，以膀胱残余尿量小于50mL为宜。

三　主要观察内容及观测指标

（一）主要观察内容

盆底超声检查主要观察内容：前盆腔（尿道、膀胱颈、膀胱）、中盆腔（宫颈或阴道穹窿）、后盆腔（直肠壶腹部、肛管）、肛提肌群、肛门括约肌群、盆膈裂孔（肛提肌裂孔）。

（二）观测指标

盆底超声检查通过多个指标对上述观察内容进行评估。

1）前盆腔的观测指标：膀胱颈-尿道内口漏斗化、膀胱残余尿量、膀胱逼尿肌厚度、膀胱尿道后角（膀胱后壁与近端尿道之间的夹角）、膀胱颈移动度、尿道倾斜角（上段尿道轴与人体纵轴线所成的夹角，正常在30°以内）、尿道旋转角（静息状态下与Valsalva动作后尿道倾斜角之差）、膀胱后壁膨出（膀胱后壁的最下缘距耻骨联合下缘参考线的距离）。

2）中盆腔的观测指标：宫颈或阴道穹窿的移动度。

3）后盆腔的观测指标：肛直肠角、直肠前壁膨出高度。

4）其他观测指标：

（1）肛提肌-尿道间隙（Levator-urethral Gap，LUG），指三维轴平面上尿道中央与肛提肌内侧缘在耻骨支附着点最内侧之间的距离（图2-15-1）。当肛提肌-尿道间隙大于2.5cm时，提示存在肛提肌损伤可能。

（2）盆膈裂孔，包括前后径、左右径、面积。

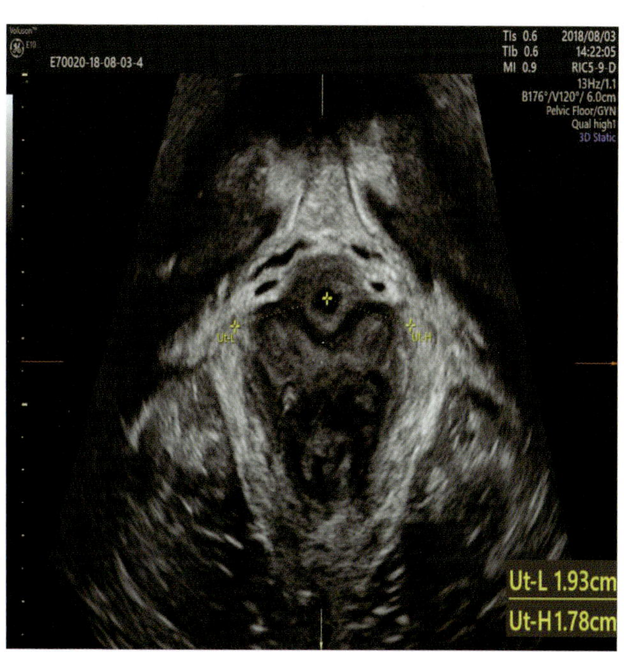

图2-15-1　肛提肌-尿道间隙

注：图中黄线是肛提肌-尿道间隙测量示意线。

四　检查流程（以经会阴检查为例）

经会阴盆底超声检查流程如下：

静息状态下，患者适度充盈膀胱后取膀胱截石位，将探头（腹部探头或腔内探头）外罩探头套或避孕套，轻轻放置在阴唇部位（图2-15-2）。显示盆底正中矢状切面：耻骨联合、尿道、膀胱颈、阴道、宫颈、直肠壶腹、耻骨直肠肌等（图2-15-3）。切换到三维/四维成像模式，调整取样框大小，显示最小盆膈裂孔。观测指标包括膀胱容量，逼尿肌厚度，膀胱颈位置，尿道倾斜角，膀胱尿道后角，宫颈或阴道穹窿位置，盆膈裂孔前后径、左右径、面积等（图2-15-4、图2-15-5）。

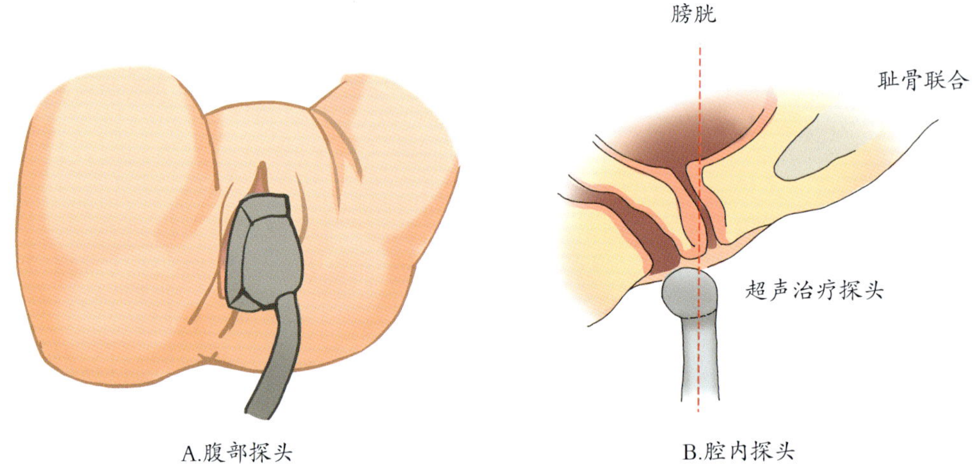

图2-15-2　盆底超声检查时探头放置于阴唇部位

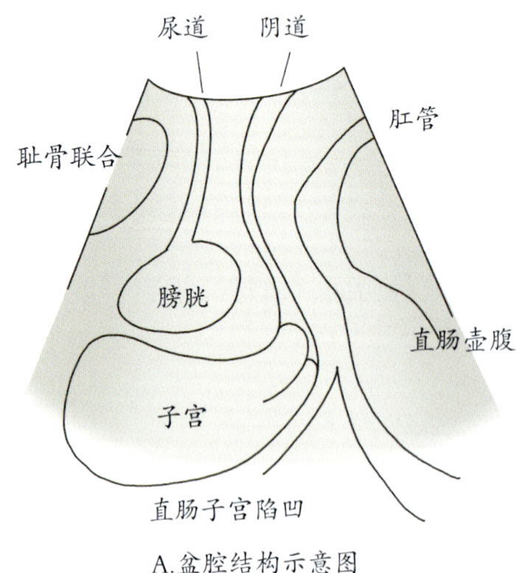

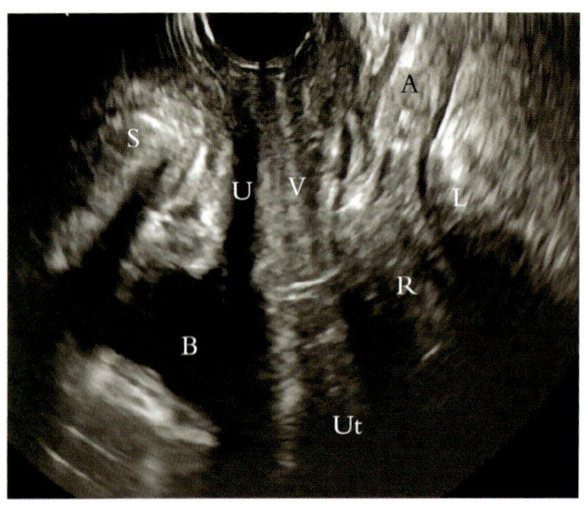

图2-15-3　盆底正中矢状切面

注：S，耻骨联合；U，尿道；B，膀胱；V，阴道；Ut，子宫；A，肛管；R，直肠；L，肛提肌。

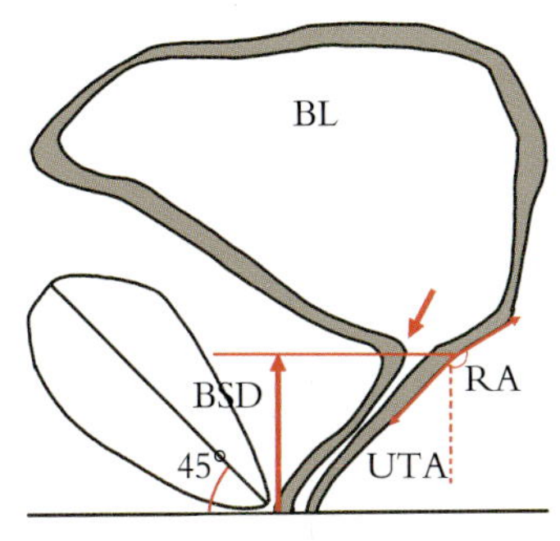

A.参数测量示意图

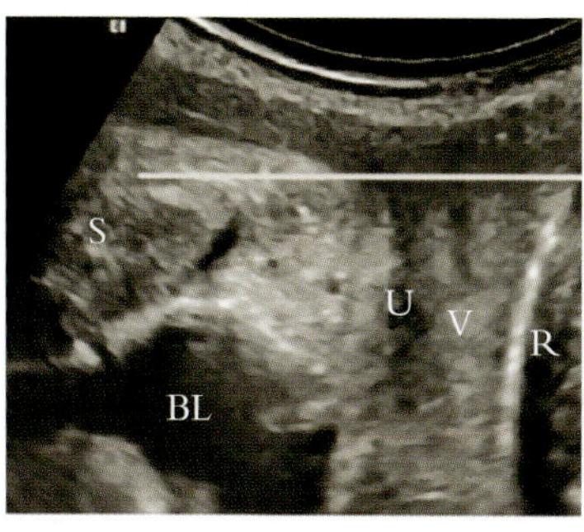

B.腹部探头下，以经会阴耻骨联合后下缘水平线为参考线，建立坐标系

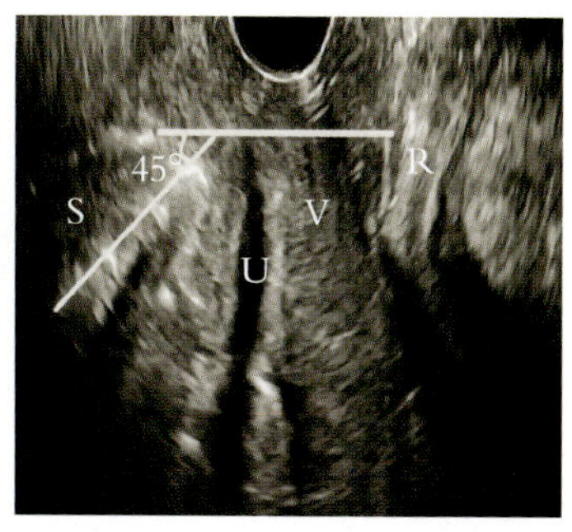

C.腔内探头下，以耻骨联合中轴线为参考线、以耻骨联合内下缘为参考点做夹角45°的水平线，建立坐标系

图2–15–4　盆底正中矢状切面的参数测量

注：BL，膀胱；BSD，膀胱颈至耻骨联合下缘的垂直间距；RA，膀胱尿道后角；UTA，尿道倾斜角；S，耻骨联合；U，尿道；BL，膀胱；V，阴道；R，直肠。

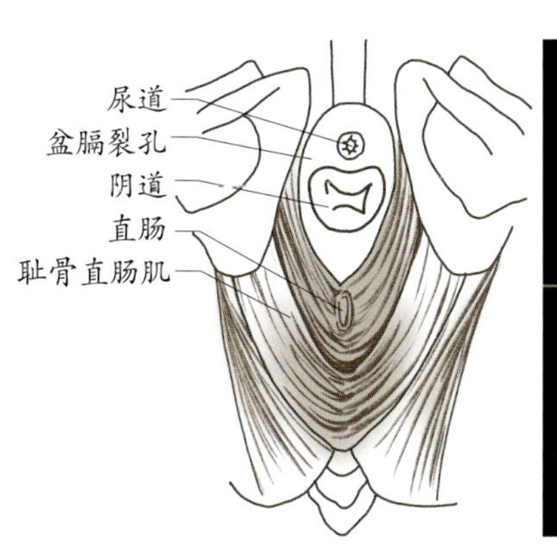

A.解剖结构示意图

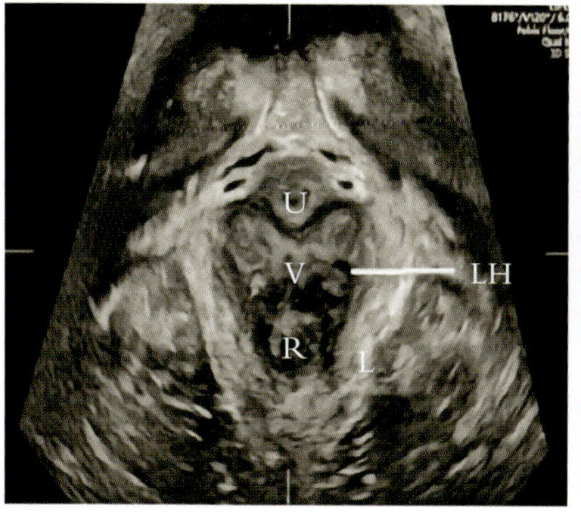

B.最小盆膈裂孔三维图像单幅

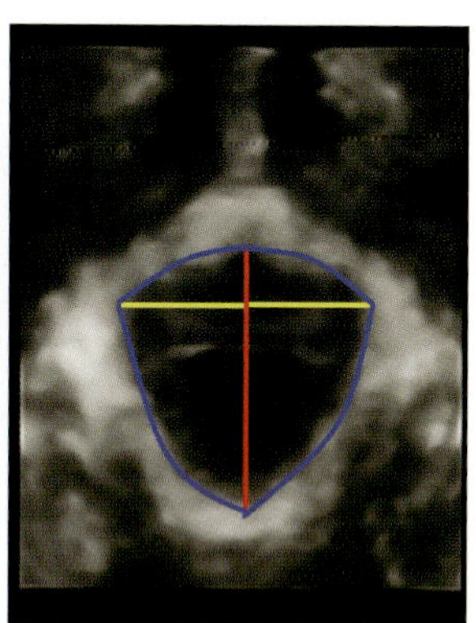

C.最小盆膈裂孔测量示意图

图2–15–5　最小盆膈裂孔

注：U，尿道；V，阴道；R，直肠；L，肛提肌；LH，盆膈裂孔。
黄线，盆膈裂孔左右径；红线，盆膈裂孔前后径；蓝线，盆膈裂孔面积。

嘱患者做Valsalva动作，显示盆底正中或旁正中矢状切面，通过二维超声观察膀胱位置，尿道内口形态（有无漏斗形成），宫颈位置，直肠壶腹的位置、形态等，并注意鉴别有无膀胱膨出、子宫脱垂、直肠膨出等。切换到三维/四维成像模式，调整取样框大小，显示最小盆膈裂孔。观测指标包括尿道内口、膀胱颈位置、膀胱颈下降程度、尿道旋转角、膀胱尿道后角、宫颈位置、肛直肠角，以及盆膈裂孔前后径、左右径、面积等。

在患者非缩肛及缩肛动作时，适度旋转探头可观察肛提肌（图2–15–6）；横置探头，观察肛门括约肌（图2–15–7）；切换到三维/四维成像模式，于盆膈裂孔平面观察肛提肌收缩情况及肛提肌的完整性，也可在超声断层影像（Tomographic Ultrasound

Imaging，TUI）模式下观察肛提肌和肛门括约肌的连续性。观测指标包括肛提肌–尿道间隙（图2–15–8）和盆膈裂孔面积等。

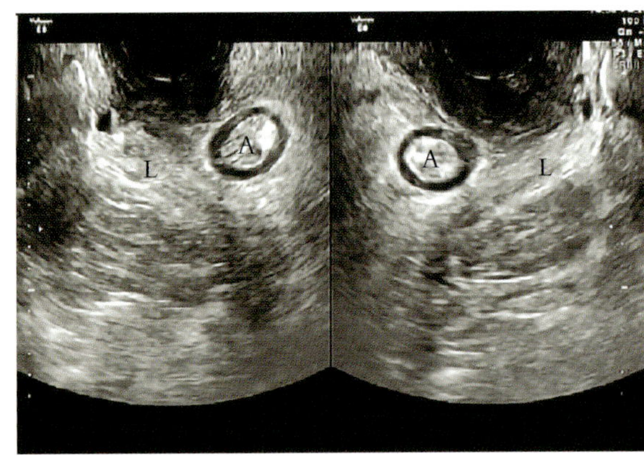

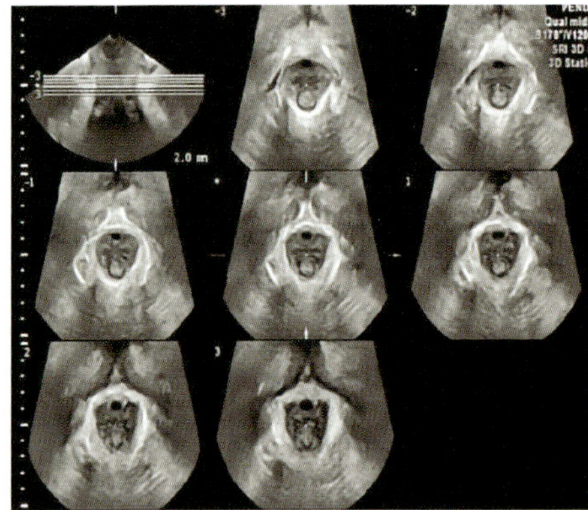

图2–15–6　肛提肌

注：A，肛管；L，肛提肌。

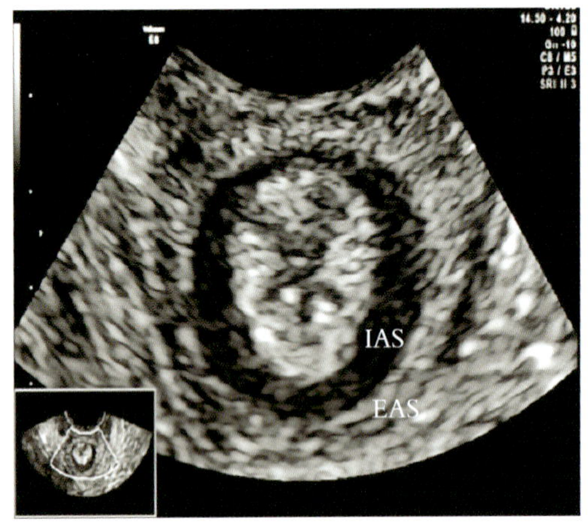

A. 肛门括约肌二维图像

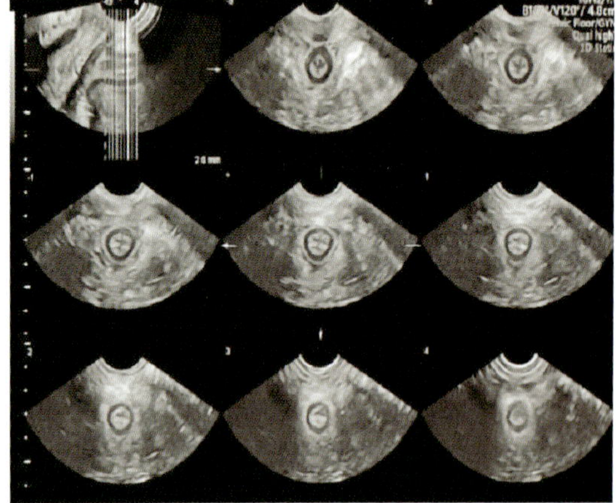

B. TUI模式下的肛门括约肌

图2–15–7　肛门括约肌

注：IAS，肛门内括约肌；EAS，肛门外括约肌。

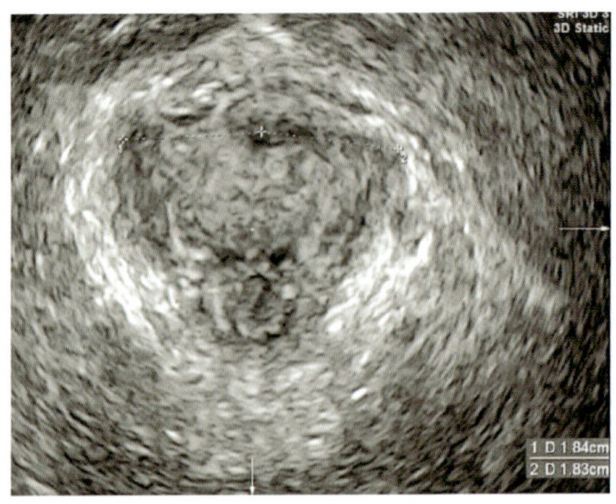

图2–15–8　肛提肌–尿道间隙测量图

盆底超声检查流程见图2-15-9。

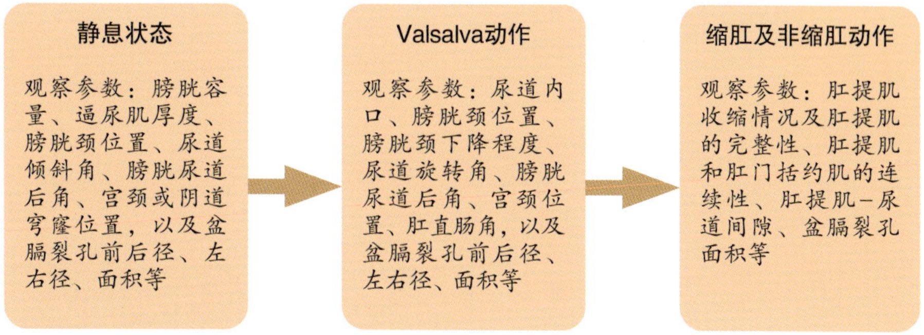

静息状态

观察参数：膀胱容量、逼尿肌厚度、膀胱颈位置、尿道倾斜角、膀胱尿道后角、宫颈或阴道穹窿位置，以及盆膈裂孔前后径、左右径、面积等

→

Valsalva动作

观察参数：尿道内口、膀胱颈位置、膀胱颈下降程度、尿道旋转角、膀胱尿道后角、宫颈位置、肛直肠角，以及盆膈裂孔前后径、左右径、面积等

→

缩肛及非缩肛动作

观察参数：肛提肌收缩情况及肛提肌的完整性、肛提肌和肛门括约肌的连续性、肛提肌-尿道间隙、盆膈裂孔面积等

图2-15-9　盆底超声检查流程

注：图片由四川大学华西第二医院超声科提供。

三种检查状态（静息状态、Valsalva动作、缩肛动作）的检查次序可调整，但观测指标要完整。

五　常见盆底功能障碍性疾病的超声评估

（一）压力性尿失禁的超声评估

盆底超声检查虽然不能直接诊断压力性尿失禁，但是有些超声表现与压力性尿失禁有关。

超声表现：Valsalva动作时，膀胱颈明显下移，膀胱尿道后角增大，尿道内口呈漏斗样改变，甚至尿道直接开放（图2-15-10）。

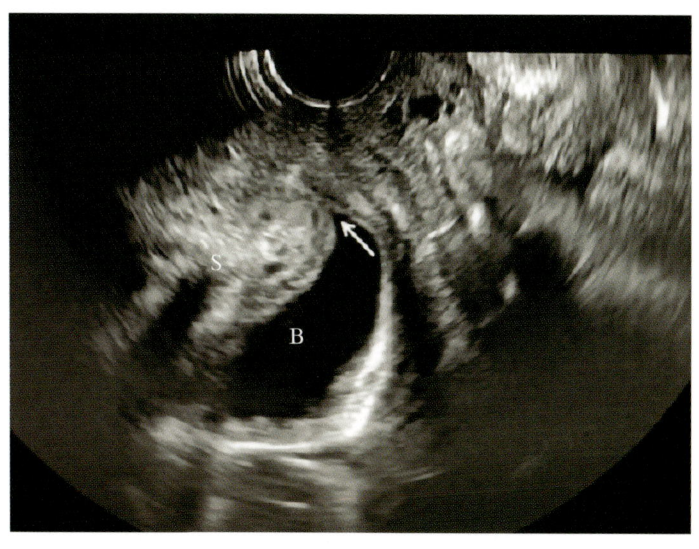

图2-15-10　压力性尿失禁的超声图像

注：S，耻骨联合；B，膀胱。箭头示膀胱颈-尿道内口漏斗化。

（二）盆腔器官脱垂的超声评估

盆底超声检查可直观、动态地观察盆腔器官脱垂的脱出物及其脱垂程度。

超声表现：Valsalva动作时，膀胱颈明显下移，膀胱后壁膨出，膀胱后角可不完整，宫颈活动度增大，阴道气体线消失，严重者膀胱后壁或宫颈甚至脱出阴道外（图2-15-11）。

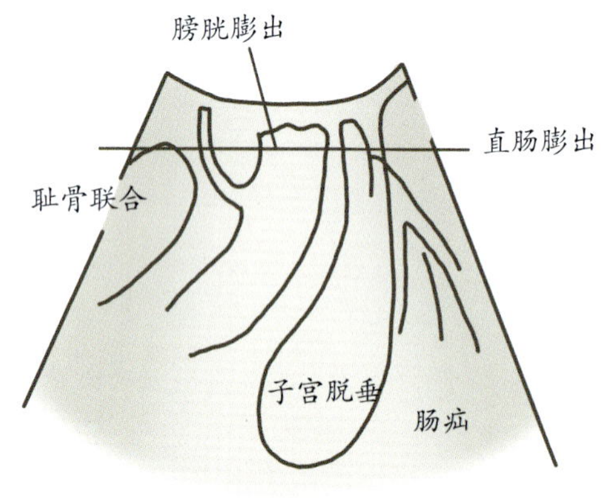

A. 结构示意图

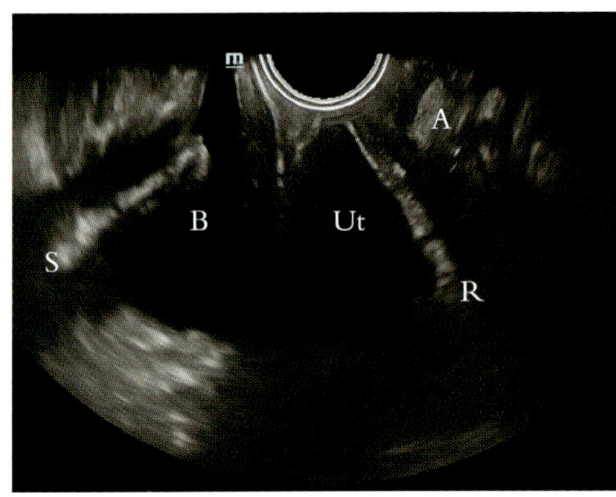

B. 二维图像

图2-15-11 盆腔器官脱垂的图像

注：S，耻骨联合；B，膀胱；Ut，子宫；A，肛管；R，直肠。

（三）直肠膨出的超声评估

在阴道后壁膨出中，以直肠阴道隔损伤所致的真性直肠膨出最常见，其与排便障碍（便秘）有关。

超声表现及诊断标准：Valsalva动作时，直肠壶腹向前下突入阴道，形成深度大于或等于1cm的疝囊（图2-15-12）。

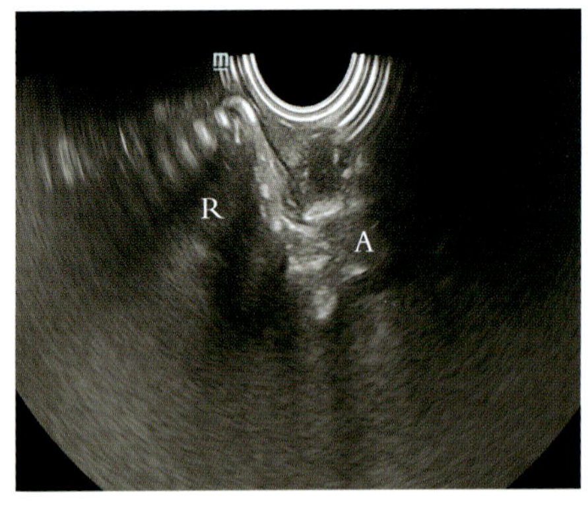

A. 二维图像

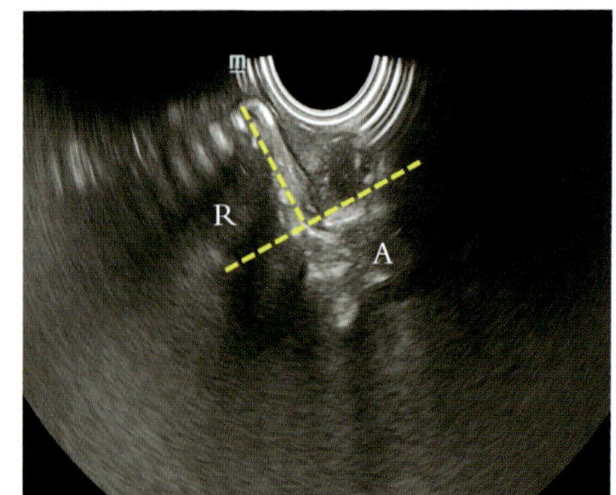

B. 直肠膨出的测量示意图

图2-15-12 直肠膨出的超声图像

注：A，肛管；R，直肠。垂直于肛管水平线的竖线示直肠膨出高度。

（四）肠疝的超声评估

肠疝即是腹腔内容物（多为肠管）下降至直肠阴道间隙，临床较少见。极少数情况下，肠疝表现为肠管经膀胱子宫间隙突入阴道。

超声表现：Valsalva动作时，在二维超声盆底正中矢状切面可动态观察到高回声肠管经直肠阴道间隙或经膀胱子宫间隙向下运动突入阴道内（图2-15-13）。

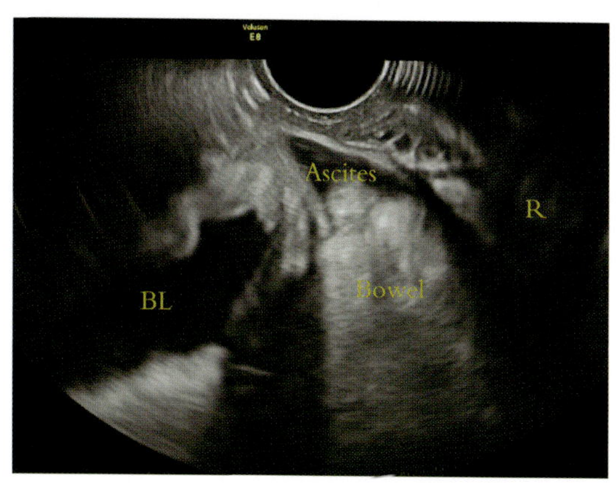

图2-15-13　肠疝的超声图像

注：BL，膀胱；Bowel，肠管；Ascites，腹水；R，直肠。

（五）肛提肌损伤的超声评估

多种盆底超声检查方法（二维、三维及超声断层影像）可用于观察肛提肌，评估其损伤情况。

超声表现：肛提肌耻骨附着处回声连续性部分或全部中断，该处回声减低或回声杂乱；盆膈裂孔形态不对称，损伤侧肛提肌变薄、中断或走行异常，尿道或阴道移位等，同时多伴盆膈裂孔扩张，严重者盆膈裂孔呈气球样扩张（图2-15-14）。

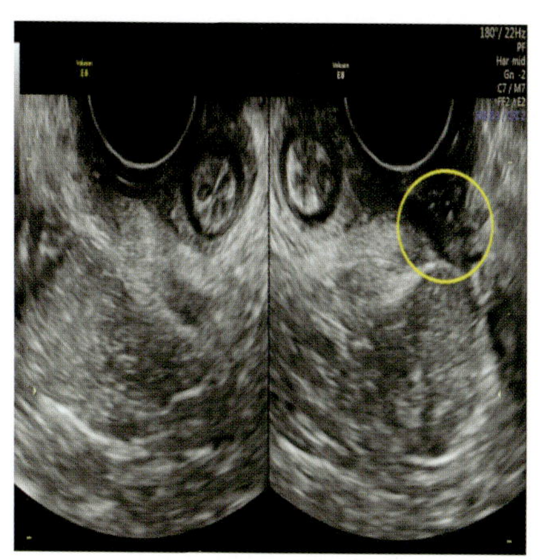

A. 二维超声图像（圆圈标出部分为肛提肌损伤部位）

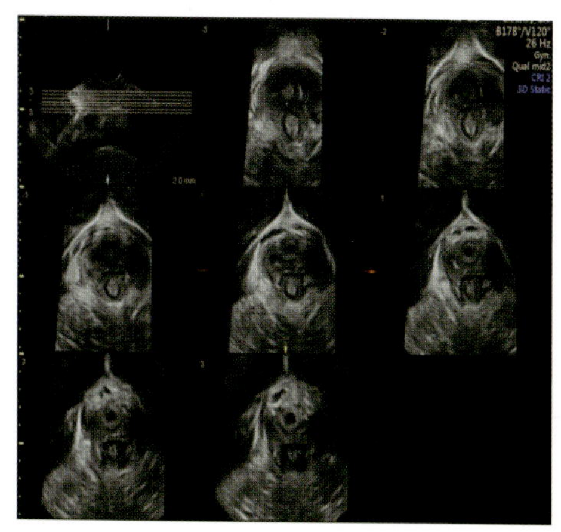

B. TUI模式下的超声图像

图2-15-14　肛提肌损伤的超声图像

TUI模式下的超声诊断标准：中间3个或3个以上连续层面均存在肛提肌回声连续性中断伴弱回声带嵌入诊断为肛提肌完全损伤，少于3个连续层面或间断层面的肛提肌回声中断则提示肛提肌部分损伤，最小盆隔裂孔平面之下的2个层面肛提肌回声中断可能存在假阳性。

最大Valsalva动作时的盆膈裂孔面积可提示肛提肌的损伤程度。在患者有盆底功能障碍性疾病的症状时，盆膈裂孔面积越大，患者临床症状越明显，提示肛提肌损伤越严重。

盆膈裂孔面积及分类：盆膈裂孔面积小于25.0cm^2为正常，25.0 ~ 29.9cm^2为轻度扩张，30.0 ~ 34.9cm^2为中度扩张，35.0 ~ 39.9cm^2为重度扩张，大于40.0cm^2为严重的气球样扩张。

（六）肛门括约肌损伤的超声评估

多种盆底超声检查方法可用于观察肛门括约肌，评估其损伤情况。

超声表现：肛门括约肌回声连续性中断，常致肛门括约肌及肠管黏膜形态不规则（图2-15-15）。肛门括约肌损伤常用钟表法定位和表达损伤范围，也可以角度测量表达损伤范围。

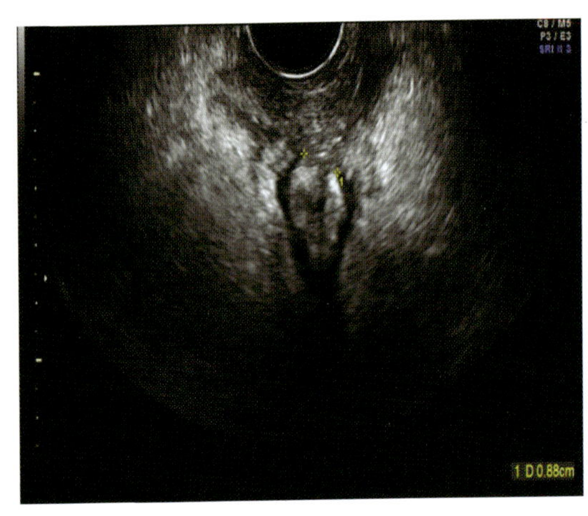

A. 二维超声图像

B. TUI模式下的超声图像

图2-15-15　肛门括约肌损伤的超声图像

（七）其他盆底病变的超声评估

盆底超声检查还可以用于检查其他盆底结构异常，如阴道肿物、阴道异物、尿道肿物、尿道憩室、直肠肿物等（图2-15-16至图2-15-20）。

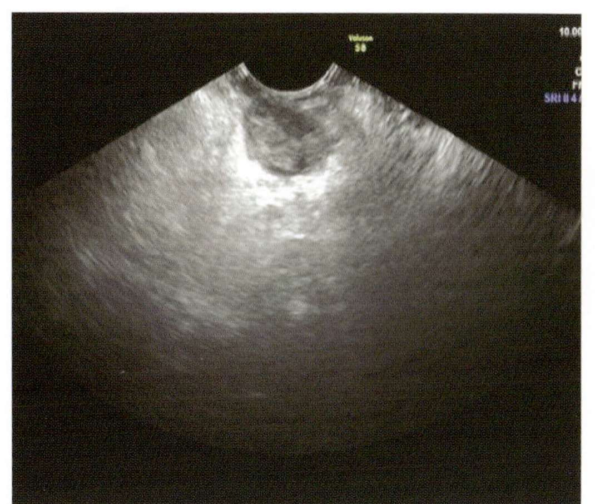

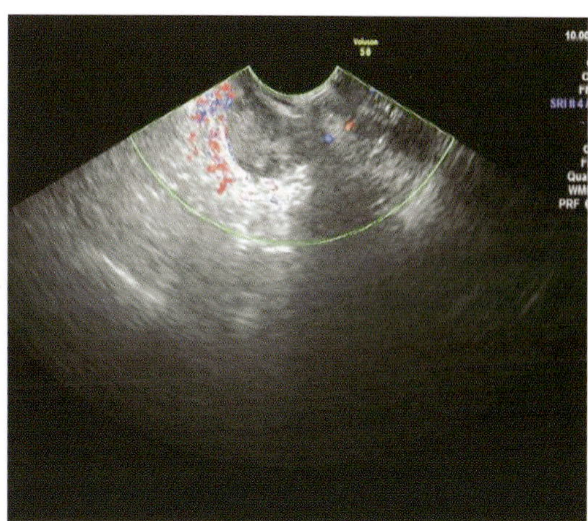

图2-15-16　阴道平滑肌瘤的超声图像

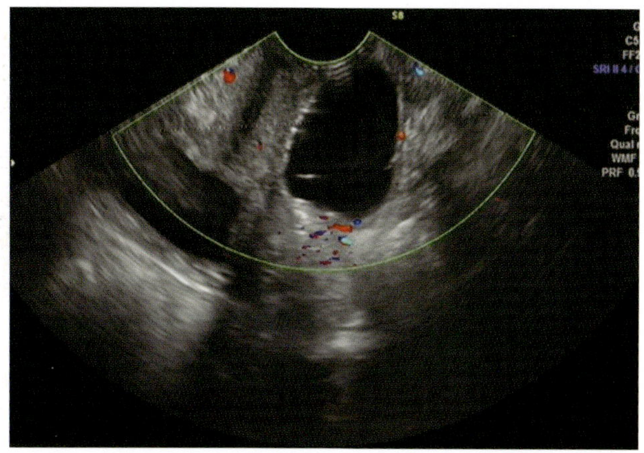

图2-15-17　阴道壁良性囊肿的超声图像

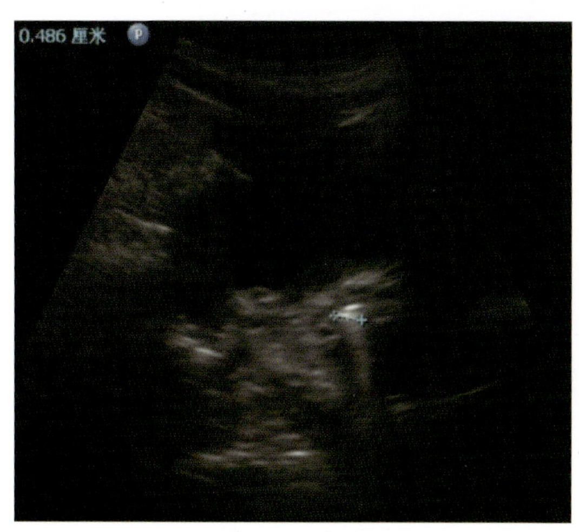

A. 经腹超声图像

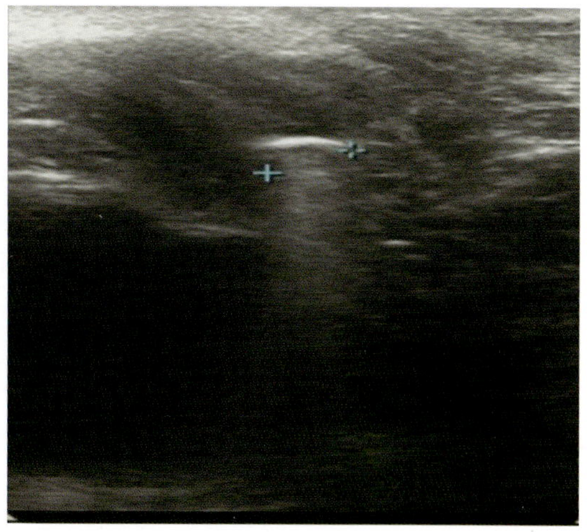

B. 经会阴超声图像

图2-15-18　阴道异物的超声图像

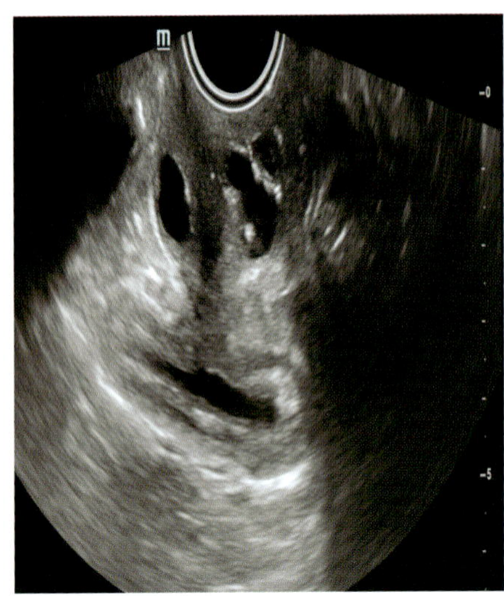

A. 二维超声图像

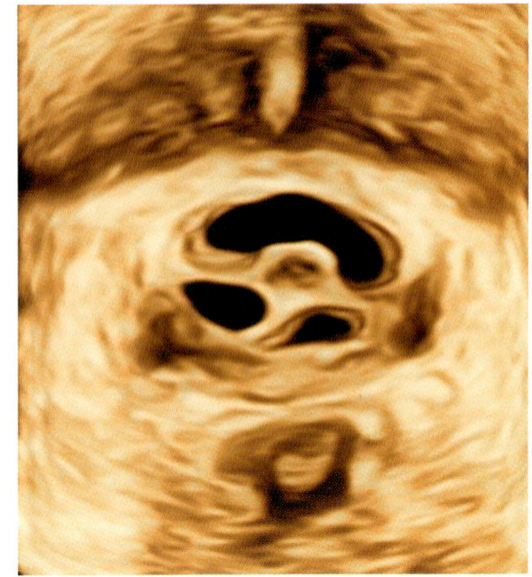

B. 三维超声图像

图2-15-19　尿道憩室的超声图像

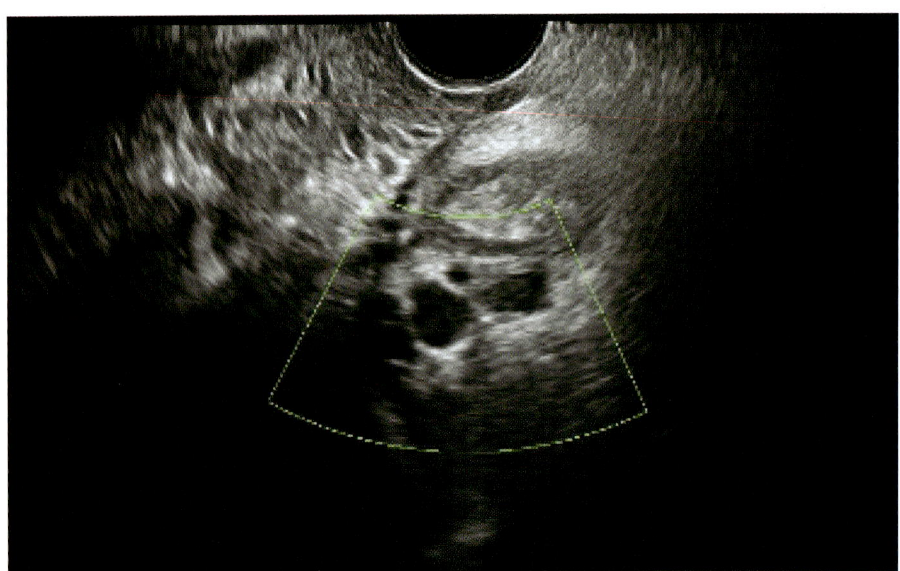

图2-15-20　直肠壁囊肿的超声图像

六　病例图解及报告模板

根据超声检查规范及临床盆底专业的需求，四川大学华西第二医院制定了盆底超声报告模板。以下为正常盆底超声报告以及常见盆底功能障碍性疾病的超声病例图解和相应超声报告。

目前，盆腔器官膨出或脱垂程度的超声诊断标准及分级的意见尚不统一。四川大学华西第二医院目前采用的标准：膀胱颈位于耻骨联合下缘参考线上方1cm内及参考线下方诊断为膀胱尿道膨出，宫颈下缘距阴道口3cm内诊断为子宫脱垂。

（一）正常盆底

病例1，女，30岁，临床诊断：产后复查。超声图像及超声报告如下（图2-15-21）。

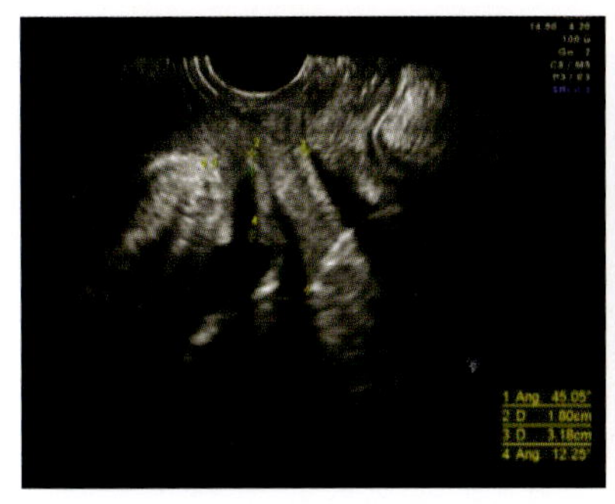

A. 盆底正中矢状切面二维图像

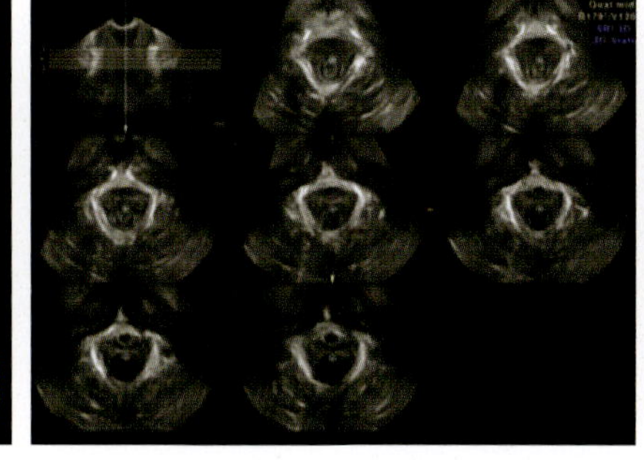

B. TUI模式下盆底超声图像

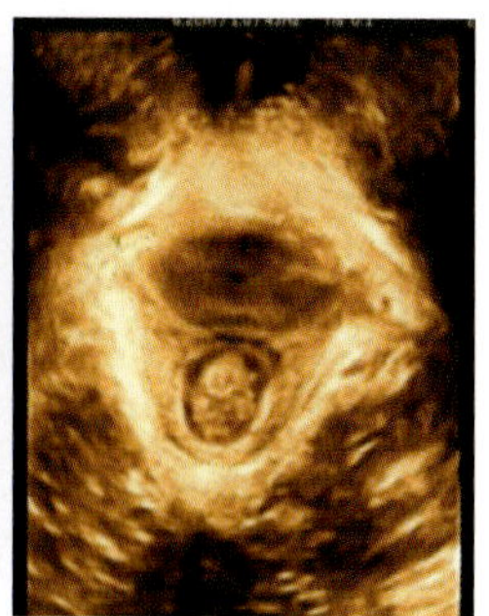

C. 三维图像

报告文字部分如下：

静息状态：

尿道内口关闭，膀胱容量3mL（＜50mL）；膀胱逼尿肌厚度0.2cm（＜0.5cm）；膀胱颈位于耻骨联合下缘参考线上方2.5cm，膀胱后角约91°；宫颈下缘距阴道外口4.0cm。

Valsalva动作：

尿道内口关闭，尿道旋转角约12.2°；膀胱颈位于耻骨联合下缘参考线上方1.8cm，膀胱后角完整；宫颈下缘距阴道外口3.2cm；未见直肠膨出征象。

经会阴三维超声：

肛提肌走行正常，未见肛提肌断裂征象，肛提肌间隙基本对称，静息状态时盆膈裂孔面积10.9cm^2，最大Valsalva动作时盆膈裂孔面积12.7cm^2。肛门内、外括约肌连续。

超声诊断：

盆底未见明显异常。

图2-15-21　病例1超声图像及超声报告

（二）压力性尿失禁

病例2，女，34岁，临床诊断：压力性尿失禁。超声图像及超声报告如下（图2-15-22）。

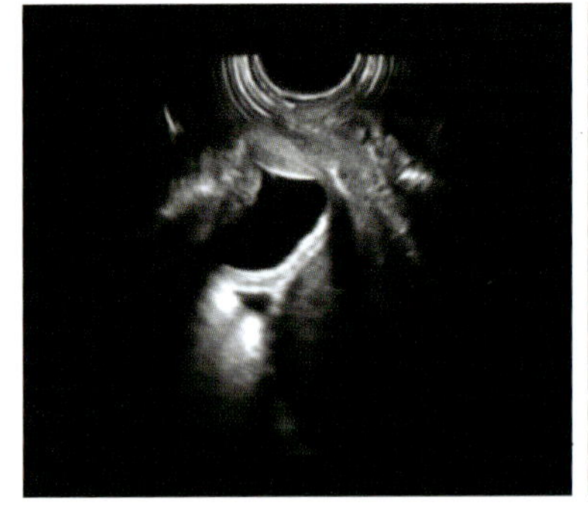
A. 盆底正中矢状切面二维图像

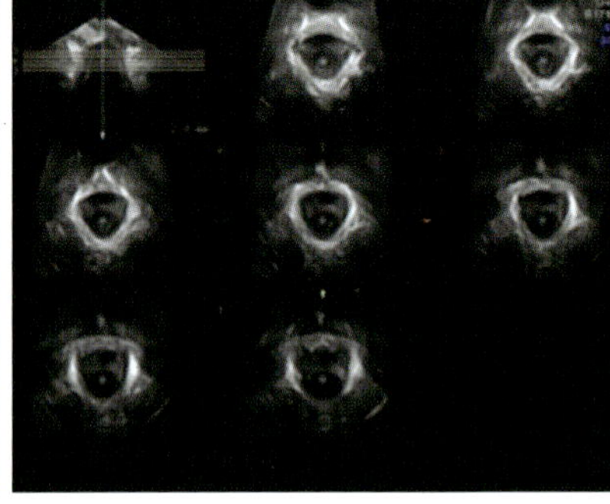
B. TUI模式下盆底超声图像

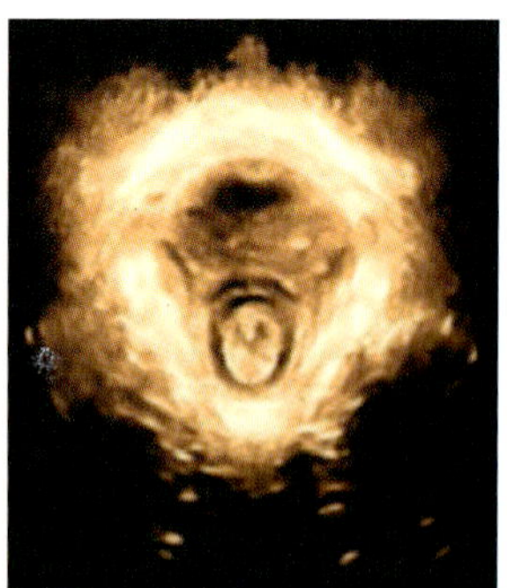
C. 三维图像

报告文字部分如下：

静息状态：

尿道内口关闭，膀胱容量5mL（<50mL）；膀胱逼尿肌厚度0.2cm（<0.5cm）；膀胱颈位于耻骨联合下缘参考线上方2.2cm，膀胱后角约112°；宫颈下缘距阴道外口2.9cm。

Valsalva动作：

尿道内口呈“V”形，尿道旋转角约61°；膀胱后角不完整；膀胱颈位于耻骨联合下缘参考线下方0.2cm；宫颈下缘距阴道外口1.5cm；直肠前壁膨出高度0.8cm。

经会阴三维超声：

肛提肌走行正常，未见肛提肌断裂征象，肛提肌间隙基本对称，静息状态时盆膈裂孔面积9.1cm^2，最大Valsalva动作时盆膈裂孔面积18.7cm^2。肛门内、外括约肌连续。

超声诊断：

膀胱尿道膨出伴尿道内口漏斗形成。

子宫脱垂。

图2-15-22　病例2超声图像及超声报告

（三）盆腔器官脱垂

病例3，女，74岁，临床诊断：子宫脱垂，阴道前壁膨出。超声图像及超声报告如下（图2-15-23）。

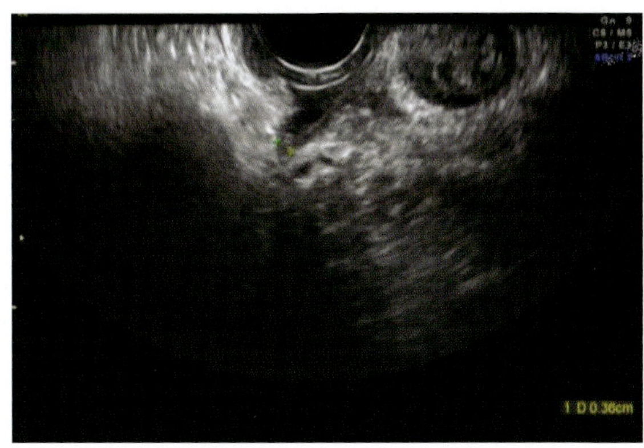

A. 盆底旁矢状切面二维图像

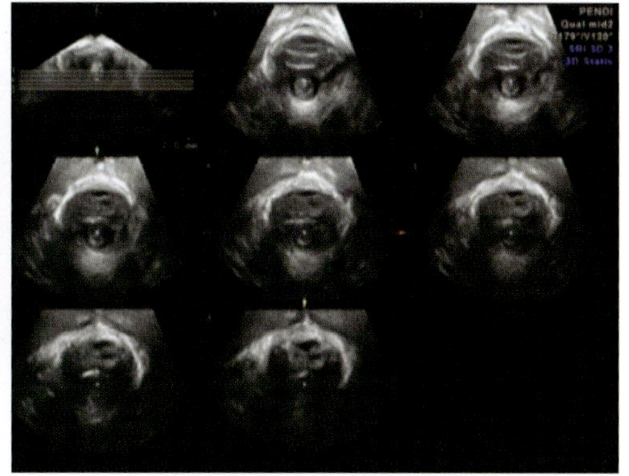

B. TUI模式下盆底超声图像

报告文字部分如下：

静息状态：

尿道内口关闭，膀胱容量21.8mL（<50mL）；膀胱逼尿肌厚度0.2cm（<0.5cm）；膀胱颈位于耻骨联合下缘参考线下方1.9cm，膀胱后壁最低点位于耻骨联合下缘参考线下方6.3cm；膀胱后角约102°；宫颈下缘距阴道外口0.7cm。

Valsalva动作配合差。

经会阴三维超声：

肛提肌走行正常，左侧肛提肌与耻骨支附着处查见宽约0.3cm弱回声带嵌入。静息状态时盆膈裂孔面积35.1cm^2。肛门内、外括约肌连续。

超声诊断：

膀胱尿道膨出。

子宫脱垂。

疑左侧肛提肌损伤。

图2-15-23　病例3超声图像及超声报告

（四）肛门括约肌损伤

病例4，女，70岁，临床诊断：陈旧性会阴损伤。超声图像及超声报告如下（图2-15-24）。

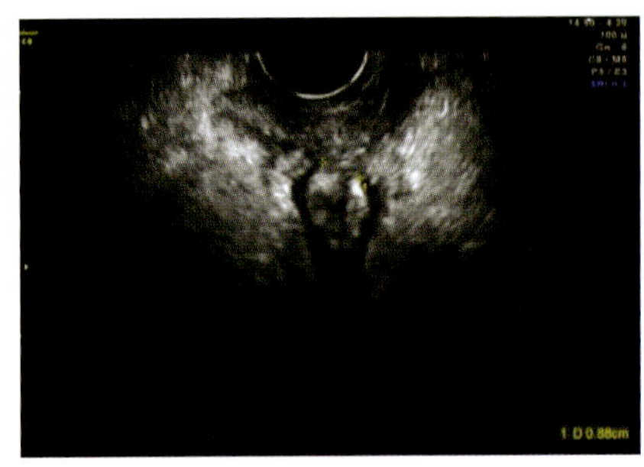
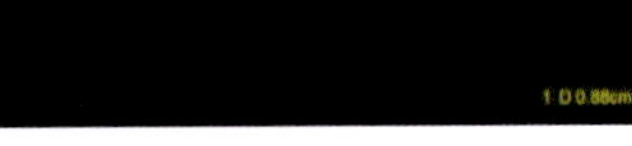

A. 肛门括约肌二维图像

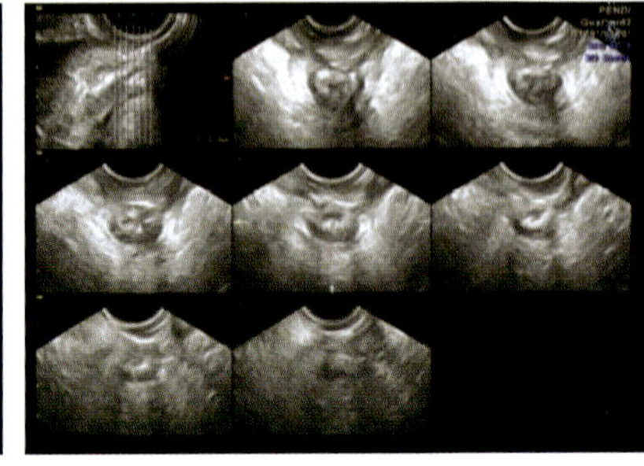
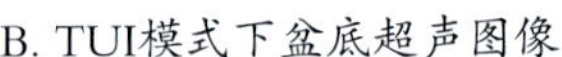

B. TUI模式下盆底超声图像

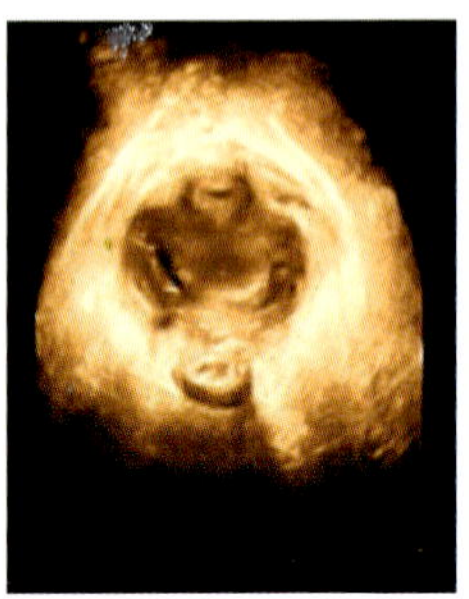

C. 三维图像

报告文字部分如下：

静息状态：

尿道内口关闭，膀胱容量10mL（＜50mL）；膀胱逼尿肌厚度0.2cm（＜0.5cm）；膀胱颈位于耻骨联合下缘参考线上方1.3cm，膀胱后角约108°；宫颈下缘距阴道外口1.7cm。

Valsalva动作：

尿道内口关闭，尿道旋转角约55°；膀胱颈位于耻骨联合下缘参考线下方0.9cm，膀胱后壁最低点位于耻骨联合下缘参考线下方1.7cm处，膀胱后角完整；宫颈下缘距阴道外口1.1cm；未见直肠膨出征象。

经会阴三维超声：

肛提肌走行正常，未见明显肛提肌断裂征象，肛提肌间隙基本对称。静息状态时盆膈裂孔面积17.3cm^2，最大Valsalva动作时盆膈裂孔面积25.9cm^2。肛门括约肌于11点至1点处回声中断、欠连续。

超声诊断：

膀胱尿道膨出。

子宫脱垂。

疑肛门括约肌损伤。

图2-15-24　病例4超声图像及超声报告

（五）肠疝

病例5，女，81岁，临床诊断：阴道前壁膨出。超声图像及超声报告如下（图2-15-25）。

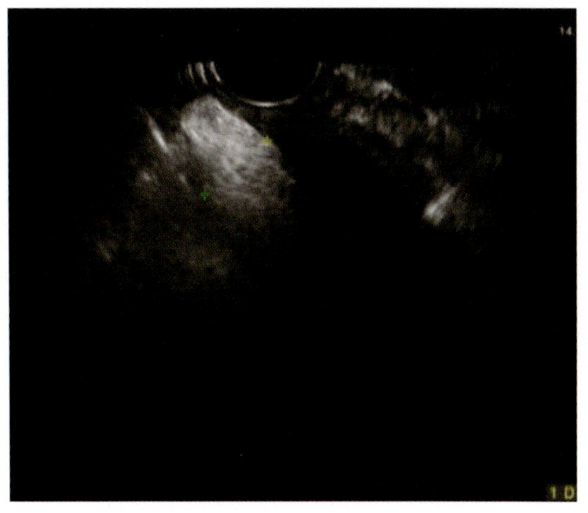

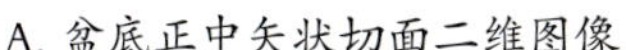

A. 盆底正中矢状切面二维图像

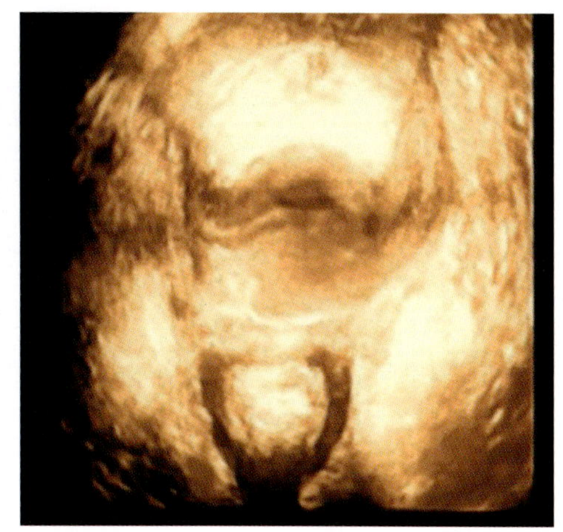

B. 三维图像

报告文字部分如下：

静息状态：

尿道内口关闭，膀胱容量5mL（＜50mL）；膀胱逼尿肌厚度0.2cm（＜0.5cm）；膀胱颈位于耻骨联合下缘参考线上方1.0cm，膀胱后角约135°；宫颈下缘距阴道外口2.6cm。

Valsalva动作：

尿道内口关闭，尿道旋转角约33°；膀胱颈位于耻骨联合下缘参考线下方0.6cm，膀胱后角完整；宫颈下缘距阴道外口0.7cm；未见直肠膨出征象。膀胱与宫颈间可见肠管及网膜样回声突入其中，范围3.0cm×1.8cm。

经会阴三维超声：

肛提肌走行正常，未见肛提肌断裂征象，肛提肌间隙基本对称。静息状态时盆膈裂孔面积26.8cm^2，最大Valsalva动作时盆膈裂孔面积30.8cm^2。肛门内、外括约肌连续。

超声诊断：

膀胱尿道膨出。

子宫脱垂。

膀胱与宫颈间异常回声（疑肠疝）。

图2-15-25　病例5超声图像及超声报告

（六）直肠膨出

病例6，女，58岁，临床诊断：阴道后壁膨出。超声图像及超声报告如下（图2-15-26）。

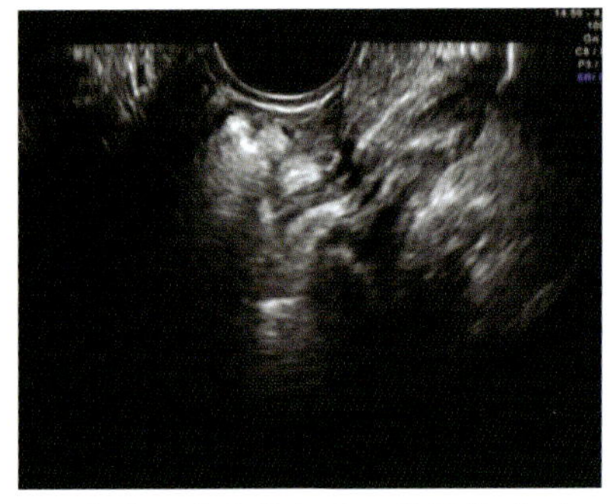

A. 盆底正中矢状切面二维图像（1）

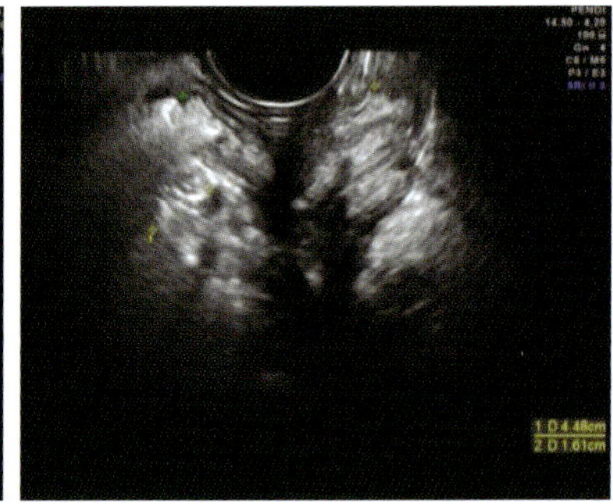

B. 盆底正中矢状切面二维图像（2）

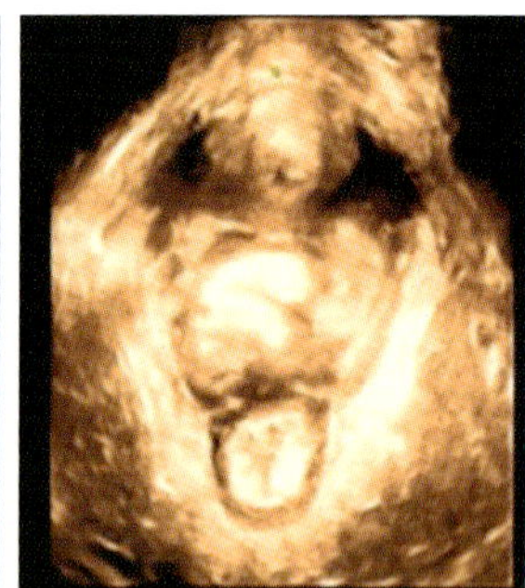

C. 三维图像

报告文字部分如下：

静息状态：

尿道内口关闭，膀胱容量28.3mL（<50mL）；膀胱逼尿肌厚度0.3cm（<0.5cm）：膀胱颈位于耻骨联合下缘参考线上方0.6cm，膀胱后角约125°；宫颈下缘距阴道外口3.7cm。

Valsalva动作：

尿道内口关闭，尿道旋转角约22°；膀胱颈位于耻骨联合下缘参考线下方0.4cm，膀胱后壁最低点位于参考线下方1.2cm，膀胱后角完整；宫颈下缘距阴道外口3.1cm；直肠前壁膨出高度1.6cm。

经会阴三维超声：

肛提肌走行正常，未见肛提肌断裂征象，肛提肌间隙基本对称。静息状态时盆膈裂孔面积15.54cm^2，最大Valsalva时盆膈裂孔面积18.2cm^2。肛门内、外括约肌连续。

超声诊断：

膀胱尿道膨出。

直肠前壁膨出。

图2-15-26 病例6超声图像及超声报告

（七）注意事项

1）盆底超声检查对探头的选择依患者具体情况而定。腹部探头大，扫查角度小，但频率低、穿透性好，适用于中–重度脱垂的老年妇女，主要用于前、中盆腔的观察；而腔内探头小，扫查角度大，频率高、分辨率好，适用于年轻女性的轻–中度脱垂的观察，主要用于前、后盆腔的观察和肛提肌、肛门括约肌的观察。

2）对肛门括约肌和肛提肌的观察，腔内探头更有优势，因其具有更好的分辨率，图像更为清晰。

3）盆底超声检查的主要观察内容包括一个盆膈裂孔、两组肌群和三个腔室。

4）盆底超声检查前，要详细询问病史；检查后，要结合临床症状来分析盆底超声检查结果。

5）在患者有肛提肌损伤时，最大Valsalva动作后盆膈裂孔面积可以提示肛提肌损伤程度，但关于轻、中、重度的分级临界点值目前有争议。

6）关于盆腔器官膨出或脱垂程度的分级目前意见不统一。

（编者：杨帆；审阅：牛晓宇　魏冬梅　陈悦悦）

六 MRI图像分析

（一）盆底结构MRI解剖

盆底通常分为三个腔室：前盆腔、中盆腔、后盆腔。盆底的支持结构主要由位于盆腔的肌肉和筋膜组成。盆底结构从上至下主要分为三层：

1）盆腔内筋膜是指覆盖盆腔器官并连接盆壁的筋膜及韧带。盆腔内筋膜在前盆腔主要指尿道韧带，在中盆腔为支持阴道、宫颈及宫体的筋膜及韧带，在后盆腔主要指会阴体（会阴中心腱），生殖道两侧的支持韧带较厚。在MRI上盆腔内筋膜通常不能完全显示，但可以通过间接征象，如阴道形态改变及盆腔器官脱垂，推断盆腔内筋膜的损伤。

2）盆膈在盆腔内筋膜的深面，主要由坐骨尾骨肌和肛提肌构成。肛提肌包括髂尾肌、耻骨直肠肌及耻尾肌。其中髂尾肌的后部致密，在正中形成提肛板。盆腔器官脱垂患者双侧肛提肌的厚度通常小于正常人群，还会伴发不同程度的萎缩及损伤。T2WI可以直观反映肛提肌的形态及信号，动态MRI可以反映其位置的改变及功能异常。

3）泌尿生殖膈位于直肠前部，其内有尿道及阴道穿过。

（二）相关径线角度及其意义

目前对盆腔器官的脱垂程度尚无统一的MRI诊断标准，通常采用正中矢状面上的骨性径线来衡量盆腔器官的脱垂程度。最常用的径线为耻尾线（Pubococcygeal Line，PCL），即耻骨联合下缘至最后一节尾骨关节的连线，最早由Yang等提出，代表盆底水平。通过盆腔相关器官参考点在静息状态及用力状态时至PCL的垂直距离反映该器官有无脱垂及脱垂的程度。在前盆腔，参考点为膀胱底的最下缘；在中盆腔，参考点为宫颈前下缘，子宫切除术后参考点为阴道前后穹窿；在后盆腔，参考点为ARJ。各盆腔相关参考点及其与PCL的关系见图2-16-1。动态MRI示静息状态及Valsalva动作时盆腔各器官脱垂程度明显加重，见图2-16-2。正常人在排便时会有盆腔器官的轻微下降，不能诊断为脱垂。采用PCL为标准评估器官脱垂要遵循“3cm原则”。膀胱脱垂及子宫脱垂的PCL分度见表2-16-2。

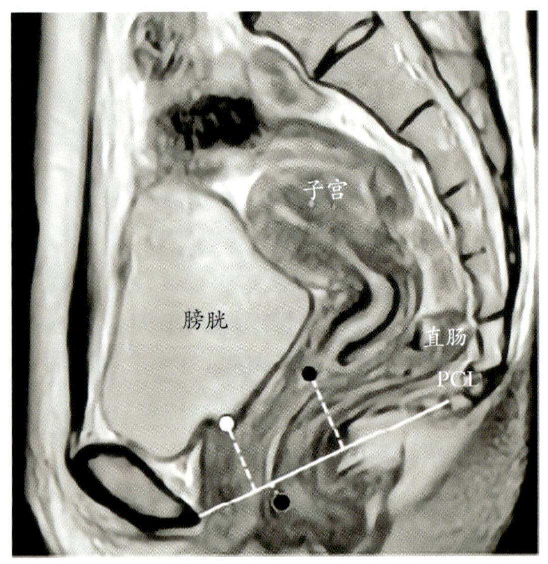

图2-16-1 各盆腔相关参考点及其与PCL的关系

注：○为前盆腔参考点，即膀胱底的最下缘；●为中盆腔参考点，即宫颈前下缘；◉为后盆腔参考点，即ARJ。

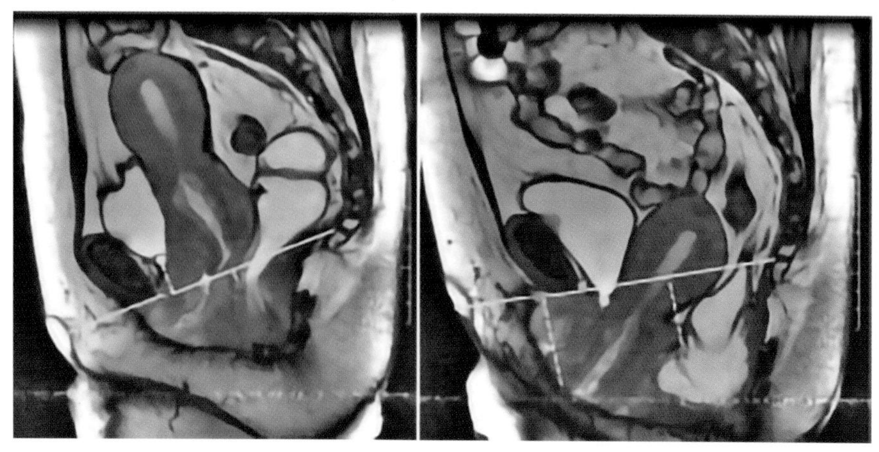

A. 静息状态时　　　　B. Valsalva动作时

图2-16-2　动态MRI示静息状态及Valsalva动作时盆腔各器官脱垂程度明显加重

表2-16-2　膀胱脱垂及子宫脱垂的PCL分度（3cm原则）

分度	参考点到PCL的距离
轻度	PCL以下1～3cm
中度	PCL以下3～6cm
重度	PCL以下>6cm

Singh等人提出了中耻骨线（Midpubic Line，MPL），为正中矢状面上耻骨的长轴线，代表处女膜的水平。各器官的参考点至MPL的垂直距离也能反映器官的脱垂程度，但各研究没有统一的标准。

进一步的分析还需要测量H线及M线。H线是耻骨联合下缘到ARJ水平直肠后壁的连线，代表盆膈裂孔的前后宽度；M线是H线后缘向PCL做的垂线，代表肛提肌下降的距离及程度。MPL、H线及M线示意图见图2-16-3。通常情况下，H线不超过6cm，M线不超过2cm。H线及M线主要用于对盆底结构松弛的评估（表2-16-3）。

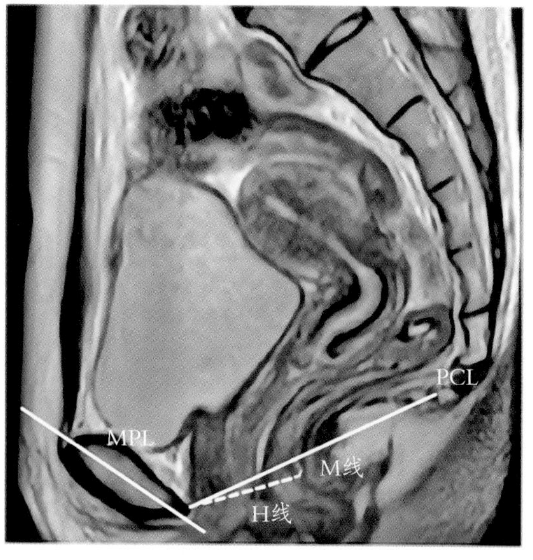

图2-16-3　MPL、H线及M线示意图

表2-16-3　盆底结构松弛的H线、M线分度

分度	H线	M线
正常	＜6cm	＜2cm
轻度	6～8cm	2～4cm
中度	8～10cm	4～6cm
重度	＞10cm	＞6cm

在正中矢状面上，正常女性的提肛板与PCL平行，当提肛板与PCL交角变大时，提示盆底结构松弛。肛门直肠角是指直肠远端后壁与肛管中心径线的夹角，正常静息状态时为180°～127°，Kegel运动时该角度减少15°～20°，用力或排便时增加15°～20°。

七　盆底功能障碍性疾病的MRI表现

（一）前盆腔功能障碍性疾病的MRI表现

前盆腔功能障碍性疾病主要包括尿失禁及膀胱脱垂。尿失禁是储尿功能障碍，由于尿道控尿机制异常，腹压增加时膀胱腔内压大于尿道内压而使尿液不自主流出。压力性尿失禁是最常见的尿失禁亚型，80%～90%的压力性尿失禁是由盆底肌松弛所致的尿道高活动性尿失禁，10%～20%为尿道内括约肌障碍所致。在MRI图像上，正常尿道轴线为垂直方向，尿道高活动性患者尿道轴线变成水平方向，用力时尿道轴线与静息状态轴线成角大于30°。在MRI图像上若尿道呈漏斗状（近端尿道扩张，尿道变短），则可能提示尿道内括约肌障碍，但并不是特异性征象。

在MRI图像上，当膀胱参考点低于PCL超过1cm时，即可诊断膀胱脱垂。脱垂的膀胱会占据盆膈裂孔，将子宫及ARJ向后下方推挤，导致H线及M线延长。另外，脱垂的膀胱可能凸向阴道前壁，表现为阴道前壁膨出。

（二）中盆腔功能障碍性疾病的MRI表现

中盆腔功能障碍性疾病主要包括子宫及阴道穹窿脱垂。盆腔中部器官脱垂时，宫颈及阴道参考点下降至PCL以下，导致阴道变短，H线及M线会变长。在横断面图像上，盆膈裂孔的横径增大，肛提肌正常形态消失，阴道的正常“H”形结构消失。此外，盆腔中部器官脱垂患者还伴有泌尿生殖裂孔的增大。重度子宫脱垂时，MRI可见阴道内翻，子宫下降至阴道口外（图2-16-4）。

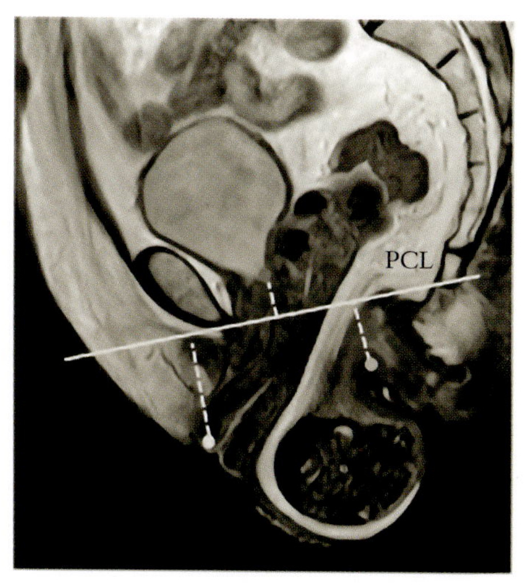

图2-16-4　静息状态MRI正中矢状面T2WI

注：子宫重度脱垂，宫颈位于阴道口外，直肠膨出，并伴腹膜疝、乙状结肠及直肠疝。

（三）后盆腔功能障碍性疾病的MRI表现

后盆腔功能障碍性疾病包括直肠膨出、直肠脱垂、直肠壁全层脱垂（直肠套叠）及小肠疝等。直肠膨出通常是指直肠前壁向阴道后壁凸出，多为直肠阴道隔薄弱所致，直肠后壁膨出少见。在MRI图像上，直肠膨出的分度主要依据直肠前壁或后壁超过肛管轴线的距离，膨出小于2cm为轻度，2～4cm为中度，大于4cm为重度。动态MRI可能提示排粪障碍、对比剂残留等。

MRI能显示并鉴别不同类型的直肠脱垂，包括单纯直肠黏膜脱垂、直肠套叠等。此外，有研究发现，30%的直肠套叠合并前、中盆腔器官脱垂，而MRI能提供全盆腔的评估，指导治疗。

肠疝是指盆腔腹膜囊通过直肠子宫陷凹疝入直肠阴道间隙。子宫切除术后患者由于中盆腔支持结构缺失或薄弱更容易发生肠疝。MRI上表现为直肠阴道间隙增宽及腹膜囊疝入。MRI能清晰地显示疝囊内容物，从而准确鉴别腹膜疝、小肠疝及乙状结肠疝。根据疝囊下缘下降超过PCL的距离，肠疝可以分为轻度肠疝、中度肠疝及重度肠疝。具体分度与膀胱及子宫脱垂类似。

（四）盆底结构松弛

盆底结构松弛又称为会阴下降综合征，多合并盆腔器官脱垂。ARJ在静息状态下的位置能反映盆底肌的张力和弹性，当其位置下移时常提示盆底肌及筋膜薄弱。此外，MRI可提示肛提肌广泛或局灶性变薄，提肛板与PCL交角变大，以及H线和M线的拉长。

（五）盆底功能障碍性疾病术后MRI

在评价术后疗效方面，目前多数研究主要采用动态MRI比较手术前后盆底结构及器官脱垂的改善，评估有无术后复发。此外，MRI还能评估有无手术相关并发症，如补片及吊带的移位或折叠、感染、血肿及周围组织器官损伤等。术后患者出现临床无法确诊的慢性疼痛时，也可以使用MRI寻找相关原因。

综上，MRI能同时观察前、中、后三部分盆腔的解剖结构，动态MRI还能实时评估盆底结构的功能，为盆底功能障碍性疾病患者提供全面精准的个体化评估，指导临床治疗方案的制订，有利于治疗后的随访观察。

（编者：张恒；审阅：牛晓宇　魏冬梅　陈悦悦）

主要参考文献

[1] 付琳茹, 郭涛, 孙智晶, 等. 通过盆底测试仪压力气囊评估盆底肌力的有效性研究[J]. 生殖医学杂志, 2023, 32 (6): 866–874.

[2] APARECIDA SALBEGO LANÇANOVA A, CHAIDA SONDA F, CRISTINE DA SILVA GOMES D, et al. Is there correlation between perineometry and Modified Oxford Scale in women? Systematic review with meta-analysis and grade recommendations [J]. European Journal of Obstetrics, Gynecology, and Reproductive Biology, 2023, 288: 160–169.

[3] CHEN J, REN Y, ZHU L. Correlation between modified Oxford grading scale and pelvic floor surface electromyography in assessment of pelvic floor muscle function in female patients with stress urinary incontinence [J]. National Medical Journal of China, 2020, 100 (37): 2908–2912.

[4] NYHUS MØ, MATHEW S, SALVESEN Ø, et al. Effect of preoperative pelvic floor muscle training on pelvic floor muscle contraction and symptomatic and anatomical pelvic organ prolapse after surgery: randomized controlled trial [J]. Ultrasound Obstet Gynecol, 2020, 56 (1): 28–36.

[5] YANG X, ZHU L, LI W, et al. Comparisons of electromyography and digital palpation measurement of pelvic floor muscle strength in postpartum women with stress urinary incontinence and asymptomatic parturients: a cross-sectional study [J]. Gynecol Obstet Invest, 2019, 84 (6): 599–605.

[6] DUMOULIN C, CACCIARI LP, HAY-SMITH EJC. Pelvic floor muscle training versus no treatment, or inactive control treatments, for urinary incontinence in women [J]. Cochrane Database of Systematic Reviews, 2018, 10 (10): CD005654.

[7] GLAZER HI, HACAD CR. The Glazer Protocol: evidence-based medicine pelvic floor muscle (PFM) surface electromyography (SEMG) [J]. Biofeedback, 2012, 40 (2):

75–79.

[8] KOENIG I, LUGINBUEHL H, RADLINGER L. Reliability of pelvic floor muscle electromyography tested on healthy women and women with pelvic floor muscle dysfunction [J]. Annals of Physical and Rehabilitation Medicine, 2017, 60 (6): 382–386.

[9] NAVARRO BRAZÁLEZ B, TORRES LACOMBA M, DE LA VILLA P, et al. The evaluation of pelvic floor muscle strength in women with pelvic floor dysfunction: a reliability and correlation study [J]. Neurourol Urodyn, 2018, 37 (1): 269–277.

[10] POOL-GOUDZWAARD AL, VLEEMING A, STOECKART R, et al. Insufficient lumbopelvic stability: a clinical, anatomical and biomechanical approach to 'a-specific' low back pain [J]. Manual Therapy, 1998, 3 (1): 12–20.

[11] SNIJDERS CJ, VLEEMING A, STOECKART R. Transfer of lumbosacral load to iliac bones and legs Part 2: loading of the sacroiliac joints when lifting in a stooped posture [J]. Clin Biomech (Bristol, Avon), 1993, 8 (6): 295–301.

[12] 胡清, 张玉, 夏志军, 等. 不同分娩方式与产后早期盆底肌电值、肌力变化关系研究[J]. 中国实用妇科与产科杂志, 2017, 33 (10): 1288–1292.

[13] CASTRO-PARDIÑAS MA, TORRES-LACOMBA M, NAVARRO-BRAZÁLEZ B. Muscle function of the pelvic floor in healthy, puerperal women with pelvic floor dysfunction [J]. Actas Urol Esp, 2017, 41 (4): 249–257.

[14] MARTINHO NM, MARQUES J, SILVA VR, et al. Intra and inter-rater reliability study of pelvic floor muscle dynamometric measurements [J]. Braz J Phys Ther, 2015, 19 (2): 97–104.

[15] NAVARRO BRAZÁLEZ B, TORRES LACOMBA M, DE LA VILLA P, et al. The evaluation of pelvic floor muscle strength in women with pelvic floor dysfunction: a reliability and correlation study [J]. Neurourology and Urodynamics, 2017, 9999: 1–9.

[16] VLEEMING A, ALBERT HB, OSTGAARD HC, et al. European guidelines for the diagnosis and treatment of pelvic girdle pain[J]. Eur Spine J, 2008, 17: 794–819.

[17] STOLARCZYK A, STEPINSKI P, SASINOWSKI L, et al. Peripartum Pubic Symphysis Diastasis-Practical Guidelines[J]. Joumal of Clinical Medicine, 2021, 10: 2–11.

[18] 约翰·吉本斯. 骨盆和骶髂关节功能解剖手法操作指南[M]. 朱毅, 王雪强, 李长江, 主译. 北京: 北京科学技术出版社, 2018.

[19] 赵京涛. 骨科生物力学[M]. 北京: 中国中医药出版社, 2019.

[20] 陈爱民, 杜剑彪. 实用肌骨评估图册[M]. 上海: 世界图书出版上海有限公司, 2021.

[21] 邝适存, 郭霞. 肌肉骨骼系统基础生物力学[M]. 3版. 北京: 人民卫生出版社, 2008.

[22] 王玉龙. 康复功能评定学[M]. 2版. 北京: 人民卫生出版社, 2013.
[23] 宋晓晨, 朱兰. 生物力学在女性盆底领域的研究及临床应用转化[J]. 中华妇产科杂志, 2018, 53 (5): 348–350.
[24] HERNÁNDEZ-GRANADOS P, HENRIKSEN NA, BERREVOET F, et al. European Hernia Society guidelines on management of rectus diastasis[J]. Br J Surg, 2021, 108 (10): 1189–1191.
[25] 中国整形美容协会女性生殖整复分会生殖物理整复学组. 产后腹直肌分离诊断与治疗的专家共识[J]. 中国妇产科临床杂志, 2021, 22 (2): 220–221.
[26] IZYDORCZYK B, WALENISTA W, KAMIONKA A, et al. Connections between perceived social support and the body image in the group of women with diastasis recti abdominis[J]. Front Psychol, 2021, 12: 707775.
[27] GAUDREAULT N, BENOÎT-PIAU J, VAN WINGERDEN JP, et al. An investigation of the association between transversus abdominis myofascial structure and activation with age in healthy adults using ultrasound imaging[J]. Int J Sports Phys Ther, 2021, 16 (4): 1093–1103.
[28] DUFOUR S, BERNARD S, MURRAY-DAVIS B, et al. Establishing expert-based recommendations for the conservative management of pregnancy-related diastasis rectus abdominis[J]. Journal of Women's Health Physical Therapy, 2019, 43 (2): 73–81.
[29] FAN C, GUIDOLIN D, RAGAZZO S, et al. Effects of cesarean section and vaginal delivery on abdominal muscles and fasciae[J]. Medicina (Kaunas), 2020, 56 (6): 260.
[30] KARCIOGLU O, TOPACOGLU H, DIKME O. A systematic review of the pain scales in adults: Which to use?[J]. Am J Emerg Med, 2018, 36 (4): 707–714.
[31] MEISTER MR, SHIVAKUMAR N, SUTCLIFFE S. Physical examination techniques for the assessment of pelvic floor myofascial pain: a systematic review[J]. The American Journal of Obstetrics and Gynecology, 2018, 219 (5): 497e1–497e13.
[32] NICHOLAS M, VLAEYEN JWS, RIEF W. The IASP classification of chronic pain for ICD-11: chronic primary pain[J]. Pain, 2019, 160 (1): 28–37.
[33] PERROT S, COHEN M, BARKE A. The IASP classification of chronic pain for ICD-11: chronic secondary musculoskeletal pain[J]. Pain, 2019, 160 (1): 77–82.
[34] LEARMAN LA, MCHUGH WK. Chronic pelvic pain: ACOG practice bulletin, number 218[J]. Obstetrics and Gynecology, 2020, 135 (3): e98–e109.
[35] JANTOS M. Pain mapping: a mechanisms-oriented protocol for the assessment of chronic pelvic pain and urogenital pain syndromes[J]. Pelviperineology, 2020, 39 (1): 3–12.
[36] ARNOLD MJ, OSGOOD AT, AUST A. Chronic pelvic pain in women: ACOG updates recommendations[J]. American Family Physician, 2021, 103 (3): 186–188.
[37] KAPURUBANDARA SC, LOWES B, SANSOM-DALY UM. A systematic

review of diagnostic tests to detect pelvic floor myofascial pain[J]. International Urogynecology Journal, 2022, 33 (9): 2379–2389.

[38] 王忠民. 女性慢性盆腔痛诊疗精要[M]. 北京: 科学出版社, 2020.

[39] David · J. Magee. 骨科检查评估[M]. 罗卓荆, 译. 北京: 人民军医出版社, 2007.

[40] HERNÁNDEZ-GRANADOS P, HENRIKSEN NA, BERREVOET F, et al. European Hernia Society guidelines on management of rectus diastasis[J]. Br J Surg, 2021, 108 (10): 1189–1191.

[41] REINPOLD W, KÖCKERLING F, BITTNER R, et al. Classification of rectus diastasis-a proposal by the German Hernia Society (DHG) and the International Endohernia Society (IEHS)[J]. Front Surg, 2019, 6: 1.

[42] ŚMIETAŃSKI M, ŚMIETAŃSKA IA, ZAMKOWSKI M. Post-partum abdominal wall insufficiency syndrome (PPAWIS): lessons learned from a single surgeon's experience based on 200 cases[J]. BMC Surg, 2022, 22 (1): 305.

[43] KERAMIDAS E, RODOPOULOU S, GAVALA MI. A proposed classification and treatment algorithm for rectus diastasis: a prospective study[J]. Aesthetic Plast Surg, 2022, 46 (5): 2323–2332.

[44] GILBERT I, GAUDREAULT N, GABOURY I. Exploring the effects of standardized soft tissue mobilization on the viscoelastic properties, pressure pain thresholds, and tactile pressure thresholds of the cesarean section scar[J]. J Integr Complement Med, 2022, 28 (4): 355–362.

[45] DEFLORIN C, HOHENAUER E, STOOP R, et al. Physical management of scar tissue: a systematic review and meta-analysis[J]. J Altern Complement Med, 2020, 26 (10): 854–865.

[46] DEFLORIN C, HOHENAUER E, STOOP R, et al. Physical management of scar tissue: a systematic review and meta-analysis[J]. J Altern Complement Med, 2020, 26 (10): 854–865.

[47] WASSERMAN JB, STEELE-THORNBORROW JL, YUEN JS, et al. Chronic caesarian section scar pain treated with fascial scar release techniques: a case series[J]. J Bodyw Mov Ther, 2016, 20 (4): 906–913.

[48] MESQUITA MONTES A, BAPTISTA J, CRASTO C. Abdominal muscle activity during breathing with and without inspiratory and expiratory loads in healthy subjects[J]. Journal of Electromyography and Kinesiology, 2016, 30: 143–150.

[49] PILARSKI JQ, LEITER JC, FREGOSI RF. Muscles of breathing: development, function, and patterns of activation[J]. Comprehensive Physiology, 2019, 9 (3): 1025–1080.

[50] SZCZYGIET E, BLAUT J, ZIELONKA-PYCKA K. The impact of deep muscle training on the quality of posture and breathing[J]. Journal of Motor Behavior, 2018, 50 (2): 219–227.

第三章

03

盆底康复治疗技术

第一节
盆底肌锻炼

一 概述

盆底肌锻炼（Pelvic Floor Muscle Training，PFMT）又称为Kegel运动，由Arnold Kegel博士于1948年发明，是指患者有意识地对以耻骨尾骨肌肉群（肛提肌）为主的盆底肌肉群进行自主性收缩锻炼，以增强尿道阻力，从而加强控尿能力。PFMT的主要内容是反复进行缩紧肛门的训练，每次收紧不少于3秒，然后放松，连续做15～30分钟为一组锻炼，每日进行2～3组锻炼，或者不刻意分组，自择时段每天做150～200次，6～8周为1个疗程。训练3个月后，进行主客观治疗效果的评价。PFMT的缺点是单纯由医生口头指导，患者依从性差，训练技巧不易掌握。

进行PFMT时，注意以下几点。

1）了解耻骨尾骨肌肉群的位置：将两只手指放入阴道内，感觉上述肌群的收缩。如果手指受到来自侧方的压力，则说明收缩有效。同时将另一只手放于腹部，感知腹部肌肉是否处于放松状态。

2）正确且有力地收缩更重要：应避免收缩臀大肌及腹肌，而专注于训练阴道、肛门周围的肌肉力量。

3）运用不同姿势（躺着、坐着或站立）训练，找出最容易操作的姿势，并持续训练。

4）即使症状已改善，仍需要坚持锻炼，并有意识地训练情境反射，做到咳嗽、打喷嚏或大笑之前，能主动而有力地收缩盆底肌，从而预防尿失禁的发生。

5）尝试在排尿过程中中断小便，以感受盆底肌如何发挥作用。当这些肌肉收缩时，小便应能中断，放松后又能继续。需要强调的是，PFMT并不仅仅在于加强肌肉力量，适度放松也非常重要，盆底肌收放自如才是目的。

二 临床应用

PFMT为压力性尿失禁患者和以压力性尿失禁为主的混合性尿失禁患者的一线治疗方案。另外，孕妇在妊娠中期也可通过PFMT预防产后尿失禁。

PFMT可以加强薄弱的盆底肌的力量，增强盆底支持力，改善轻-中度盆腔器官脱垂及预防其相关症状的进一步发展。但是当脱垂超出处女膜水平以下时，其有效率降低。PFMT要达到相当的训练量才可能有效。

三 不良反应及禁忌证

PFMT几乎没有不良反应，少数患者可能有下腹不适和阴道出血。PFMT的不良反应罕见且是可逆的。另外，患有神经源性尿失禁、重度盆腔器官脱垂及精神障碍者进行PFMT需谨慎。患有严重尿路感染、生殖道感染、下尿路梗阻者不宜进行PFMT。月经期亦不能进行PFMT。

四 随访

产后盆底康复强调专业指导的盆底康复，对于有相应疾病的产妇需要在不同时期根据病情制订针对性的康复计划。《独立药品和医疗器械安全审查》建议“国家医疗服务体系采用法国的产后盆底普遍康复模式”，以帮助预防盆底功能障碍。该模式包括产后至少8周开始的10次常规盆底康复治疗（通过生物反馈和电刺激疗法进行盆底肌锻炼），无论症状如何。据此，英国国家卫生与临床优化研究所（NICE）指南（2021）委员会建议，对于有症状的盆腔器官脱垂，且在用力时脱出处女膜外不超过1cm的女性，可考虑在指导下进行至少4个月的盆底肌锻炼；为患有压力性尿失禁或混合性尿失禁的女性（包括孕妇）提供为期至少3个月的盆底肌锻炼计划；为患有粪失禁并同时伴有盆腔器官脱垂的女性提供为期至少4个月的有指导的盆底肌锻炼计划。在计划期间，至少进行1次复查以评估进展情况，在计划结束时再进行1次复查。上述盆底肌锻炼计划均由受过培训的专业医护人员指导，这对于确保正确进行盆底肌肉收缩和放松非常重要。

如果该锻炼计划对患者有益，建议在监督计划结束后继续进行盆底肌锻炼。同时，鼓励患者终生坚持盆底肌锻炼，因为长期锻炼有助于预防症状。有证据显示，积极的沟通能提高患者坚持锻炼的主动性，因此，在由专业医护人员进行初始锻炼计划期间的定期复查中，应与患者积极沟通，同时加以鼓励，这非常有益于盆底肌锻炼的长期有效性。良好、专业的盆底肌锻炼管理计划有助于产后盆底肌肌张力的恢复，而定期规律的复查、随访则在产妇盆底肌张力的恢复过程中起着重要的作用。

五 注意事项

1）不宜过度劳累，尽量避免扭腰、提重物、拖地等动作。

2）患者不宜焦虑，应配合医生完成盆底肌锻炼。

3）由于盆底肌功能障碍患者体内胶原蛋白含量下降，可适当增加蛋白质摄入。

4）做盆底肌锻炼前一天不宜有性生活。

5）注意饮食均衡，避免暴饮暴食和油腻辛辣食物，保持大便通畅，长期便秘易增加腹压，引起盆底功能障碍。这对患有盆腔器官脱垂、粪失禁、排空障碍和慢性盆腔疼痛综合征的妇女尤为重要。

6）注意控制体重，过重的体重会对盆底肌和器官造成压力，加剧盆底肌松弛，从而加重尿失禁和膀胱过度活动症。

7）体育锻炼计划需在监督下进行，因为某些动作如果操作不当，会增加腹压，从而削弱盆底肌，这可能会加重盆底功能障碍的症状。

8）盆底肌康复需循序渐进，产后6周内建议先做较温和的运动，6～8周后可做大部分运动。

（编者：魏冬梅；审阅：牛晓宇　陈悦悦）

第二节
生物反馈和经阴道电刺激治疗

一 生物反馈治疗

（一）生物反馈治疗的原理及定义

生物反馈治疗是基于行为疗法发展起来的一种新的治疗技术，是通过应用电子仪器，将人们正常意识不到的、与生理心理活动有关的某些生物信号（如肌电活动、脑电波、皮温、心率、血压等）转换成可看到或可听到的光、声等信号，再根据这些信号指导患者进行自我训练和协调功能，从而达到防治疾病的目的。

（二）生物反馈治疗的优点

生物反馈治疗的主要优点是反馈信号灵敏、客观、精确和量化。盆底支持结构损伤发生的过程：妊娠、分娩等各种诱因导致盆底肌肉细胞损伤，受损细胞出现生物化学变化—细胞电生理特性改变—组织生物力学变化—盆腹动力学出现变化—盆腔器官出现病理解剖变化—影响机体生理功能—临床出现一系列症状。从上述变化可以看出，盆底功能障碍性疾病在出现阴道压力改变及临床症状之前，盆底电生理功能已经发生变化。因此，通过生物刺激反馈仪反馈最原始的肌电信号，可以客观、真实地反映盆底肌的状况，及时发现盆底肌的异常。

（三）适应证

由于生物反馈治疗具有较好的适用性，现已广泛应用于临床各种疾病的治疗：①盆底功能障碍性疾病，排尿、排便功能显著改善；②改善紧张性头痛；③脑瘫，有效提高脑瘫患者双下肢功能；④慢性疼痛，教患者学会放松肌肉，减少肌肉活动，从而减轻疼痛；⑤骨科康复，有利于增强关节稳定性，提高伸膝动力，纠正生物力学紊乱，促进膝关节整体功能的恢复；⑥脑卒中，促进脑卒中患者运动功能的恢复；⑦肌电生物反馈联合吞咽训练治疗脑梗死后吞咽障碍，能显著提高患者的吞咽功能，改善其生活质量。

（四）生物反馈治疗在盆底康复中的应用

生物反馈治疗是采用模拟的声音或视觉信号反馈正常或异常的盆底肌肉活动状态，以增强盆底肌肉张力和收缩力，控制膀胱，达到康复盆底肌、治疗尿失禁及盆腔器官脱垂的目的。

早期的盆底康复生物反馈仪设计比较简单，是将中空的管状探头或囊状探头置入阴道，另一端直接连接压力仪，当盆底肌收缩时，使用者能看到压力的变化。目前盆底康复生物反馈仪有直接测量阴道压力（阴道压力计）及测量阴道肌电图（生物刺激反馈仪）两种。阴道压力计可以直接测量阴道或肛门肌肉收缩的力量，简单方便，部分探头可反复使用，但使用时必须置入阴道或肛门，有些患者较难接受。生物刺激反馈仪：两通路生物刺激反馈仪用于一般盆底肌锻炼。一条通路连接会阴部，检测盆底肌的电信号活动，监测盆底肌肉的状态，使患者在反馈信号的指导下，学会正确自主控制盆底肌的收缩和舒张；另一条通路连接腹部，确定腹部肌肉有无放松。很多患者不能正确地进行盆底肌锻炼，没有收缩盆底肌肉群，而是错误地收缩腹部肌肉和臀大肌。这样不仅起不到治疗作用，反而会加重病情。因此，通过生物刺激反馈仪科学、系统地锻炼盆底肌，优于单纯做Kegel运动。

（五）步骤

1. 定位训练肌肉

设置恰当的屏幕帮助患者观察盆底肌的募集状态，使用另外通路显示附属肌肉组织（包括腹部、臀部肌肉或内收肌）的运动情况。

2. 特异性训练

根据屏幕上的表面肌电信号，嘱患者只收缩盆底肌而限制其他肌肉的收缩。让患者反复训练，直到能熟练地定位出正确的肌肉。这一训练的重点在于准确地募集盆底肌，而不是增加最大收缩波幅，强调募集的质量而不是数量。

3. 区分不同的肌群

嘱患者随意收缩其他肌肉群，如腹肌、臀肌和内收肌，每组1次，帮助区分不同的肌肉群，比较期望募集与不恰当募集的盆底肌。这些训练还要强调其他肌肉（腹肌、臀肌和内收肌）在保持紧张和协同收缩时对盆底肌静息张力的影响。

4. 区分肌纤维类型

1～2分钟静息基线后，嘱患者做3～5次短暂的快速收缩，每次收缩之间至少有10～30秒的休息。快速收缩后是3～5次的持续5～10秒的间断收缩，每次收缩之间有一段休息期。记录静息基线、快速收缩和紧张收缩时的平均波幅和收缩前、收缩后基线的标准差。向患者解释这些指标的意义，鼓励患者在收缩开始时正确募集快肌纤维和在紧张收缩阶段正确募集慢肌纤维。

5. 训练肌肉恢复正常

向患者解释静息基线的正常值，快速收缩和紧张收缩阶段理想的肌肉募集速度和收缩波幅，疲劳、收缩后恢复和回到基线的潜伏期的重要性。

（六）Kegel模板训练

Kegel模板训练指患者控制自身盆底肌按照不同形式的模板进行自主收缩的训练方式，通过不断地收缩、放松盆底肌：一方面促进代谢，加强肌力；另一方面加强大脑中枢对盆底肌的控制。盆底肌锻炼包括Ⅰ类肌纤维训练和Ⅱ类肌纤维训练。Ⅰ类肌纤维是慢肌纤维，训练主要针对肌力、耐力、稳定性这几个方面；Ⅱ类肌纤维主要是快肌纤维，训练主要针对肌力、快速收缩和快速放松、稳定性和反射性收缩这几个方面。在进行盆底肌锻炼时，应尽量避免腹肌、臀肌和大腿内收肌的收缩。配合正常呼吸节律，做到快速收缩、保持住，然后快速放松，从低难度到高难度，训练时间从短到长，长期坚持训练，以便维持较好的训练效果。

Kegel模板训练（图3-2-1）根据训练的肌纤维类型、难易程度和协调性分为快肌模板、慢肌模板、快慢肌模板和高阶训练。Kegel模板训练的原则是先训练慢肌，再训练快肌或快慢肌，最后进行高阶训练。

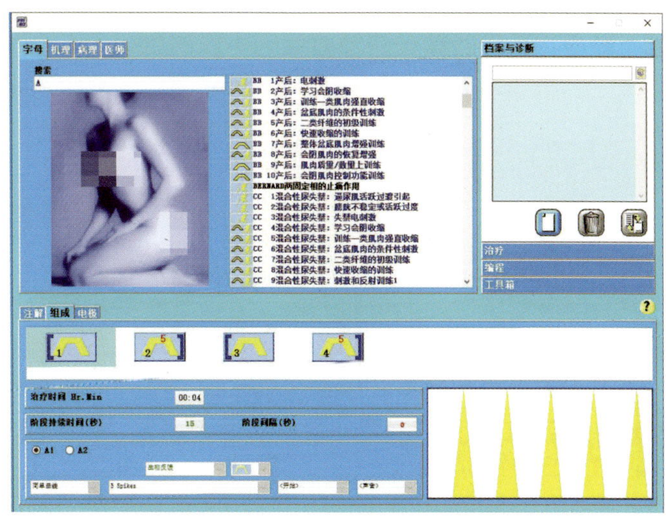

图3-2-1　Kegel模板训练界面

1）慢肌模板：主动性盆底肌锻炼，根据Glazer评估结果选择合适的慢肌模板，如活动减弱型盆底肌Glazer评估第三步紧张收缩阶段肌电值为25μV，可以选择“初中级（15μV）”慢肌模板（图3-2-2）。如果“初中级（15μV）”慢肌模板能轻松完成或“初中级（15μV）”慢肌模板训练中盆底肌收缩时能明显超过设定的模板，则可以选择

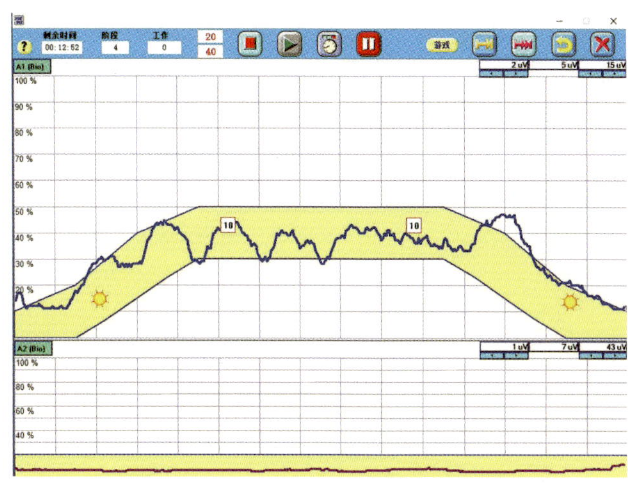

图3-2-2　初中级（15μV）慢肌模板

下一级或更高级模板。慢肌功能下降表现为盆腔器官脱垂、压力性尿失禁。

适用人群：漏尿、盆腔器官脱垂等活动减弱型盆底肌症状的患者；急迫性尿失禁、盆底痛等过度活动型盆底肌症状的患者；Glazer评估第二步（快速收缩阶段）、三步（紧张收缩阶段）和四步（耐力收缩阶段）的平均肌电值，任何一步低于正常范围的患者。

慢肌模板训练应循序渐进，收缩保持时间可由初始的5秒延长至10秒或增加治疗时间。

2）快肌模板：主动性盆底肌锻炼，根据Glazer评估结果选择合适的快肌模板（图3-2-3）。快肌功能下降表现为腹压增加情况下的盆底功能障碍性疾病临床症状加重，如压力性尿失禁。

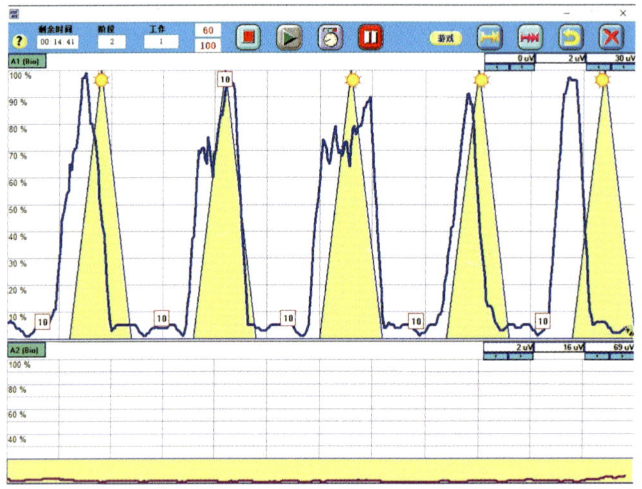

图3-2-3　中级（30μV）快肌模板

适用人群：漏尿、盆腔器官脱垂等活动减弱型盆底肌症状的患者；急迫性尿失禁、盆底痛等过度活动型盆底肌症状的患者；Glazer评估第二步（快速收缩阶段）、三步（紧张收缩阶段）和四步（耐力收缩阶段）的平均肌电值，任何一步低于正常范围的患者。

一般来讲，慢肌力量增加或功能增强后，快肌的功能也随之提高。可待患者慢肌有一定提升后，再进行快肌训练。快肌模板训练应循序渐进，可逐渐增加治疗时间。

3）快慢肌模板（图3-2-4）：既有快肌的快速收缩也有慢肌的收缩保持，通过训练可以提高快慢肌协调性，改善盆底功能。

适用人群：Glazer评估第三步（紧张收缩阶段）变异性大于0.2的患者，希望提高盆底肌协调性的患者。

快慢肌模板训练应循序渐进，可根据患者实际情况增加治疗时间。

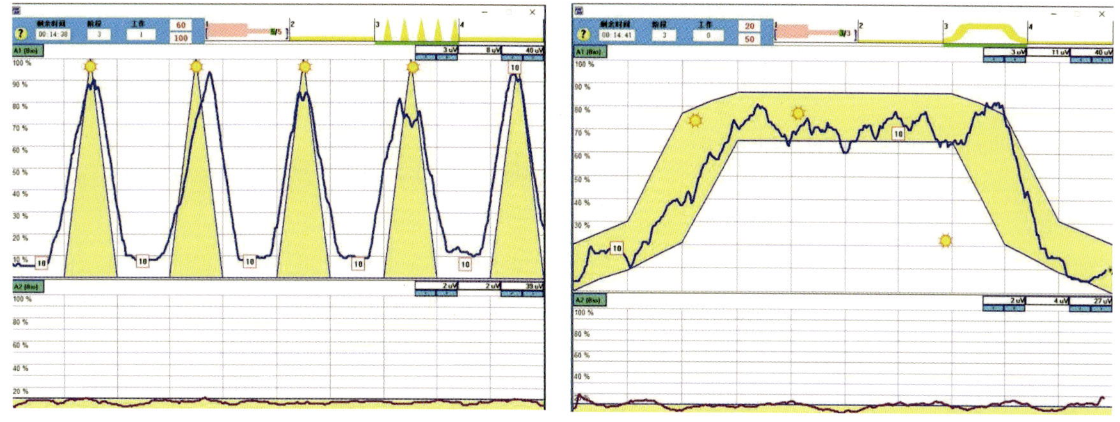

图3-2-4　中高级（40μV/30μV）快慢肌模板

4）高阶训练（图3-2-5）：盆底肌的高阶训练是一种难度非常高的训练，通过高阶训练可以逐渐增强盆底肌的控制力、协调性和耐力。

适用人群：Glazer评估结果正常，希望能进一步增强盆底肌功能的患者或人群。

高阶训练需要结合患者的实际情况，循序渐进，也可以逐渐延长治疗时间。

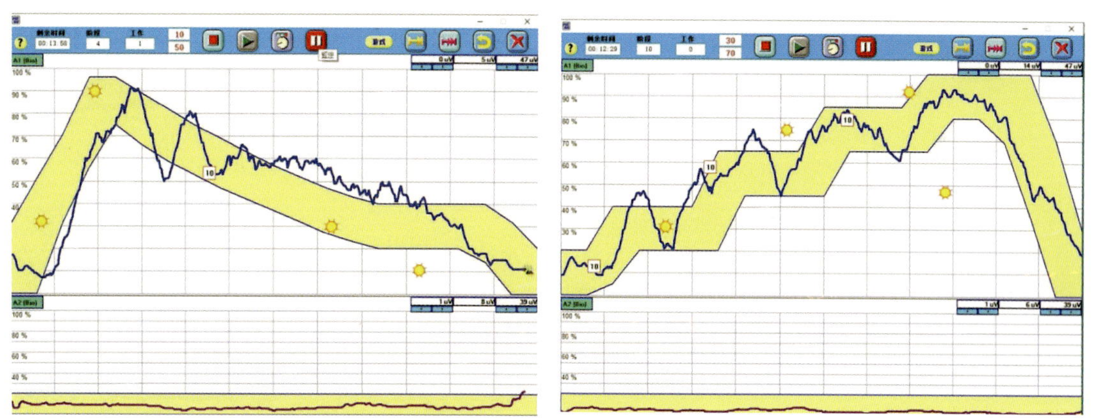

图3-2-5　高阶训练界面图

（七）禁忌证

1）各类疾病急性期患者。

2）有自伤、自杀观念，以及冲动、毁物、兴奋不合作的患者。

3）训练过程中出现头晕、头痛、恶心、血压升高、失眠、幻觉、妄想等症状的患者。

二 经阴道电刺激治疗

（一）电刺激疗法的定义

电刺激疗法是指用特定参数的脉冲电流，刺激组织器官或支配它们的中枢神经或外周神经，从而引起组织器官的功能发生改变。电刺激疗法于1958年由Caldwell首先提出，而应用于临床则始于20世纪70年代中期。其作用的基本原理：①模拟神经电活动、控制器官功能；②阻断/抑制神经电活动，或增强神经电活动，改变器官功能；③直接作用于效应器（肌肉），改变其收缩和舒张状态；④长期、慢性刺激改变组织结构和功能，达到治疗目的。

（二）治疗原理

盆底肌肉群的训练包括主动运动（Kegel运动）和被动运动，电刺激疗法属于后者。虽然主动运动疗效确切，但是对于无法正确、有效进行Kegel运动的患者，电刺激疗法可以提供帮助。盆底电刺激是通过导电体发射出低频电流，刺激盆底神经和肌肉，从而达到治疗的效果，实质上是使用电流刺激包括尿道外括约肌在内的盆底肌群。主要机制：①直接兴奋盆底肌组织，以增强盆底肌的控尿功能；②通过神经反射兴奋盆底肌组织；③通过神经反射作用于膀胱逼尿肌，使其收缩受到抑制，从而改善膀胱储尿；④长期刺激可以增加盆底肌中的抗疲劳肌纤维的比例。

1. 增强肌力和耐力

电刺激疗法是指通过电刺激代替由大脑发生的神经冲动使肌肉产生等张或等长收缩的力量训练方法。肌肉力量的大小与肌纤维数量、肌纤维横断面积、神经冲动频率等生理学因素有关。

1）增加肌肉收缩时募集的肌纤维数量：电刺激疗法与中枢神经发出冲动引起肌肉收缩的机制是一样的，同时电刺激疗法可提高肌肉组织的活性和反馈性地导致中枢神经系统发出的神经冲动增加，从而在肌肉收缩时调动更多的肌纤维参与工作，增大收缩力量。

2）改变肌肉组织结构：肌纤维增粗，细胞核体积和数量显著增加，DNA含量增加，肌纤维内线粒体数量显著增多，尤以快肌纤维变化明显。

3）供给肌肉丰富的血液：电刺激后，单位横截面上肌纤维周围毛细血管数量增加，毛细血管密度增大，从而使毛细血管用以物质交换的面积加大，交换的距离缩短，也使血液中氧分压（Partial Pressure of Oxygen，PO_2）提高和血二氧化碳分压（Partial Pressure of Carbon Dioxide，PCO_2）降低；降低肌纤维周围组织代谢产物的浓度，使肌肉耐力提高。

4）改变肌肉运动单位的募集顺序：电刺激引起肌肉运动单位的募集顺序与随意收缩运动单位募集顺序完全不同。直径大的轴突支配较大的肌纤维，有较低的兴奋阈值，通常位于肌肉浅层，因此电刺激能兴奋那些在随意收缩下难以兴奋的运动单位。经电刺激的肌肉运动单位募集顺序变化，较大的运动神经元首先被激活，更多的运动单位参与活动。因此，电刺激使较多的快肌纤维参与收缩，显著改善肌肉力量。长期的电刺激可导致快反应、易疲劳的快肌纤维向慢反应、抗疲劳的慢肌纤维转变。

2. 对神经的影响

1）兴奋阴部神经：经阴道的电刺激的作用部位为阴道下段周围的盆底肌，主要为尿道周围的肌肉、耻尾肌和耻骨会阴肌（起源于耻骨，汇入会阴体，为肛提肌划分的国际标准术语中的一个名称）。通过兴奋支配上述肌肉的会阴神经末梢，引起上述肌肉收缩，从而达到增强肌力的目的，改善因盆底肌松弛导致的压力性尿失禁、盆腔器官脱垂等。

2）兴奋腹下神经，抑制盆神经：正常的下尿道存在两条反射通路。一是阴部神经-骶髓-盆神经反射通路，此为副交感反射通路，受机体副交感中枢（骶髓副交感神经核）调节和控制；二是阴部神经-胸髓-腹下神经反射通路，受机体交感中枢（胸髓交感神经核）调节和控制。这两条通路的传入皆起源于阴部神经，盆底电刺激所产生的神经冲动经中枢处理后，通过腹下神经反射性抑制膀胱逼尿肌收缩，缓解膀胱过度活动症和急迫性尿失禁。

（三）参数选择

1. 频率

单位为赫兹（Hz）。对于脉冲电流，频率指单位时间内脉冲的数量。电学上1～1000Hz为低频，1000～10000Hz为中频，10000Hz以上为高频。低频脉冲电流多用于镇痛和兴奋神经肌肉组织，常用100Hz以下的频率。盆底康复中使用的频率都是100Hz以下，实际上都是低频，但根据不同频率起到的不同作用，临床上常进一步进行区分：将20Hz以下称为低频，用于治疗过度活动的肌肉，实际上为相对的低频；50Hz称为高频，用于治疗松弛型肌肉，实际上为相对的高频。不同情况需要选择不同的频率。

1）肌肉：由于1～10Hz的电流可引起肌肉单收缩，25～50Hz的电流可引起肌肉完全收缩，而100Hz的电流可使肌肉收缩减弱或消失，所以肌力训练一般选择50Hz，耐力训练选择20～30Hz。

2）膀胱过度活动症：5～20Hz的电流通过阴部神经到腹下神经的反射来抑制膀胱收缩。Lindstrong等报道用于膀胱抑制的最佳频率是10Hz。

3）慢性盆腔疼痛：①经皮神经电刺激（Transcutaneous Electrical Nerve Stimulation，TENS），100Hz，镇痛方案，波宽100～250微秒。②经阴道电刺激，5～20Hz，慢性盆腔疼痛方案，缓解过度活动的盆底肌。

2. 波宽

单位为微秒（μs）或毫秒（ms），指脉冲持续时间，一个单脉冲中所有相开始与结束之间的时间，即波宽或脉宽。要引起组织兴奋，脉冲电流必须达到一定的宽度。神经组织和肌肉组织所需的最小波宽不一样，神经组织可以对300微秒（有人认为10微秒）的电流刺激有反应，而肌肉组织需要更长的波宽和更大的电流强度。Plevnik等发现200微秒为盆底刺激最有效的脉冲持续时间，但Ohlsson等的研究认为较长时间的脉冲更有利（500微秒）。目前盆底肌肉系统电刺激常用的波宽为200～500微秒。较短的脉冲时间激活运

❖ 保证患者舒适。

❖ 可选用盆底痛方案，强度为最大耐受。

二是梨状肌疼痛模式（图3-3-8）：

❖ 利用脚凳，调整座椅角度，使梨状肌疼痛部位贴近刺激线圈。

❖ 保证患者舒适。

❖ 可选用盆底痛方案，强度为最大耐受。

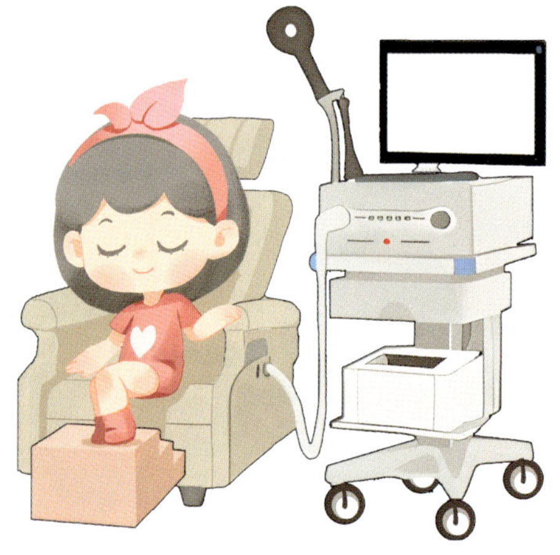

图3-3-8 梨状肌疼痛模式

2）骶神经刺激体位。

（1）骶3神经定位：

❖ 调整座椅，患者采取俯卧位。

❖ 更换线圈为骶神经刺激线圈。

❖ 选择刺激部位为“骶3神经”，强度可以先调节为40%再逐渐增加。

❖ 找到患者髂后上棘连线中点下1～2cm，臀裂上方1～2横指的位置，粗略定位骶3神经位置后，将骶神经刺激线圈调整贴合患者该位置。

❖ 给予患者一次单脉冲刺激。

❖ 如果患者骶3神经位置正确，则会有相应的应答反应。骶3神经应答反应见表3-3-1。

（2）腰背痛模式（图3-3-9）：

❖ 触诊腰部疼痛点，治疗位置为腰背疼痛最强点。

❖ 保证患者舒适。

❖ 尽量避开脊柱。

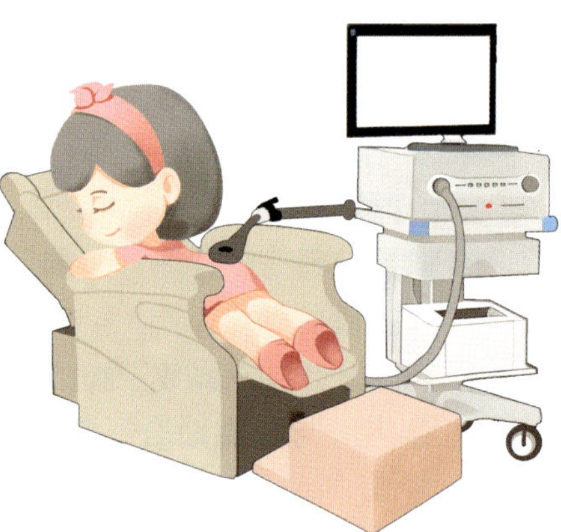

图3-3-9 腰背痛模式

表3-3-1 骶3神经应答反应

骶孔水平	盆底反应	足/腿反应
骶2（S_2）	肛门括约肌表浅收缩	大腿/臀的旋转运动，整个足部的跖屈动作，小腿腓肠肌收缩
骶3（S_3）	会阴部风箱样收放动作	大足趾的跖屈动作，偶有其他足趾的屈曲动作
骶4（S_4）	会阴部风箱样收放动作	无下肢运动

3. 刺激强度调节

1）骶神经刺激及变频治疗强度：调节至患者有明显收缩感，以患者感觉舒适为宜。

2）盆底刺激治疗强度：

（1）刺激强度大于或等于30Hz的方案：以患者耐受为宜，患者的会阴或肛门区域有非常强烈的收缩，如再加大刺激强度会引起疼痛或不适。

（2）刺激强度小于30Hz的方案：调节至患者会阴或肛门区域有明显的收缩感，以患者感觉舒适为宜。

3）外周疼痛（腰背疼痛、梨状肌疼痛、尾骨痛等）镇痛治疗：刺激强度以患者耐受为宜。

不同适应证的刺激强度调节见表3-3-2。

表3-3-2　不同适应证的刺激强度调节

适应证		刺激频率（单位：Hz）	刺激部位	治疗强度
尿失禁	压力性尿失禁	50	盆底肌	耐受
	急迫性尿失禁	10	盆底肌	舒适且有明显收缩
		15	骶3神经	舒适且有明显收缩
	混合性尿失禁	10/50	盆底肌	舒适且有明显收缩
膀胱过度活动症	膀胱过度活动症	10	盆底肌	舒适且有明显收缩
	神经源性膀胱	10	盆底肌	舒适且有明显收缩
		15	骶3神经	舒适且有明显收缩
尿潴留		15	骶3神经	舒适且有明显收缩
盆腔器官脱垂	轻-中度脱垂	30	盆底肌	耐受
阴道松弛	轻-中度阴道松弛	50	盆底肌	耐受
	重度阴道松弛	30	盆底肌	耐受
盆底高张性疼痛		5	盆底肌	舒适且有明显收缩
盆底痛（变频）		10/30	盆底肌	舒适且有明显收缩
盆底痛		15	骶3神经	舒适且有明显收缩
腰背疼痛		10	腰部/疼痛部位	耐受
术后尿潴留		15	骶3神经	舒适且有明显收缩
术后排尿障碍		15	骶3神经	舒适且有明显收缩
术后排便障碍		15	骶3神经	舒适且有明显收缩
术后尿频、尿急		15	骶3神经	舒适且有明显收缩
术后疼痛		15	骶3神经	舒适且有明显收缩
排便功能障碍	功能性便秘	20	盆底肌	耐受
	粪失禁	15	骶3神经	舒适且有明显收缩
		50	盆底肌	耐受

（7）磁电联合治疗盆底痛见表3-3-9。

表3-3-9 磁电联合治疗盆底痛

分型	疗程		步骤	作用
疼痛评分≤5分	第一疗程及以后	1～3次	磁刺激治疗盆底痛方案20分钟	打破肌肉持续痉挛环路，放松盆底肌
		4～10次交替治疗	经皮神经电刺激治疗盆底痛方案10分钟+Kegel运动10分钟+腹式呼吸10分钟	放松盆底肌，促进血液循环，进行失活训练
			磁刺激治疗盆底痛方案20分钟	打破肌肉持续痉挛环路，放松盆底肌
疼痛评分＞5分	第一疗程	1～6次	磁刺激治疗盆底痛方案20分钟	打破肌肉持续痉挛环路，放松盆底肌
		7～10次	Kegel运动10分钟+腹式呼吸10分钟+肌筋膜手法20分钟	松弛肌肉，减少或解除挛缩盆底肌和扳机点来缓解疼痛
	第二疗程	1～10次交替治疗	神经肌肉经皮神经电刺激治疗盆底痛方案10分钟+Kegel运动10分钟+腹式呼吸10分钟	放松盆底肌，增加血流，进行失活训练
			磁刺激治疗盆底痛方案20分钟	打破肌肉持续痉挛环路，放松盆底肌

三 禁忌证及说明事项

（一）绝对禁忌证

1）孕妇。
2）靠近刺激部位有植入性金属或电子仪器（如心脏起搏器等）的患者。
3）术后小于3周（伤口区）。
4）严重心律失常的患者。
5）急性尿路感染的患者。
6）有严重痔疮的患者。
7）急性盆腔感染的患者。

（二）相对禁忌证

1）植入节育环的患者。
2）癫痫患者。
3）恶性肿瘤患者。
4）月经期。

（三）说明事项

1）心脏起搏器是一种植入体内的电子治疗仪器，通过脉冲发生器发放由电池提供能量的电脉冲，通过导线电极的传导，刺激电极所接触的心肌，使心脏激动和收缩。磁刺激是通过脉冲磁场穿透人体而产生感应电流来刺激作用部位的，可能会导致心脏起搏器损坏，因此体内有心脏起搏器属于绝对禁忌证。

2）对于有节育环者是否可以做磁刺激治疗主要考虑两个问题：①金属节育环作为闭合导体，产生感应电流后，局部发热，温度过高，造成灼伤；②磁场对金属吸引导致金属节育环移位。对于第一个问题：金属节育环在磁场中产生的局部电流是很小的，局部温度低，处于人体能接受的范围。对于第二个问题：目前常用的金属节育环材质基本为铜，而电磁场是会吸引铁、镍、钴的，不吸引铜。因此不会因为磁吸作用引起金属节育环移位。基于以上分析，金属节育环目前不作为磁刺激治疗的绝对禁忌证。

3）癫痫是慢性反复发作性短暂脑功能失调综合征。以脑神经元异常放电引起反复痫性发作为特征。磁刺激在体内产生的感应电流可能会刺激到中枢神经，诱发癫痫发作。如患者确需进行磁刺激治疗，和患者充分沟通并告知相关风险后，与患者签署知情同意书后开始治疗。

4）如果患者目前体内仍然有恶性肿瘤，此时不能进行磁刺激治疗。

5）盆底重建术后：术后伤口愈合后可以先做Kegel运动。术后3个月后，可以开始进行磁电联合治疗。

6）子宫全切除术后：术后训练最佳时机为手术残端愈合良好，还未形成坚硬瘢痕时。

7）宫颈癌术后：建议术后病理检查证实肿瘤切除干净、无高危因素、无需进一步辅助治疗后，开始进行磁刺激治疗。

8）前列腺癌术后：术后3个月后，可以开始磁电联合治疗。

四 围治疗期观察及处理

治疗前严格把握适应证及禁忌证，充分告知患者治疗的必要性及可能带来的结果及不良反应，取得患者知情同意并签署知情同意书。治疗过程中，调节刺激参数要缓慢，及时询问患者感受，并根据患者自身感受调节刺激强度。治疗结束后询问患者感受，并告知下一次治疗时间及安排，做好宣教及家庭康复训练指导等。

（编者：张月婷；审阅：牛晓宇　魏冬梅　陈悦悦）

第四节
点阵激光技术

一 基本概念及原理

（一）基本概念

激光是指受激辐射光放大（Light Amplification by Stimulated Emission of Radiation，LASER）。点阵式光热作用（Fractional Photothermolysis，FP）理论由美国哈佛大学激光医学专家Manstein于2004年提出。利用特殊的技术手段，使激光发射出很多口径细小且一致的光束，作用于皮肤后在其中产生很多大小一致、排列均匀的三维柱状热损伤带，称为微热损伤区（Microscopic Thermal Zones，MTZs）。每个微热损伤区周围形成组织凝固带，未损伤的附近正常组织迁移，使表皮细胞迅速修复，即为点阵激光。

（二）原理

点阵激光可以有不同的波长，但均以水作为靶点，产生热效应，促使新的胶原纤维合成、胶原重塑。不同波长对水的吸收作用不同，所产生的热效应也不等，由此可将点阵激光分为两大类：非气化型点阵激光和气化型点阵激光。气化型点阵激光主要包括Er点阵激光（2940nm）、YS-GG点阵激光（2790nm）、CO_2点阵激光（10600nm）。水对这些波长的吸收性很强，激光光束所经之处皮肤组织被气化，所产生的微热损伤区为一真正的孔道。其中CO_2点阵激光能量被皮肤表层吸收较少，穿透能力强，同时其产生的孔道外周还有一层热凝固带，CO_2点阵激光的凝固带也是最宽的，所以其热效应最强。CO_2点阵激光通过高聚焦镜发出75～100μm、能量分布均匀的多点微小焦斑，焦斑间被正常组织分隔，有效减少了热传导的损伤。这个特性有利于皮肤愈合，同时减少传统激光器全光束的潜在不良反应，上皮迅速再生，并减少感染、愈合不良等并发症。

CO_2点阵激光可直接穿透真皮层，在瞬间气化组织，热溶解作用使胶原的二硫键断裂，刺激胶原蛋白增生，激活热休克蛋白70，使其转化为生长因子β，使阴道上皮细胞新生，糖原含量增加，毛细血管重建，血管再生，提高组织含氧量，促进胶原组织新生、重建，改善微循环，改善微脉管系统，恢复阴道正常pH值和微生物菌群等。

二 适应证及操作步骤

（一）适应证

适应证包括生殖道整形手术、外阴苔藓样病变、阴道松弛、压力性尿失禁、绝经泌尿生殖综合征、外阴阴道萎缩等。

（二）操作步骤（以压力性尿失禁为例）

1）在患者面前打开一次性无菌激光套盒，安装一次性无菌激光套管：旋转轴上的白线、套管上的透明箭头和套管激光窗口在同一水平线上（表示12点钟位置）。

2）连接电源，打开设备总开关。

3）选择合适的操作界面，调节起始参数：能量密度（40～120mJ/pixel）、峰值功率（依据不同病情选择合适的模式，H模式、M模式、L模式）、脉冲模式（单脉冲）。

4）消毒外阴及阴道。

5）指检：了解阴道松弛程度或有无阴道壁膨出或子宫脱垂。

6）将液体石蜡涂抹于一次性无菌激光套管表面，方便操作（黄色激光窗口位置不可涂抹）。

7）手具推进时将激光窗口及手具白线标记处朝上放在12点钟位置。

8）手具推进过程中需要感受套管前端是否有阻力，以及患者有无明显顶胀感（判断套管是否抵达宫颈口）。

9）模式选择（H模式、M模式、L模式）：①H模式，以剥脱为主，上皮细胞代谢作用明显，固有层热作用深度深；②M模式，剥脱和热作用比例相同，有一定的上皮代谢作用、一定的固有层热作用深度；③L模式，以热作用为主，上皮细胞代谢作用微弱，固有层热作用广而浅。

10）从12点钟位置开始使用40～120mJ/pixel进行光斑测试，以患者微刺或微热感受为宜；一般25～35岁女性适用80～120mJ/pixel，35～45岁适用70～110mJ/pixel，45～55岁适用60～90mJ/pixel，大于55岁围绝经期女性适用50～70mJ/pixel。

11）每圈治疗时严格将手具每条标注刻度线对准12点钟位置，避免每圈光斑的遗漏和重复。一圈治疗后白线回到12点钟位置，将手具退出一条透明凹槽格（一个光斑的距离）并控制好手的力度，严格将套筒上每格透明凹槽对准阴道口位置，避免圈与圈之间光斑位置的遗漏和重复。治疗时手具尽量平行于阴道，整个阴道治疗2～3遍。

12）将手具白线位置对准阴道口12点钟位置，抵达宫颈口后在每圈11点钟、12点钟、1点钟相对应阴道前壁位置进行2～3遍加强治疗（针对压力性尿失禁患者），治疗参数应降低20%。

13）治疗结束后退出手具，并将一次性无菌激光套管废弃。

三 禁忌证及注意事项

（一）禁忌证

禁忌证包括急性阴道炎或宫颈炎、宫颈癌、月经期及妊娠期、产后恶露未净、使用网格状物质做过阴道手术者。

（二）注意事项

1）治疗应在非月经期、非妊娠期及非急性炎症发作期，并排除宫颈病变等。

2）当天可正常洗澡，注意不要阴道内冲洗。

3）治疗后3天内避免剧烈运动（如游泳）和负重。

4）阴道治疗后5天内禁止性生活。

四 激光治疗前检查

激光治疗前应完善相关检查，排除治疗禁忌，确保各项指标正常才能进行治疗，保证医疗安全。外阴激光治疗前应行血常规、输血免疫全套、白带常规等检查，阴道腔内治疗除上述检查外，应完善宫颈脱落细胞学检查，排除宫颈病变。

五 激光治疗疗程

激光治疗疗程因病种不同而不同，且各疾病病情严重程度不同，治疗次数及周期不同，在把握治疗适应证的前提下，应根据病情，适当增加或减少治疗次数。压力性尿失禁及阴道松弛等腔内治疗一般1个月1次，3次为1个疗程，根据病情缓解程度决定是否增加疗程；外阴苔藓样病变因病变面积大小及皮肤改变程度不同而存在较大的疗程差异，一般1个月1次，3次为1个疗程，如病情较重，皮肤剥脱慢，可适当增加1～2个疗程。

六 围治疗期观察及处理

治疗前应严格把握适应证，告知患者治疗的必要性及治疗中、治疗后可能出现的后果，签署知情同意书。如治疗过程中出现疼痛，治疗开始前可酌情使用麻醉药。治疗过程中询问患者感受及进行疼痛评分等，注意观察皮肤或阴道黏膜情况，有无明显出血及渗血点等，如有应适当调低治疗参数。治疗结束后观察有无阴道异常出血、皮肤红肿破溃等情况。阴道治疗后出现少量粉色分泌物属正常现象，可暂不处理，予以观察。外阴治疗术后如局部皮肤红肿，可根据病情酌情使用红霉素软膏。

（编者：张月婷；审阅：牛晓宇　魏冬梅　陈悦悦）

第五节
射频技术

一 定义

射频（Radiofrequency，RF）是介于调幅、调频无线电波之间的高频交流变化电磁波，其频率范围很广，达数百kHz到数百MHz。射频通过不同强度的热作用对组织进行切割、切除、电灼、消融及电凝等，从而针对靶组织进行治疗，达到紧致收缩、去除病灶、治疗疾病的目的。

电磁波家谱图见图3-5-1。

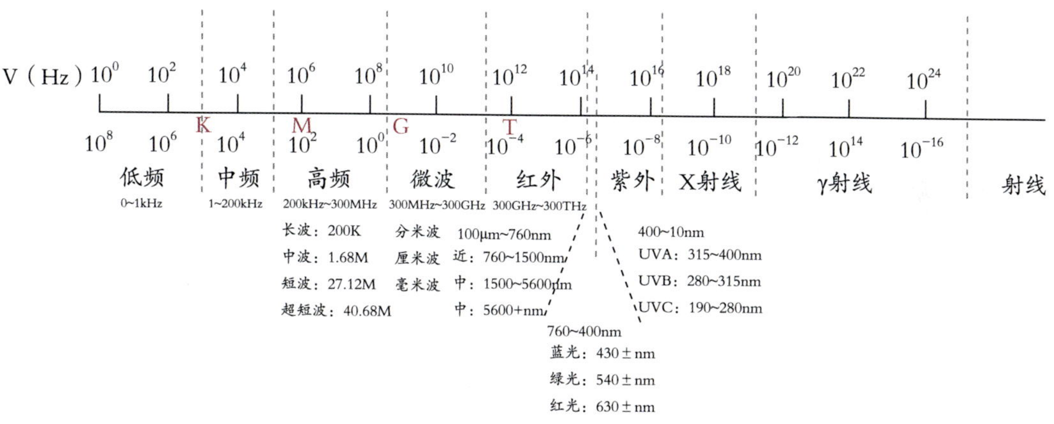

图3-5-1　电磁波家谱图

二 原理

（一）射频产热原理（图3-5-2）

射频耦合到人体组织的电磁场，可以对组织产生加热效应。射频加热的机制如下：一是通过在交变电磁场中带电粒子的位移产生离子电流，二是交流电磁场中极性水分子旋转，这两种现象均会对受影响的粒子与生物组织产生相互作用，这种相互作用导致电磁能量的体积耗散，从而加热和升高生物组织的温度。

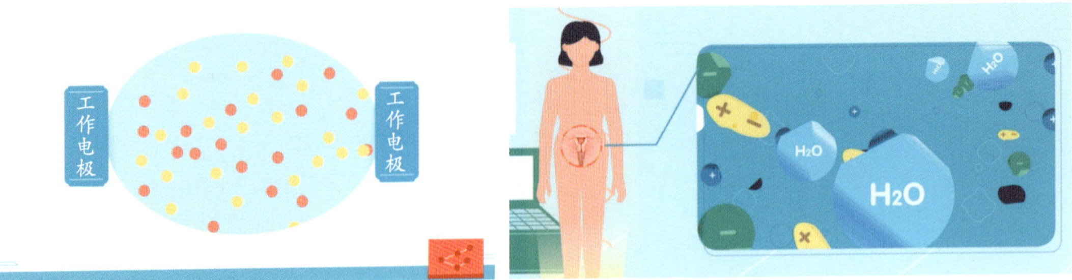

图3-5-2　射频产热原理

（二）射频治疗原理（图3-5-3）

射频作用于人体组织时，引起胶原纤维的即刻收缩，导致多余或松弛的结缔组织收拢。射频电流对生物组织产生纯热效应，单项技术的整合属于非侵入性治疗范畴。射频能量对所有肤色的皮肤都是安全的，热诱导的组织收缩程度取决于几个因素，包括达到的最高温度、受热时间、组织水合作用、组织性质和组织年龄等。

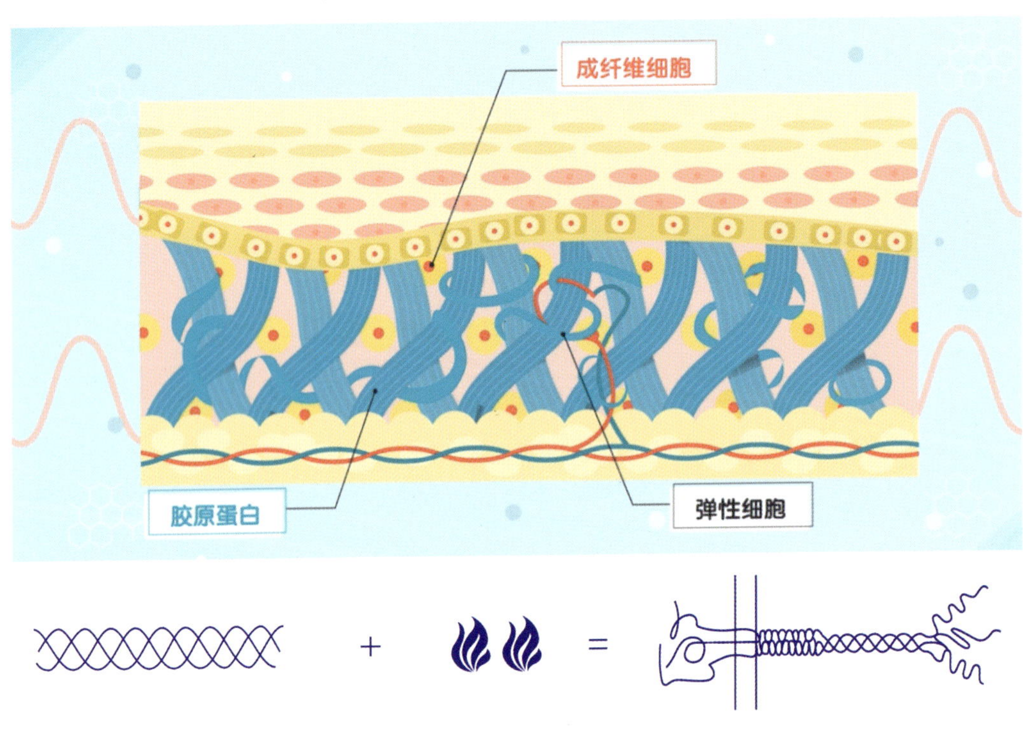

图3-5-3　射频治疗原理

三　分类

医用非消融式射频通常可分为单极射频、双极射频、混合系统、点阵射频等，现临床应用于盆底康复领域的主要为单极射频、双极射频及混合系统。

（一）单极射频（图3-5-4）

以有回路单极射频（Monopolar RF）为代表，有回路单极射频使用治疗电极和接地电极去传递电流，当射频作用于组织时，进行容积加热，通过热效应刺激深层结缔组织收缩，胶原新生改善松弛。

（二）双极射频（3-5-5）

双极射频（Bipolar RF）的两个电极都安装在设备上，通常位于远端或远端附近，因此回路中仅包括位于两个电极之间的组织，穿透深度大约是两个电极之间距离的一半，因此穿透深度较浅，但射频能量较为集中。

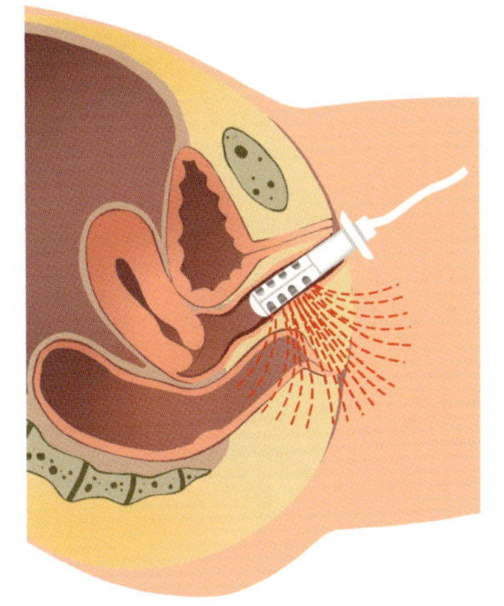

图3-5-4　单极射频

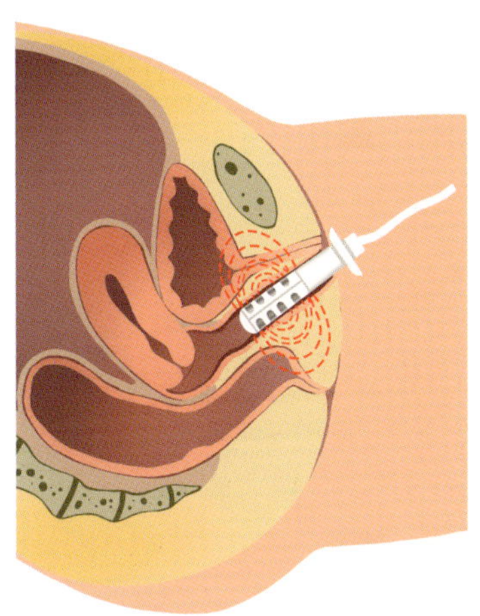

图3-5-5　双极射频

（三）混合系统

射频技术在组织松弛治疗中的作用明确，对色素、肌肉组织等的治疗有限，由此诞生了混合系统，即射频与其他光电手段整合。

（四）点阵射频（3-5-6）

点阵射频通过点阵式排布的双极射频电极，可产生柱状损伤带。根据作用机制，其可以分为非侵入性点阵射频及侵入性点阵射频（微针射频）。

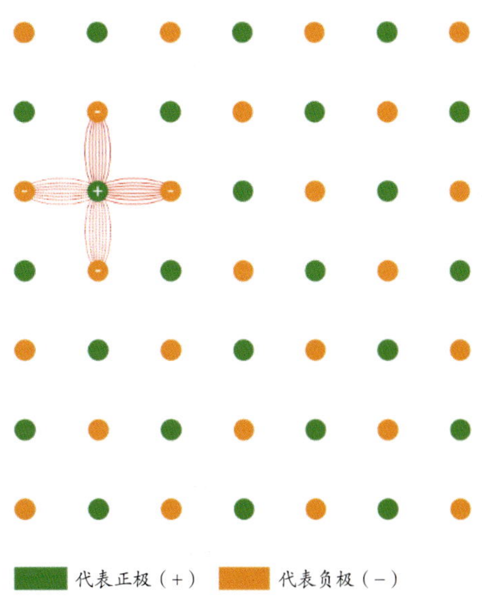

图3-5-6　点阵射频

四　温控射频治疗

温控射频治疗（Temperature-controlled Radiofrequency Therapy）通过单极射频与双极射频两种模式治疗盆底功能障碍性疾病，手具可覆盖阴道腔内、外阴、腹部等区域。

（一）射频治疗盆底功能障碍性疾病的原理

1）胶原蛋白新生（图3–5–7）：治疗后3天内，从胶原分子中分离出的水分子导致胶原线性回缩，筋膜韧带即刻收紧；治疗后3天到1个月，血管新生，成纤维细胞不断分泌胶原蛋白，新胶原不断合成，阴道黏膜层厚度得到补充、肌力增强；治疗1个月到3个月，随着胶原新生增多，排列更致密，从而使得盆底结构得到重塑。

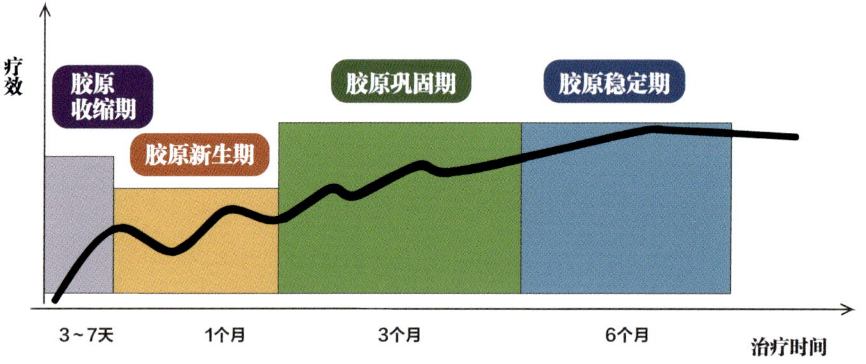

图3–5–7　胶原生长周期全图

2）筋膜和韧带：筋膜和韧带是富含成纤维细胞的结缔组织，随着成纤维细胞不断分泌胶原蛋白和弹性纤维，筋膜和韧带的强度和弹性不断提升，热效应也可使其痉挛部分得到放松。

3）血液循环：改善炎性因子及疼痛诱发因子的代谢，改善组织代谢和细胞功能。

4）阴道内环境：作用于阴道壁，可使黏膜褶皱增多，促进糖原分泌，阴道乳酸杆菌将糖原分解为乳酸，改善阴道内弱酸性的pH值环境。

阴道黏膜褶皱治疗前（左）和治疗后（右）见图3–5–8。

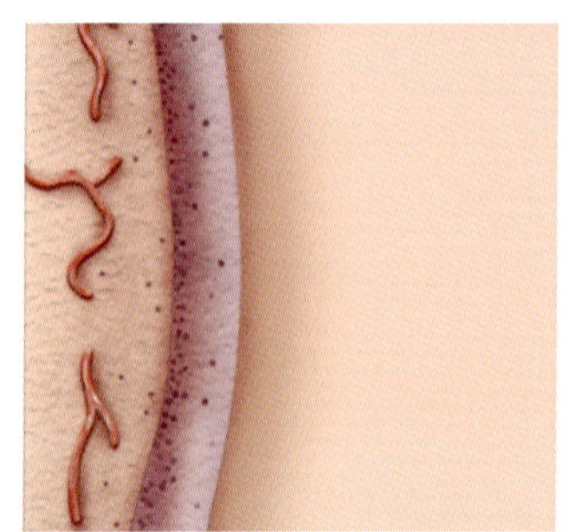
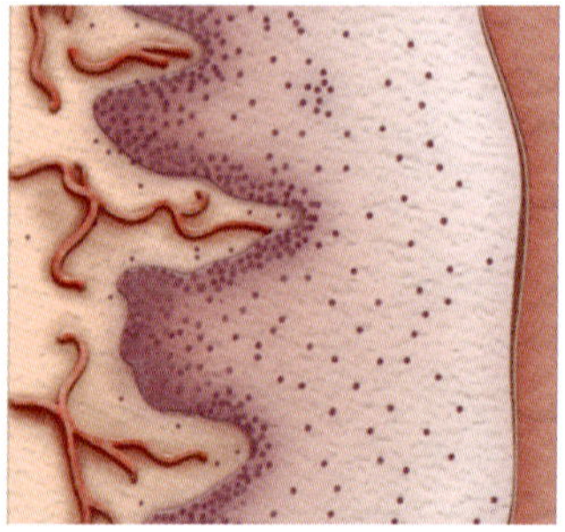

图3–5–8　阴道黏膜褶皱治疗前（左）和治疗后（右）

5）神经和肌肉：热效应刺激治疗区域神经及微血管新生，提高肌细胞的营养供应，从而改善肌肉舒缩功能；促进血液循环，缓解肌肉痉挛；促进胶原蛋白再生，改善筋膜韧带的弹性和功能，提高对肌肉的协同作用，改善骨骼肌及平滑肌功能。

肌肉细胞肌原纤维含量去除后内肌结构的扫描电镜观察见图3-5-9。

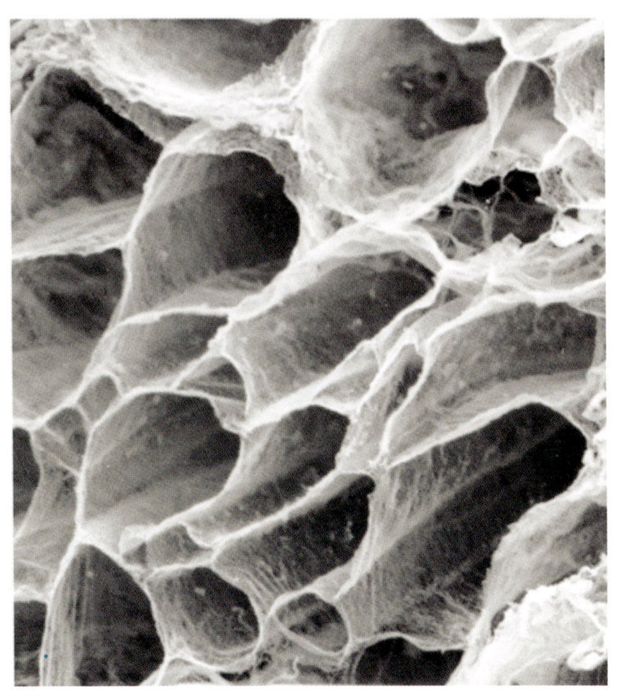

图3-5-9　肌肉细胞肌原纤维含量去除后内肌结构的扫描电镜观察

注：尾肌形成一个连续的晶格连接所有的肌纤维束。

（二）射频控制技术

针对无创非消融式射频，为了更好地保证效果和安全性，在同样的工作频率下，要注意温度检测与功率控制。

温度检测：对每一片电极温度独立监测，核心处理器根据监测温度与设定温度的差值，实时调整温度上升算法。功率控制：借由阻抗匹配技术，确保不同阻抗下控制电极片功率输出准确且均匀。

（三）适应证

1）压力性尿失禁、盆腔器官脱垂、慢性盆腔疼痛、阴道松弛、萎缩性阴道炎、性功能障碍、阴道干涩。

2）外阴萎缩、外阴慢性疼痛、阴道口闭合不全、会阴体塌陷、外阴性敏感度低。

3）便秘、痛经、小腹坠胀、腰背疼痛。

4）扳机点疼痛。

（四）禁忌证

1）备孕期及妊娠期。

2）阴道异常出血者。

3）治疗区域存在金属异物。

4）治疗区域存在皮肤破损。

5）全身及局部急性感染及严重感染。

6）心脏病、癫痫等系统性疾病。

7）恶性肿瘤患者。

8）医生认为不适宜进行射频治疗的疾病。

（五）临床治疗参考方案

推荐疗程之间间隔至少1～3个月。

1）尿失禁：单双极联合治疗，10～14天治疗1次，5次为1个疗程。

2）萎缩性阴道炎：单双极联合治疗，可联合外阴治疗，10～14天治疗1次，5次为1个疗程。

3）盆腔器官脱垂：单双极联合治疗，10～14天治疗1次，5次为1个疗程。

4）慢性盆腔疼痛：根据患者实际疼痛情况选择治疗方法或联合治疗，10～14天治疗1次，5次为1个疗程。

5）阴道松弛：10～14天治疗1次，5次为1个疗程。

6）性功能障碍：可根据患者情况选择是否联合盆底痛治疗，10～14天治疗1次，5次为1个疗程。

7）外阴萎缩、外阴疼痛、阴道口闭合不全、会阴体塌陷：外阴治疗，10～14天治疗1次，5次为1个疗程。

8）便秘：7～14天治疗1次，5次为1个疗程。

9）痛经、下腹坠胀、腰背疼痛：7～14天治疗1次，5～10次为1个疗程。

（六）操作步骤

1）检查电源、脚踏及手柄的连接情况，安装负极片，打开电源开关。

2）内外阴消毒后，利用扩阴器检查阴道内情况（消毒前最好拍照）。

3）安装和消毒治疗头。

4）负极片放于患者臀部或者后腰紧贴皮肤处。

5）进入主菜单，选择治疗方式及对应治疗模式（单极或双极）。设定参数，如功率、温度、时间。

6）治疗头均匀涂抹凝胶，置于治疗部位。踩下脚踏，开始治疗。

7）实时监控治疗温度，全程关注患者感受。

8）完成治疗，将治疗头从治疗部位移开并取下负极片。

9）关机，断开电源。

10）清洁治疗部位，治疗结束。

操作示意图见图3-5-10。

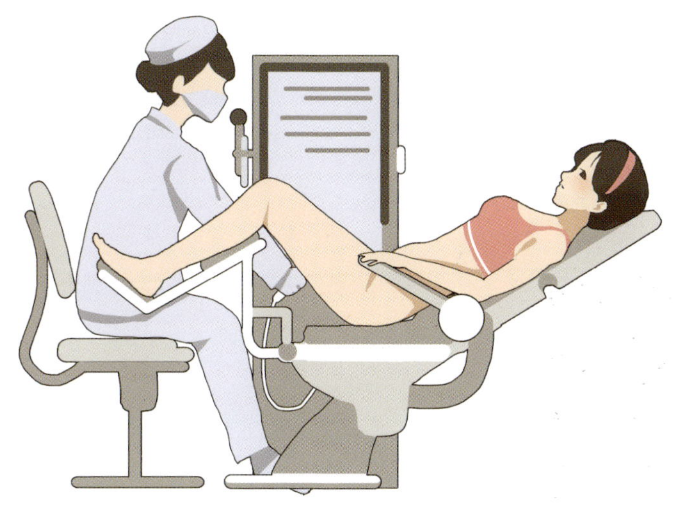

图3-5-10　操作示意图

（七）围治疗期观察及处理

1）注意休息，补充水分。

2）治疗后可以淋浴，一周内不建议盆浴、泡澡、泡温泉、蒸桑拿。

3）不建议阴道冲洗。

4）治疗后3天内避免剧烈运动和负重。

5）可能会有分泌物，可以穿透气好的棉质内裤或使用护垫。

6）治疗后可能会有月经期提前或推后，经量减少，或排卵期出血等情况，一般停止治疗后1～2个月即可恢复正常的月经周期。

7）患者偶有酸胀感，适当卧床休息，症状即可减轻。

8）外阴治疗后避免摩擦，不要穿紧身裤。

9）治疗后如感觉局部干涩，可外用妇科凝胶缓解。

10）治疗后如发现感染或其他异常情况，及时就诊。

五　射频塑形治疗

射频塑形治疗利用混合系统，结合红外光（Infrared Radiation Energy，IRE）、射频（Radiorequency Frequency Energy，RFE）对皮下组织进行有效加热，最终实现皮肤紧致、重塑身形曲线。

（一）治疗原理

1）加热，减少水肿，增强局部的血液循环，有效氧容量增加促进脂肪的代谢转化，从而减少皮肤松弛和减小脂肪细胞体积。

2）通过热效应引起真皮收紧，启动创伤后的炎性反应，成纤维细胞的增加、胶原蛋白的增加等导致组织收紧，皮肤弹性增强。

3）红外加热效应：红外线被水和血液吸收，加热组织直至真皮深层，热效应有助于刺激胶原蛋白收缩及重建，引起血管扩张作用，增强脂肪沉积的淋巴引流，改善微循环。

治疗前后对比见图3-5-11。

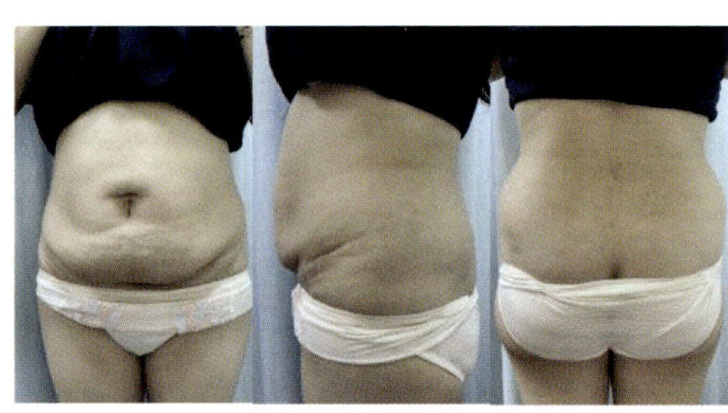

治疗前

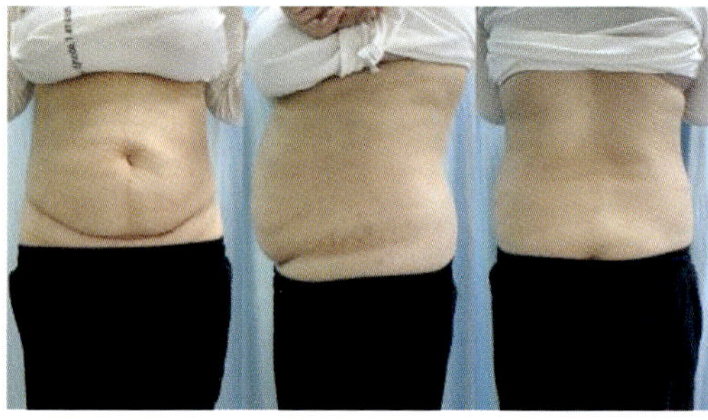

治疗后

图3-5-11 治疗前后对比

（二）适应证

1）身体塑形：颈后脂肪堆积，腰腹、背部、腿部、臀部松弛下垂，蝴蝶袖。
2）产后修复：妊娠纹、松弛肌肤、腹壁悬垂、腹直肌分离。
3）吸脂术后修复：腹壁收紧、凹凸不平改善、皮下瘢痕修复。
4）橘皮组织。
5）局部血液循环及淋巴回流障碍（排除血栓可能）。
6）肌肉疼痛和痉挛。

（三）禁忌证

1）体内安装心脏起搏器或内部除颤器。
2）治疗区域内的表浅金属或其他植入物。
3）当前或病史上患有癌症或有癌变前的痣。
4）任何癌症的既往史。
5）其他严重疾病，如心脏病。
6）妊娠期及哺乳期。
7）由于免疫抑制疾病（如艾滋病）或使用免疫抑制药物而导致免疫系统受损。
8）有热刺激引发疾病史的患者，如治疗区反复出现单纯疱疹，停止治疗。
9）控制不良的内分泌失调，如糖尿病。
10）治疗区域有活动性疾病，如开放性伤口、银屑病、湿疹和皮疹。

11）有皮肤病史、瘢痕疙瘩、伤口愈合异常以及非常干燥和脆弱的皮肤。

12）有凝血功能障碍病史，或使用抗凝剂治疗中。

13）治疗区域在过去3个月内曾手术或术后未完全愈合。

14）治疗区域存在文身或永久性化妆。

15）在过去2周内，因日照、日光浴床或晒黑霜过度晒黑的皮肤。

（四）注意事项

1）治疗后患者注意事项：

（1）治疗后即时及治疗后3天内要多喝水。

（2）治疗后24 小时内避免泡热水澡或蒸桑拿。

（3）治疗后3天内避免大量饮酒。

（4）可每天涂抹保湿霜，外出涂抹防晒用品。

（5）禁止暴饮暴食。

2）治疗师治疗时注意事项：

（1）操作时全程紧贴皮肤。

（2）治疗过程中注意控制皮温，达到终点温度43～45℃，在一段时间（5～10分钟）内保持终点温度在43～45℃，控制终点温度，在侧腰、上臂内侧操作时特别需要小心，此处为容易烫伤区域。

（3）当出现烫伤时及时冷水湿敷物理降温，若出现小水疱，可纱布保护后自行吸收，如果面积较大，需用消毒针沿基底部刺入引流水疱，再使用消毒纱布敷贴至完全恢复。

（4）避免甲状腺区等有腺体的区域，特别是有甲状腺病变的地方。

（5）在敏感区或皮肤松弛处减少空气（如大腿内侧）。

（编者：魏冬梅　石薇；审阅：牛晓宇　陈悦悦）

第六节 超声治疗技术

一 概述

声源的机械振动引起周围弹性介质的振动，该振动沿着介质由近及远传播形成声波，这是一种机械波，正常人听到的声波频率范围在16～20kHz，称为声音，超声波是指频率在20kHz以上，不引起正常人听觉感受的机械波。超声波不仅用于治疗，还广泛用于临床检查、诊断。

超声治疗（Ultrasound Therapy）是应用超声波作用于人体以达到治疗疾病目的的一种物理治疗方法。超声按照声波发放模式分为连续式超声和脉冲式超声；按照声波是否聚焦分为非聚焦超声（普通超声）及聚焦超声，其中聚焦超声又根据声强高低分为高强度聚焦超声（High Intensity Focused Ultrasound，HIFU）和低强度聚焦超声（Low Intensity Focused Ultrasound，LIFU）。本节主要介绍普通超声治疗及低强度聚焦超声治疗。

二 普通超声治疗

（一）定义及原理

普通超声治疗指应用普通方式产生的超声来治疗疾病的一种方法，一般常用频率为800～1000kHz，常用治疗剂量为0.1～2.5W/cm^2。

超声的生物学作用有三方面：①具有物理学特性的超声机械作用；②在机械作用基础上产生的分布特殊的内生热，即温热作用；③由超声机械作用及温热作用促发的空化作用等物理化学变化。

超声在各种介质中前进时产生的机械作用称为行波场中的机械作用，在介质中由反射波引起的机械作用称为驻波场中的机械作用，这两种作用可引起细胞的功能改变，引起生物体反应，可以促进生物体局部的血液及淋巴循环，加强新陈代谢，提高组织再生能力和营养状况，可以用于营养不良性溃疡的辅助治疗；可使脊髓反射幅度降低，反射传递受抑制，神经传导电活性降低，起到镇痛的作用；可以使坚硬的结缔组织变软和延长，用于瘢痕以及硬皮症、挛缩的治疗。超声的机械作用及温热作用可引发一些理化变化，引起空化作用、组织向碱性转化、酶活性提高、蛋白质合成增加、高活性自由基增多、生物膜的通透性增强、凝胶状态变成溶胶状态，这些变化可加速组织修复，但高强度、大剂量超声有抑制或破坏作用，可以造成不可逆的损伤。

（二）适应证及操作步骤

1）适应证：①软组织疾病，如肱骨外上髁炎（网球肘）、肩关节撞击综合征、肌肉劳损、软组织扭挫伤、血肿机化、腱鞘炎、瘢痕组织、注射后硬结、冻伤、冻疮等；②骨关节疾病，如颈椎病、肩周炎、强直性脊柱炎、四肢慢性关节炎、腰椎间盘突出症、半月板损伤、髌骨软化症、骨折、颞颌关节功能紊乱等；③神经系统疾病，如脑卒中、脑外伤后遗症、脑瘫、面神经炎、痴呆，以及各种神经性疼痛，如三叉神经痛、肋间神经痛、坐骨神经痛、幻肢痛、带状疱疹后遗神经痛等；④眼科疾病，如睑板腺囊肿、外伤性白内障、中心性视网膜炎、玻璃体混浊等；⑤内科疾病，如冠心病、慢性支气管炎、慢性胃炎、胆囊炎、胃十二指肠溃疡、功能性便秘等；⑥泌尿生殖系统疾病，如尿路结石、前列腺炎、附睾淤积症、阴茎硬结、慢性盆腔炎、附件炎、输卵管闭塞、痛经等；⑦其他，如早期乳腺炎、肢体溃疡、带状疱疹、雷诺病、乳突炎、耳鸣、耳聋等。

2）操作步骤：①插上电源，打开仪器开关；②选择有适应证且排除禁忌证的患者，患者取舒适体位，充分暴露治疗部位，治疗部位皮肤均匀涂抹耦合剂，将超声治疗探头置于治疗部位；③根据患者情况选择合适的处方及治疗时间，开始用合适的方法（移动法、固定法、间接法等）治疗；④治疗过程中与患者交流是否有不适；⑤治疗结束后擦干耦合剂，协助患者整理；⑥清洁整理消毒治疗仪，关闭电源。⑦记录治疗情况。

（三）禁忌证及注意事项

1）禁忌证：①活动性肺结核、严重支气管扩张、出血倾向、消化道大面积溃疡；②心绞痛、心力衰竭，安装心脏起搏器、心脏支架者，严重心脏病的心区和交感神经节及迷走神经部位；③多发性血管硬化、血栓性静脉炎；④化脓性炎症、急性败血症、持续性高热；⑤恶性肿瘤（超声治癌技术除外）；⑥孕妇的下腹部、小儿骨骺部；⑦头部、眼、生殖器等部位治疗时，剂量应严格把握；⑧高度近视患者的眼部及邻近部位；⑨放射线或放射性核素治疗期间及治疗后半年内。

2）注意事项：①熟悉仪器性能，定期测定超声治疗仪输出强度，确保超声治疗的剂量准确；②避免碰撞超声治疗探头；③耦合剂应涂抹均匀且及时添加，超声治疗探头应紧贴皮肤，与皮肤之间不得留有任何细微空隙，治疗过程中尽量不离开皮肤，可暂停后移动至治疗区域再开始治疗；④移动法治疗时勿停止不动，以免引起疼痛反应及灼伤；⑤仪器工作状态中，若治疗部位过热或疼痛，应停止治疗，找出原因，予以处理，避免发生灼伤；⑥水袋法与水下法治疗时，应采用温开水缓慢灌入，水中及皮肤上不得有气泡；⑦进行胃区域治疗前患者应饮温开水300mL左右，采用坐位进行治疗；⑧治疗过程中不得卷曲或扭转仪器导线；⑨注意仪器和超声治疗探头的散热，如有过热应该停机一段时间再继续使用；⑩治疗结束时，将超声输出调回“0”位，关闭电源后方可将超声治疗探头移开；⑪ 应注意不能用增大强度来缩短治疗时间，也不能用延长时间来降低治疗强度。

期），可适当加快速度。治疗过程中应及时补充耦合剂。

9）治疗强度可根据治疗情况调整，一般以无感或温热舒适为宜。治疗结束需检查治疗区域是否有泛红或过敏等皮肤反应。不能通过增大治疗强度来缩短治疗时间，也不能通过延长治疗时间来降低治疗强度。

10）评估治疗效果：子宫复旧是否有宫缩，乳腺硬结硬度，乳汁量，疼痛缓解程度，瘢痕的硬度、色泽改变等。

11）记录治疗参数。

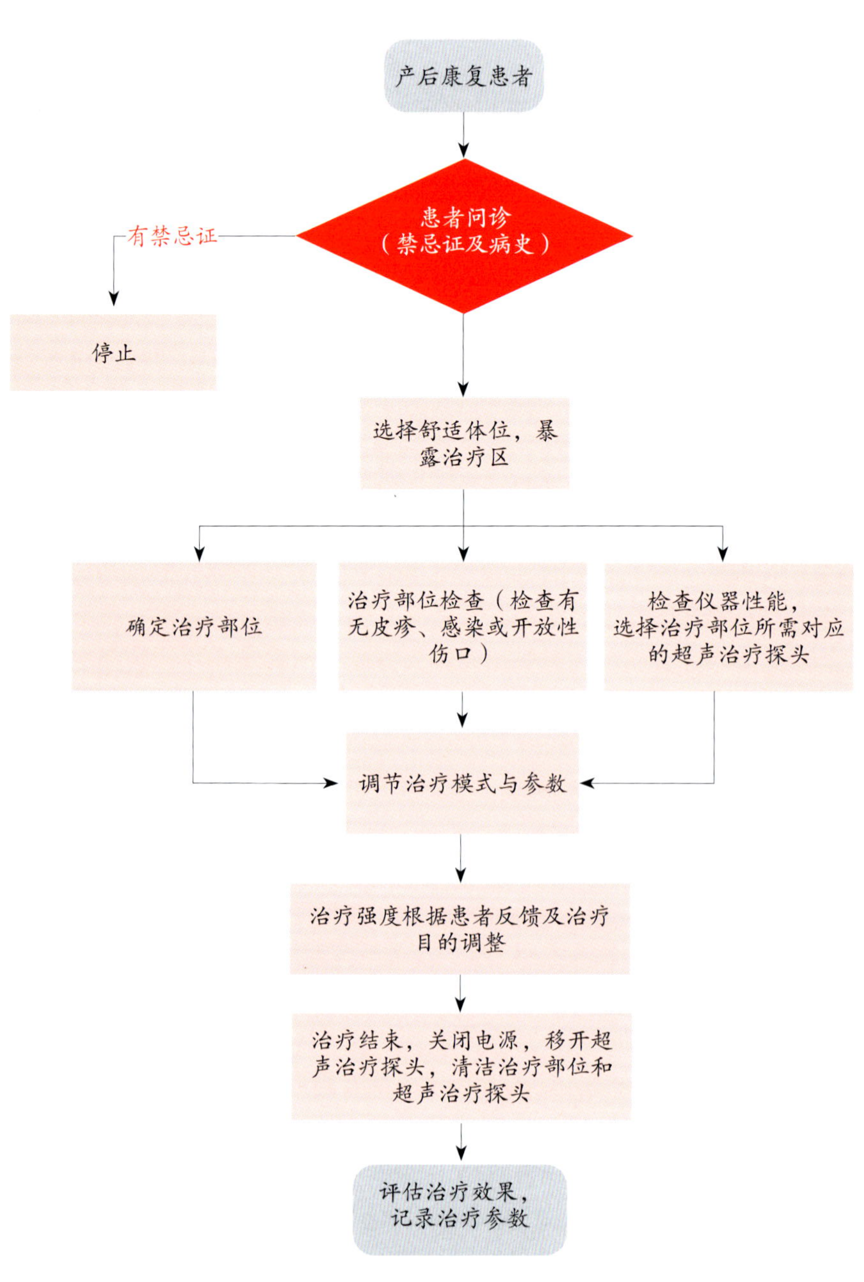

图3-6-1　操作步骤

3. 具体方案

1）子宫复旧：建议介入时间为顺产后2小时、剖宫产后6小时，常规情况下产后推荐治疗3次，1天1次，每次治疗15～20分钟。对子宫复旧不良产妇推荐治疗3～5次，1天1次，每次治疗15～20分钟。产后触诊到宫底，在宫底区域移动治疗（剖宫产注意避开敷料），子宫进入盆腔后于耻骨联合处治疗，超声治疗探头移动速度一般为2～3cm/s，移动速度根据实际情况调整。

推荐低强度聚焦超声治疗参数：频率0.84～1.00MHz，输出声功率2～4W。

2）乳房胀痛：针对生理性乳房胀痛对全乳房区域画圈治疗，每次治疗10分钟（单侧5分钟），1天1次，直至胀痛缓解。乳房硬结区域疼痛部位画圈配合从乳根至乳头方向推动治疗，每次5～10分钟，1天1次，治疗3～5天。移动速度为2～3cm/s，应避开乳晕区域。

推荐低强度聚焦超声治疗参数：频率0.84～1.00MHz，输出声功率2.0～4.5W。

3）乳汁少：对于泌乳少的乳腺需促进乳汁分泌与排出，治疗时采用螺旋式移动配合从乳房根部向乳头方向来回推动治疗。每次10分钟（单侧5分钟），1天1次，推荐3～5天为1个疗程。根据实际效果调整疗程。

推荐低强度聚焦超声治疗参数：频率0.84～1.00MHz，输出声功率1～3W。

4）尿潴留：临床诊断为尿潴留即可开始治疗，在耻骨联合上缘，超声治疗探头斜向下内扫描膀胱，移动速度为2～3cm/s。左右来回扫描（不建议画圈），不定点。剖宫产操作上需要避开敷料，超声治疗探头可下压和朝膀胱方向倾斜。每次10～15分钟，治疗1次后未排尿，可间隔1小时再次治疗，症状缓解即可停止治疗。可连续治疗3天以恢复膀胱功能。若长时间不排尿，临床医生也应评估具体情况，决定后续治疗方案。

推荐低强度聚焦超声治疗参数：频率0.84～1.00MHz，输出声功率2.0～4.5W。

5）产后非特异性腰痛：对于疼痛部位，以疼痛点为中心进行超声画圈扫描治疗，移动速度为2～3cm/s。建议1天1次，每次治疗5～7分钟，5～7次为1个疗程，建议治疗3个疗程（具体治疗时间及次数根据患者情况决定）。

推荐低强度聚焦超声治疗参数：频率0.84～1.00MHz，输出声功率1.0～4.5W。

6）慢性盆腔疼痛：标记腹部疼痛区域治疗，每次治疗5～7分钟，移动速度为2～3cm/s，5～7次为1个疗程。

推荐低强度聚焦超声治疗参数：频率0.84～1.00MHz，输出声功率1～3W。

7）剖宫产/会阴瘢痕：瘢痕形成期治疗，1天1次，每次5分钟，5～7天为1个疗程，间隔1周进行第2疗程治疗，建议治疗3～4个疗程。对于瘢痕软化需要超声热效应的方案，建议移动速度可降低为1～2cm/s（速度根据患者对热感的耐受调整），1天1次，每次5～10分钟，10次为1个疗程（具体疗程结合临床疗效决定）。

推荐低强度聚焦超声治疗参数：频率1～3MHz，输出声功率2.0～4.5W。

8）盆底肌/韧带修复重构：建议产后42天后治疗，移动速度为2～3cm/s，每次治疗5～7分钟，1天1次，5～7天为1个疗程（具体疗程结合临床疗效决定）。

推荐低强度聚焦超声治疗参数：频率0.84～1.00MHz，输出声功率1～4W。

（三）禁忌证及注意事项

1. 禁忌证：①急性和亚急性疾病（超声热效应）；②皮肤破溃部位；③温度觉减退部位；④血液循环欠佳部位；⑤血管功能不全；⑥血栓性静脉炎；⑦眼部、睾丸、月经后的骨盆区；⑧妊娠期；⑨安装心脏起搏器；⑩安装心脏支架；⑪恶性肿瘤（超声治癌技术除外）；⑫感染高热；⑬出血倾向；⑭放射治疗或放射性核素治疗期间及半年内；⑮塑料或大面积金属植入物。

2. 注意事项

1）在急性和亚急性期，应避免使用产生热效应的超声治疗。

2）当治疗部位感觉减退，尤其是存在痛觉和温度觉障碍时应谨慎使用。

3）在血液循环少的部位，必须注意避免积聚的温度过高造成潜在的组织损伤。

4）血管问题如血栓性静脉炎的患者，不宜进行超声治疗，防止栓子脱落产生血栓。

5）低强度聚焦超声作用于缺少血液循环的组织，因热量不易经血液带走消散可能会造成损伤。

6）由于可能对胎儿造成伤害，妊娠期禁止使用治疗性超声。

7）低强度聚焦超声会干扰心脏起搏器的正常功能，以及影响心脏支架性能。

8）低强度聚焦超声不可用于恶性肿瘤，它可能会促进肿瘤生长并引起转移，即使对于恶性肿瘤病史的患者使用低强度聚焦超声也是危险的，因为可能还有未知的小肿瘤存在，因此，临床医生在为癌症患者进行低强度聚焦超声治疗前，最好和患者的内科医生或肿瘤医生沟通核实。

9）对于植入物，低强度聚焦超声应慎用，钢钉类金属植入物可使用脉冲超声，此外较大面积的金属植入物禁用。塑料等植入物，如全关节置换中使用的材质（甲基丙烯酸甲酯）吸收热量迅速，会造成温度过高而损坏周围的软组织。

10）为确保仪器性能，需定期对超声输出强度、脉冲频率精度和定时器精度进行校准与检查，确保其正常准确输出。

（四）围治疗期观察及处理

1）治疗过程中，切忌超声治疗探头空载，必须在涂抹耦合剂且超声治疗探头贴紧皮肤的情况下使用；治疗过程中超声治疗探头尽量不离开皮肤，如需移动可暂停，移动至治疗区域再开始。

2）治疗过程中，耦合剂应涂抹均匀，超声治疗探头必须紧贴皮肤，超声治疗探头与皮肤之间不能留有任何空隙，需注意及时添加耦合剂。

3）移动法治疗时，超声治疗探头要缓慢均匀移动，不可停止不动，以免引起疼痛反应或皮肤灼伤。

4）治疗过程中，应该密切观察患者反应，如患者感觉疼痛或有烧灼感，应立即停止治疗，查明原因并纠正，如增加耦合剂、加快移动速度、降低治疗档位等。

（编者：朱守娟；审阅：牛晓宇　魏冬梅　陈悦悦）

第七节
肌内效贴

肌内效贴是19世纪70年代由整脊治疗师Kenzo Kase发明的一种非侵入性治疗技术。起初，肌内效贴常应用于运动损伤的防治。经过近四十年的发展，已广泛用于神经康复、美容等领域，如今在女性盆底康复领域也得到广泛应用，且疗效显著。本节简单介绍较为常用的几种贴扎技术。

一 定义

肌内效贴是指将各种类型贴布、绷带等贴于体表产生生物力学及生理学效应，以保护骨骼肌肉系统、促进运动功能或达到特定治疗目的的非侵入性治疗技术。

二 原理

1）贴布使皮肤和皮下组织形成皱褶，扩大了连接皮肤和内皮细胞的纤维，增加组织间的淋巴液，减轻疼痛和肿胀。

2）缓解疼痛是肌内效贴的主要治疗作用之一。目前已有的假说认为疼痛感受器的传入神经元在脊髓背角转换成第二神经元，并通过大量的突触连接来传递痛觉信息。高级中枢（皮质、脑干）的痛觉传入纤维到达脊髓背角，在同一水平上还有高级中枢的机械性信号传入通路，在这些信号传入中枢之前，痛觉和机械性信号（如本体感觉）会进行过滤和整合，因此这些通路之间会产生影响，从而具有抑制性。当肌内效贴附着于皮肤时，对皮肤的机械性感受器产生刺激，这种信息与痛觉一同传递到脊髓背角时，抑制了痛觉的传入。

3）使体内体液异常流动恢复至正常水平，贴扎要产生空、动、冷的效果，可刺激位于上皮组织内的角化细胞，诱导体内信号物质（细胞因子），从而协助和调节组织自然愈合。

三 适应证

适应证包括腹直肌分离、部分盆底功能障碍性疾病、骨科及运动损伤、神经疾病及肌筋膜相关疾病等。

四　操作步骤

（一）基础布形

1）I形贴布（图3-7-1）：将肌内效贴布末端剪裁成弧形，主要用于肌肉贴扎、矫正贴扎、硬化组织和瘢痕管理等。

2）Y形贴布（图3-7-2）：将肌内效贴布一端纵向切开，主要用于肌肉贴扎、矫正贴扎、硬化组织和瘢痕管理等。

3）X形贴布（图3-7-3）：将肌内效贴布两端分别纵向切开，主要用于肌肉贴扎和矫正贴扎。

4）网形贴布（图3-7-4）：在5cm宽的肌内效贴布中间裁出4～6条纵向条带，在7cm宽的肌内效贴布中间裁出6～8条纵向条带，主要用于矫正贴扎和硬化组织处理。

5）扇形贴布（图3-7-5）：在5cm宽的肌内效贴布一端裁出4～6个纵向条带，在7cm宽的肌内效贴布一端裁出6～8个纵向条带，主要用于矫正贴扎和硬化组织处理。

6）带孔的X形贴布（图3-7-6）：在X形贴布的基础上，中间再裁出一个纵向切口，使贴布正中带孔，主要用于矫正贴扎和硬化组织处理。

7）篮网状贴布：封闭式篮网状贴布（图3-7-7）是在5cm宽的肌内效贴布上裁出纵向交替的3个和4个条带，在7cm宽的肌内效贴布上裁出纵向交替的5个和6个条带，但是尾端不剪开。封闭式篮网状贴布主要用于矫正贴扎和硬化组织处理。开放式篮网状贴布（图3-7-8）是在5cm宽的肌内效贴布上裁出纵向交替的3个和4个条带，在7cm宽的肌内效贴

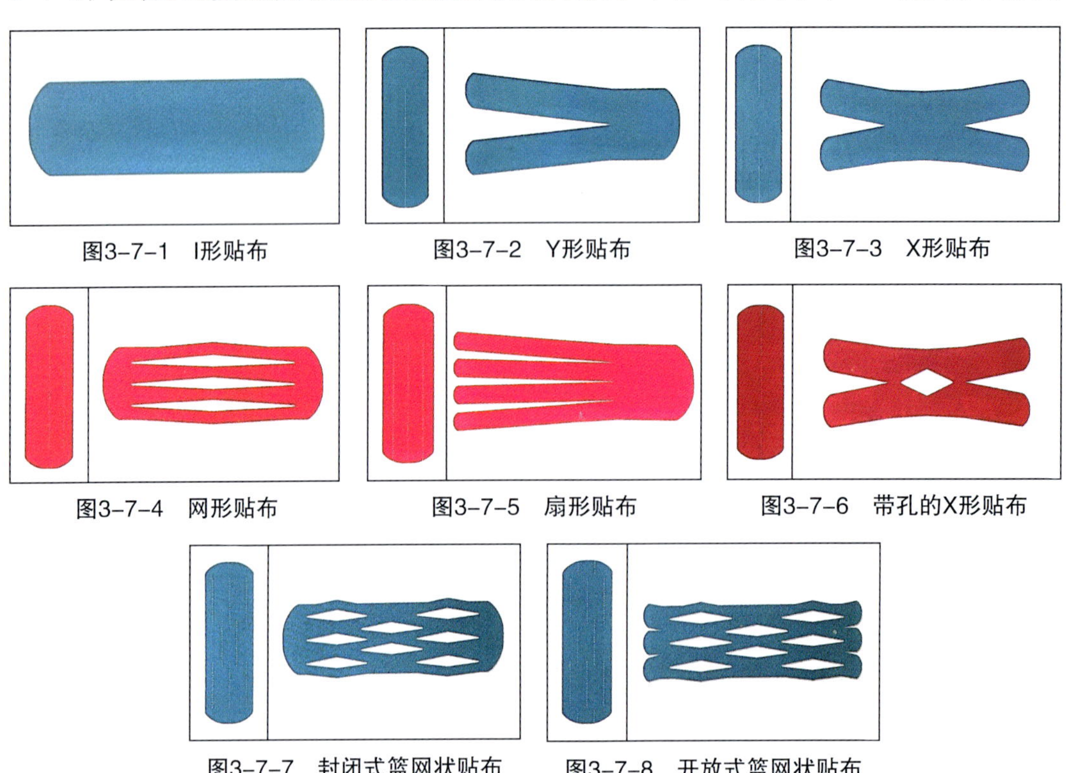

图3-7-1　I形贴布　图3-7-2　Y形贴布　图3-7-3　X形贴布

图3-7-4　网形贴布　图3-7-5　扇形贴布　图3-7-6　带孔的X形贴布

图3-7-7　封闭式篮网状贴布　图3-7-8　开放式篮网状贴布

布上裁出纵向交替的5个和6个条带，尾端对应剪开。开放式篮网状贴布主要用于矫正贴扎和硬化组织处理。

8）爪形贴布：爪形贴布即散状形、扇形贴布，锚不做裁剪，基底及尾分为数条，有时也可为I形单条窄带，常重叠交叉为网状。其可消除肿胀，促进淋巴液及血液循环。爪形贴布用于需尽量包覆组织液滞留的肢体或血液淤积的区域时，覆盖病变区可增加感知觉的输入。注意：若裁剪条数过多过细，可能会部分改变贴布的力学特性。

（二）部分疾病贴法

1）耻骨联合分离的贴法见图3-7-9。

2）妊娠晚期圆韧带疼痛的贴法见图3-7-10。

3）改善产后松弛的皮肤和肌肉的贴法见图3-7-11（0张力），也称“蚊香贴”，逆时针贴法，厚度为1.0～1.5cm，间隔约0.5cm。

4）改善便秘及尿频的贴法见图3-7-12：便秘也可用“蚊香贴”，腹泻可使用顺时针“蚊香贴”。

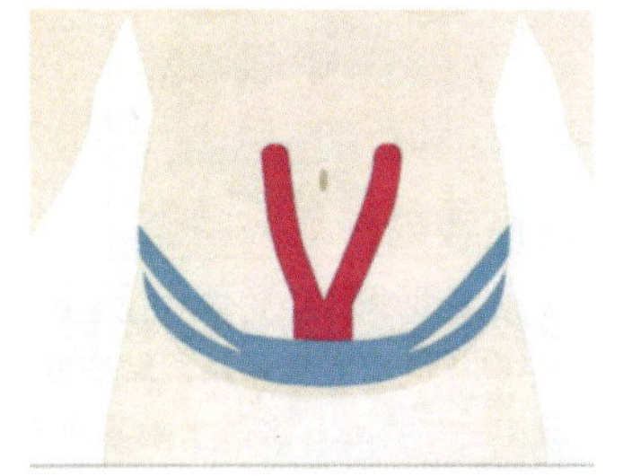

图3-7-9　耻骨联合分离的贴法

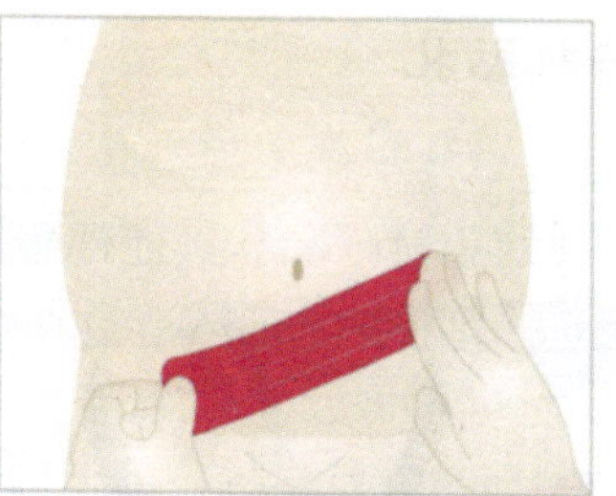

图3-7-10　妊娠晚期圆韧带疼痛的贴法

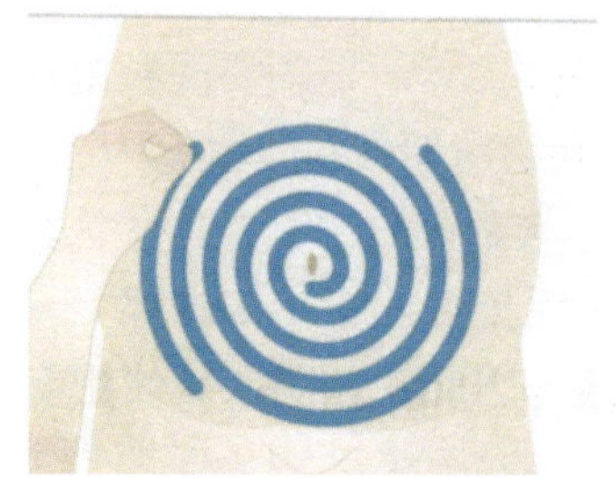

图3-7-11　改善产后松弛的皮肤和肌肉的贴法

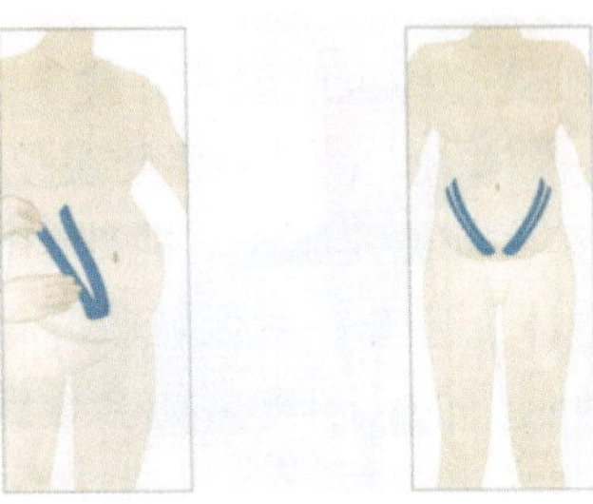

图3-7-12　改善便秘及尿频的贴法

注意：所有的肌内效贴均需按患者的不同情况进行评估，以上只显示必贴处（以上图片均出自KINESIO官方教材）。

激相对较强；如以螺纹面操作，则接触面相对较大，刺激亦相对较平和。两者多用于躯干部及四肢部的经络腧穴。一指禅偏锋推法接触面小而窄、轻快柔和，多用于颜面部。

3）摩法（图3-8-3）：用手指掌面或手掌在体表做环形运动的手法。

（1）指摩法：手指自然伸直，示指、中指、无名指和小指并拢，腕关节略屈，以示指、中指、无名指及小指掌面着于施术部位，前臂做主动摆动，通过腕关节带动手指在体表做环形运动。顺时针和逆时针方向均可，每分钟操作100～120次。

（2）掌摩法：手掌自然伸直，腕关节略背伸，将手掌平置于施术部位，前臂做主动摆动，通过腕关节带动手掌在体表做环形运动。顺时针和逆时针方向均可，每分钟操作100～120次。

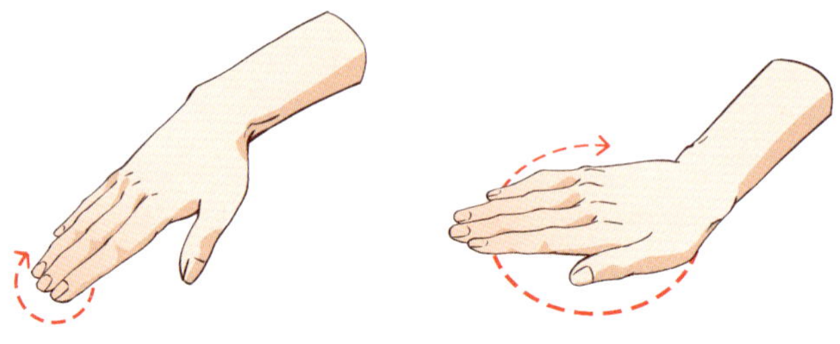

图3-8-3 指摩法（左）和掌摩法（右）

4）抹法（图3-8-4）：用拇指螺纹面或手掌掌面着力于施术部位，沿皮肤表面做任意方向移动的手法。

（1）指抹法：用拇指螺纹面着力于施术部位，沿皮肤表面做任意方向移动的手法。以单手或双手拇指螺纹面紧贴于施术部位，余指置于相应的位置以固定助力，拇指主动运动，做上下或左右、直线往返或弧形曲线的移动。或拇指平推然后拉回，或做分推、旋推及合推，可根据不同的施术部位灵活运用，但用力较推法为轻。如果直接在皮肤上操作，需要涂抹介质，各种抹法均要遵守这一要求。

（2）掌抹法：用手掌掌面着力于施术部位，沿皮肤表面做任意方向移动的手法。以单手或双手掌面紧贴于施术部位，以肘关节的屈伸运动带动掌面，做上下或左右、直线往返或弧形曲线的移动。

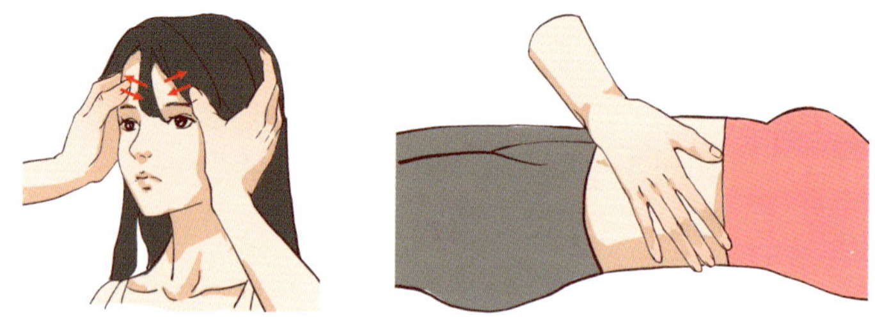

图3-8-4 指抹法（左）和掌抹法（右）

5）拿法（图3-8-5）：拇指与其余手指的掌面相对用力，捏住并提起皮肤和经筋等软组织的手法。三指拿法常用于颈项部及四肢部，五指拿法可用于头部。拿法可单手操作，亦可双手同时操作。

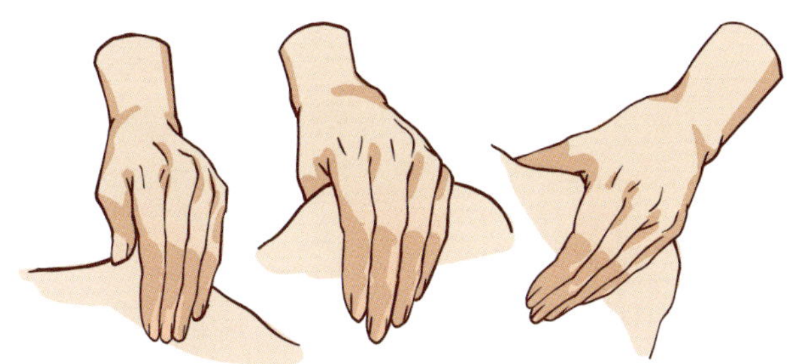

图3-8-5　拿法

6）搓法（图3-8-6）：用双手掌面置于肢体两侧交替搓动的手法。以双手掌面置于施术部位两侧，令患者肢体放松，前臂与上臂部主动施力，做相反方向的较快速搓动，并同时做由上而下运动或上下往返运动。搓法具有明显的疏松肌筋、调和气血的作用，常用于四肢和胸胁部、背部，尤以上肢应用较多，常作为推拿治疗的结束手法。

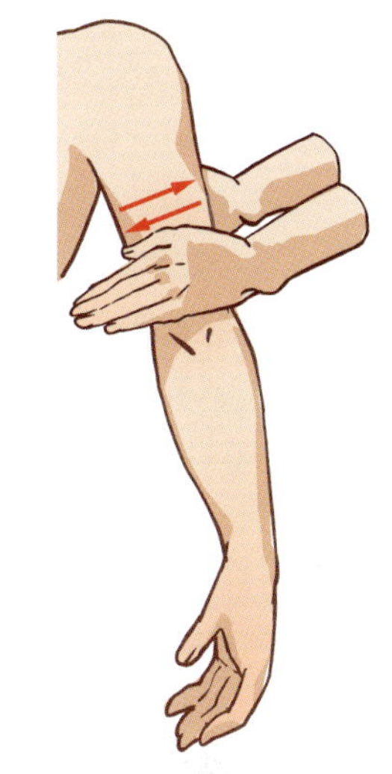

图3-8-6　搓法

7）拨法（图3-8-7）：以拇指或肢体其他部位深按于治疗部位，垂直肌束、肌腱或韧带走行方向进行单向或往返推动的手法。拇指伸直，以指端着力于施术部位，余四指置于相应的位置以助力，拇指下压至一定的深度，再做与肌纤维或肌腱、韧带成垂直方向的单向或来回推动。若单手指力不足，亦可以双手拇指重叠操作。除拇指以外，也可用其他手指指端、指间关节或肘等部位施力。其适用于全身各部位的肌肉、肌腱、韧带等组织。

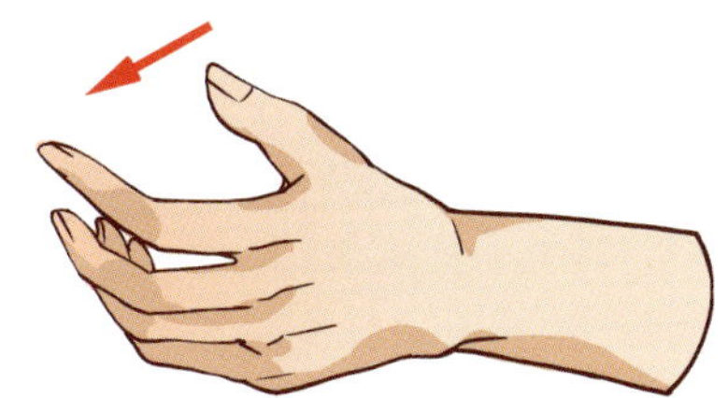

图3-8-7　拨法

在临床治疗的实际运用中，上述这些基本操作方法可以单独或联合运用，也可以选用属于皮部经筋推拿技术的其他手法，视具体情况而定。

2. 常见疾病的皮部经筋推拿技术

1）项痹病（颈型颈椎病）：枕颈部痛，颈活动受限，颈肌僵硬，有相应压痛点。X线片示，颈椎生理弧度在病变节段改变。

【治则治法】活血止痛，舒筋通络。

【操作步骤】

（1）患者取俯卧位或坐位。

（2）㨰法操作于项背部及肩部。

（3）用一指禅推法或按法、揉法、弹拨法等手法操作于项背部及肩部手太阳经、足太阳经、足少阳经、手阳明经所行部位。

（4）拿法操作于颈肩部。

2）腰痛病（腰肌劳损）：有长期腰痛史，反复发作。一侧或两侧腰骶部酸痛不适，时轻时重，缠绵不愈。劳累后加重，休息后减轻。一侧或两侧骶棘肌轻度压痛，腰腿活动一般无明显障碍。

【治则治法】舒筋通络，活血止痛。

【操作步骤】

（1）患者取俯卧位。

（2）㨰法操作于腰部足太阳膀胱经所行部位。

（3）用按揉、弹拨法施于腰部足太阳膀胱经所行部位。

（4）以擦法操作于腰部皮部，透热为度。

3）肌痹（背肌筋膜炎）：由外伤后治疗不当、劳损或外感风寒等引起，多发于老年人，好发于两肩胛之间。背部酸痛，肌肉僵硬发板，有沉重感，阴雨天及劳累后可使症状加重。背部有固定压痛点或压痛较为广泛。背部肌肉僵硬，沿骶棘肌行走方向常可触到条索状改变，腰背功能活动大多正常。X线片检查无阳性征。

【治则治法】理筋，通络，止痛。

【操作步骤】

（1）患者取俯卧位。

（2）以柔和的㨰法或按揉法操作于胸背部。

（3）以弹拨法、推法等手法操作于背部足太阳经所行部位。

（4）以擦法操作于背部足太阳经所行部位，透热为度。

（二）脏腑推拿

脏腑推拿是以按法、点法、揉法、摩法、振法等手法作用于胸腹部、头面部等脏腑对应的体表部位，使脏腑受到手法直接刺激的推拿医疗技术，具有和中理气、通腑散结、行气活血等功效。适应的病证主要包括内科、妇科、男科病证，如胃脘痛、腹泻、痛经、消渴、头痛、眩晕等。

1. 基本操作方法

1）按法：以指、掌等部位按压施术部位的手法。指按法接触面积小，刺激较强，一般多用于面部，亦可用于肢体穴位；掌按法面积较大，沉实有力，舒缓自然，多用于背腰部、下肢后侧、胸部及上肢部；肘按法力大而刺激量大，可用于腰、臀、下肢肌肉丰厚处。

（1）指按法（图3-8-8）：用拇指或示指、中指、无名指的指端或螺纹面置于施术部位，做与施术部位相垂直的按压。当按压力达到所需的力量后，要稍停片刻，即所谓的“按而留之”（参见清·张振鋆《厘正按摩要术》），然后松劲撤力，再做重复按压，使按压动作既平稳又有节奏。必要时也可双手拇指重叠按压，

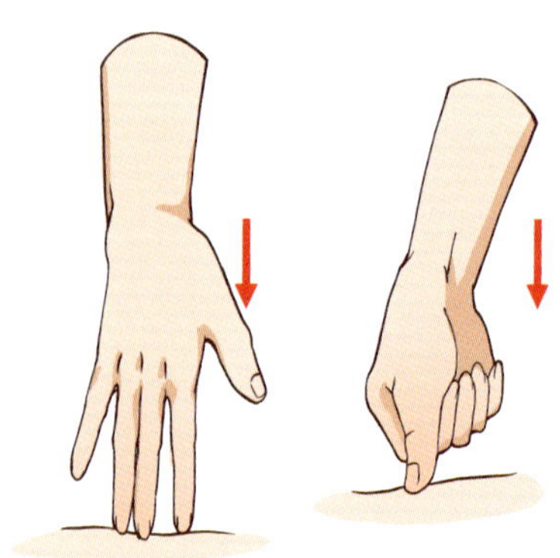

图3-8-8　指按法

也可用手掌按于指上助力按压。

（2）掌按法（图3-8-9）：以单手或双手掌面置于施术部位，利用身体上半部的重量，通过上臂、前臂及腕关节传至手掌部，垂直向下按压，施力原则同指按法。操作时也可双手掌重叠按压。

（3）肘按法（图3-8-10）：屈肘，以肘的尺骨上端及鹰嘴部为着力部位并可借用身体上半部的重量进行节律性按压。

2）点法（图3-8-11）：以指端或指间关节背侧垂直按压或冲击施术部位的手法。以拇指指端、中指指端、拇指指间关节背侧或示指指间关节背侧等部位着力于施术部位，垂直用力按压，使力向深部传导；或者以拇指指端、中指指端等部位自施术部位上部快速冲击施术部位。点法还可借用器具来操作，如点穴棒等。点法接触面小，刺激强，易于取穴，故适用于全身各部穴位。

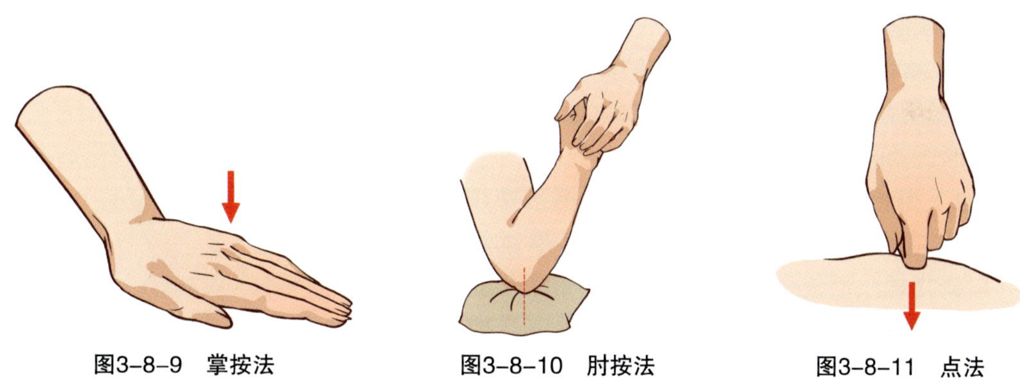

图3-8-9　掌按法　　图3-8-10　肘按法　　图3-8-11　点法

在临床治疗中，上述这些基本操作方法可以单独或联合运用，也可以选用属于脏腑推拿技术的其他手法，视具体情况而定。

2. 常见疾病的脏腑推拿技术

痛经（原发性痛经）：由情志所伤，六淫为害，导致冲任受阻；或因素体不足，胞宫失于濡养，导致月经期或经行前后呈周期性小腹疼痛的月经病。月经期或经行前后小腹疼痛，痛及腰骶，甚则昏厥，呈周期性发作。排除盆腔器质性疾病所致腹痛。

【治则治法】通调气血。

【操作步骤】

（1）患者取仰卧位。

（2）用摩法操作于腹部，以顺时针方向为宜。

（3）用掌按法、振法等手法操作于小腹部。

（4）用指按法或点法在气海穴、关元穴治疗。

（5）患者取俯卧位。

（6）用按法或点法等手法操作于腰部脊柱两旁及骶部。

（7）以擦法操作于腰骶部，透热为度。

第九节
冲击波治疗

一　概述

冲击波（Shock Wave）利用组织内能量转换和传递，造成不同密度组织之间产生能量梯度差及扭拉力，形成空化效应，并产生生物学效应。目前该方法已经成为治疗骨骼肌肉系统疼痛的常规方法。

冲击波的物理学特性：①机械效应，即当冲击波进入人体组织后，在不同组织的界面处产生的加压和撤压后的牵张效应；②空化效应，即存在于组织间液体中的微气核空化泡在冲击波作用下发生振动，当冲击波强度超过一定值时，发生的生长和崩溃所产生的效应；③热效应，即冲击波在生物体内传播过程中，其振动能量不断被组织吸收所产生的效应。

冲击波的生物学效应：①组织损伤修复重建作用；②组织粘连松解作用；③扩张血管和血管再生作用；④镇痛及神经末梢封闭作用；⑤高密度组织裂解作用；⑥炎症及感染控制作用。

冲击波可以通过促进软组织损伤重建修复、软组织粘连松解、扩张血管和促进血管再生、镇痛及神经末梢封闭、高密度组织裂解、炎症及感染控制等，最终达到促进组织损伤修复、缓解疼痛的目的。冲击波治疗骨骼肌肉系统疼痛效果显著、应用方便、经济安全、无明显副作用，临床应用广泛，患者接受度高，因此可以应用于产后骨骼肌肉系统疼痛的治疗。

二　适应证及操作步骤

（一）适应证

软组织疾病，如急慢性软组织损伤、劳损、痉挛、扳机点、肩周炎、颈椎病、网球肘、滑囊炎、腱鞘炎、髌骨软化症、足底筋膜炎、男性勃起功能障碍、男女性慢性盆腔疼痛等；骨关节病，如骨折愈合、骨不连、膝关节炎、足跟痛、钙化等；肌源性神经痛，如腕管综合征、肋间神经痛、坐骨神经痛等；创伤皮肤愈合性疾病，如皮瓣移植后愈合、皮肤溃疡及坏死、术后创面愈合、瘢痕松解、压疮等。

（二）操作步骤

1）连接电源线，打开仪器，检查仪器是否正常运行。

2）选择有适应证并排除禁忌证的患者，签署知情同意书并充分进行医患沟通。

3）患者取合适的体位，暴露治疗部位，定位治疗部位，均匀涂抹耦合剂。

4）启动仪器，选择或设置合理的治疗方案，按按钮开始治疗。治疗过程中观察并与患者沟通治疗反应，若出现不能耐受的情况，应及时停止治疗。

5）冲击次数完成后结束治疗。

6）帮助患者擦干耦合剂。

7）整理清洁消毒治疗仪。完成治疗记录，并交代治疗后注意事项。

三 禁忌证及注意事项

（一）禁忌证

1. 绝对禁忌证

出血性疾病，如凝血功能障碍患者可能引起局部组织出血，未治疗、未治愈或不能治愈的出血性疾病患者不宜行冲击波治疗；治疗区域存在血栓，该类患者禁止使用冲击波治疗，以免造成血栓栓子脱落，引起严重后果；严重认知功能障碍和精神疾病患者；治疗前6周内进行皮质内固醇治疗的患者；近6周内使用X线治疗的患者；眼睛和眼眶周围、脊髓、大脑、生殖腺等特殊部位；生长痛患儿。

2. 相对禁忌证

下列疾病在使用高能聚焦式冲击波治疗时为相对禁忌证，而低能冲击波治疗不完全禁忌：①严重心律失常患者；②严重高血压且血压控制不佳患者；③安装心脏起搏器患者；④恶性肿瘤已多处转移患者；⑤妊娠期女性；⑥感觉功能障碍患者；⑦痛风急性发作患者；⑧肌腱、筋膜断裂及严重损伤患者；⑨体外冲击波焦点位于脑及脊髓组织者、位于大血管及重要神经干走行者、位于肺组织者；⑩关节液渗漏患者；⑪治疗部位存在骺板、金属内固定者。

（二）注意事项

1）治疗应选择合适的强度及治疗量。

2）治疗时注意治疗头需与治疗部位紧密接触。

3）治疗时密切观察患者疼痛情况，根据情况调整治疗强度、脉冲数。若出现不能耐受的情况，立即停止治疗，随访观察。

4）为确保仪器性能，需定期对冲击波输出强度、脉冲频率精度和定时器精度进行校准与检查，确保其正常准确输出，注意设备的维护和保养。

四 围治疗期观察及处理

1）围治疗期需观察患者可能出现的不良反应：①治疗部位局部血肿、瘀紫、点状出血；②治疗部位疼痛反应短时间增强；③治疗部位局部麻木、针刺感、感觉减退；④高能量体外冲击波可能导致局部神经、血管损伤；⑤接触性皮炎。

2）处理：①严格按照适应证及禁忌证选择患者；②与初次治疗的患者详细沟通，做好解释工作，让患者了解可能出现的风险及防范措施；③严格按照仪器操作流程操作；④治疗后嘱患者适当休息，不宜过度活动，不宜和其他热疗仪器同一天使用；⑤合理选择治疗部位，不宜在较大神经及血管周围进行治疗；⑥选择合适的治疗强度；⑦若出现接触性皮炎及其他不良事件应积极治疗。

（编者：朱守娟；审阅：牛晓宇　魏冬梅　陈悦悦）

第十节
经皮电刺激疗法

经皮电刺激疗法是物理治疗方法中常用的方法之一，包括低频电刺激疗法、中频电刺激疗法和高频电刺激疗法。

一 低频电刺激疗法

（一）概述

低频电刺激疗法是指使用频率在1000Hz以下的脉冲电流作用于人体来治疗疾病的方法，也被称为低频电疗法（Low Frequency Electrotherapy，LFE）。低频电疗法分为感应电疗法、经皮神经电刺激疗法、功能性电刺激疗法。

低频电刺激可引起神经肌肉组织兴奋。细胞或组织具有对外界刺激产生反应的能力，即兴奋性，低频电刺激的主要治疗作用之一是引起神经肌肉兴奋，对感觉神经和运动神经均有较强的刺激作用，引起细胞出现动作电位，宏观上表现为肌肉收缩、腺体分泌等生理功能，且不同类型的低频电流的波形、强度、持续时间等基本参数的变化使神经肌肉刺激的反应有所不同，从而达到不同的治疗目的。

低频电刺激通过轴突反射使小动脉壁松弛扩张；刺激感觉神经释放P物质及乙酰胆碱引起血管扩张；皮肤受刺激释放组胺使毛细血管扩张；电刺激产生节律性肌肉收缩，有扩血管作用；可以通过抑制交感神经而引起血管扩张。这些作用可改善局部血液循环，减轻局部缺血、缺氧，加速止痛物质和酸性代谢产物的清除，减轻水肿，改善局部营养代谢，从而减轻或消除疼痛的刺激因素，起到镇痛及改善功能的作用。

（二）适应证及操作步骤

1. 适应证

适应证包括失用性肌萎缩、肌张力低下、软组织粘连、四肢血液循环障碍、便秘、各种急慢性疼痛、上下运动神经元瘫痪、呼吸功能障碍（膈肌起搏）、排尿功能障碍（尿潴留及尿失禁）、特发性脊柱侧弯、肩关节半脱位等。

2. 操作步骤

1）治疗前充分沟通并签署知情同意书，告知患者治疗过程中可能出现麻颤感、肌肉收缩感等感觉。

2）按照治疗目的与部位选择电极，检查电极、导线是否连接正确，仪器设备输出调轴或枕头支撑以便更好地放松，尽量不让患者精神心理及盆底肌过度紧张。治疗师准备：洗手，戴口帽、橡胶手套，准备润滑剂、碘伏、消毒棉签，核对患者。开始治疗：会阴部消毒。为了让患者更好地放松，治疗之前建议指导患者做呼吸训练来放松。可先按摩外阴部，放松盆底浅层肌筋膜，患者适应及放松后，再次会阴部消毒并更换手套涂上润滑剂，由阴道口缓慢进入阴道对盆底肌筋膜触痛点进行轻柔按摩、震动、牵伸治疗，并指导患者进行盆底收缩和放松。也可根据肌筋膜疼痛图谱评估结果先处理身体其他部位的肌筋膜触痛点，然后再进行盆底肌筋膜手法治疗。治疗结束后交代注意事项（可能出现黏膜轻微粉红色样出血、盆底肌酸胀不适、排尿不适等情况），嘱患者观察症状变化。

三 禁忌证及注意事项

（一）禁忌证

禁忌证包括各种炎症、恶性肿瘤、子宫内膜异位症、不明原因剧痛、出血性疾病及治疗部位皮肤黏膜破损、局部伤口未愈合等。

（二）注意事项

1）治疗前应掌握适应证，排除禁忌证，取得患者的知情同意，尽量让患者放松及配合。

2）月经或恶露等出血情况下不进行盆底肌筋膜手法治疗。

3）临床中遇到经充分医患沟通及尝试之后均不能配合该项治疗的患者，可根据病情考虑采用其他治疗方案。

4）进行肌筋膜手法治疗时应熟练、准确、力度缓和深透，根据患者情况调整强度及频次，切忌暴力或用力过猛。

5）治疗师应保持手部清洁卫生，不留指甲，去除装饰品，避免操作时损伤患者。

6）注意保护患者隐私。

7）治疗结束后如出现特殊不适应立即就医。

四 围治疗期观察及处理

1）围治疗期注意观察患者治疗配合度及治疗过程中的疼痛不适情况，尽量在患者可接受范围内。

2）边治疗边观察治疗师橡胶手套上是否有出血，如有出血应立即停止治疗，观察随访患者情况。

3）治疗后嘱咐患者可能出现小便不适、黏膜轻微出血、轻微疼痛等情况，一般1～2天后会消失，如两天后仍存在不适情况应立即就医。

4）如果患者经过治疗后效果不佳，应及时进行学科病例讨论，必要时采用其他治疗方案。

（编者：朱守娟；审阅：牛晓宇　魏冬梅　陈悦悦）

第十二节
关节和骨盆治疗技术

一 关节调整术

关节调整术包含整肌和正骨两个概念，整肌放在首位。骨骼犹如伫立的电线杆，周围由许多肌肉韧带支撑，一旦周围软组织失衡，必然导致关节偏歪，而关节偏歪又会影响周围软组织的平衡调节。因此关节调整术先进行相关肌肉软组织的评估、放松及激活，最后进行关节复位，达到巩固疗效的目的。在预防复发方面，我们采用了运动康复的理念去指导患者进行相应肌肉关节的锻炼。关节调整术结合了脊骨神经医学、中医正骨及运动康复的理念，运用三位一体的治疗思路来对患者制订个性化方案，从而达到治疗目的，增加患者满意度。

（一）定义

关节调整术指通过评估患者患处的力学结构，采取整肌、整骨、指导运动的整合方法，治疗由关节结构不良引起的一系列疾病。

（二）原理

脊柱的功能性侧弯或脊柱椎体紊乱都可以直接和间接破坏人体的力学平衡，导致骨盆位置不正，影响盆底内环境，内环境紊乱又会引发盆底肌肌力不均、盆底温度升高、妇科疾病风险增加、性生活不满意等。产后妇女骨盆不稳定和脊柱问题相互影响，导致各种各样的产后疼痛问题。从脊源性疾病角度分析，随着神经解剖学及生物力学的发展，对脊源性内脏疾病多数学者认为是大脑皮层和内脏脊椎生物力学失衡引起脊椎本身病变后压迫、刺激自主神经，导致自主神经紊乱而引起的一系列内脏疾病，如消化系统疾病或心血管系统疾病等。多数脊源性疾病并未引起器质性病变，少数严重患者可导致相关内脏的器质性变化，而解除压迫后症状即可减轻或消失。关节调整术在结合美式整脊和中医正骨的基础上，结合运动康复，运用生物力学分析、中医整体观处理采取保守治疗的关节功能失衡患者。

（三）适应证

1）排除器质性病变以及不明原因的尿频、漏尿、慢性盆腔疼痛等。

2）耳垂不等高、头部及颈部倾斜、颈椎旋转、双侧肩部不等高、肩胛骨内收及外展、肩胛下角不等高、肩胛骨旋转、翼状肩胛骨、上肢位置不等高、手肘不等高、腰纹则：①无痛原则，在治疗过程中尽量不引起或加重患者疼痛，如果出现疼痛，应立即停止治疗或换用其他手法治疗；②强调关节内的持续滑动且配合关节的生理运动，其原因在于在运动状况下治疗会使症状改善，并更好地维持疗效；③具备主动训练和被动运动的双重优势。

3）Kaltenborn：①Ⅰ级，使关节内压迫状态缓解但关节面尚未被牵开的力度。②Ⅱ级，关节周围组织松弛，由于结缔组织紧张，当运动停止时治疗师可以感到一种使关节分离或滑动的力。③Ⅲ级，分离的力或是滑动的力超过了限制关节活动的紧张感，治疗师可以试探着通过伸张挛缩的软组织，引起关节内较大的运动。

（五）禁忌证及注意事项

1. 禁忌证

禁忌证包括关节活动度过大或不稳、恶性肿瘤、马尾神经受压迫、脊髓受压迫、椎动脉供血不足、急性神经根性炎症或压迫、严重骨质疏松、关节肿胀、炎症及未愈合骨折等。

2. 注意事项

1）治疗前需严格排除禁忌证，月经期应注意避免腰腹及骨盆处的松动。

2）滑动的范围从中间到活动终点，强度以不引起疼痛为原则，即患者感觉到有点不舒服的力度即可。

3）严重椎间盘突出患者应注意操作力度及方向。

4）妊娠期患者应注意操作体位。

（六）围治疗期观察及处理

1）患者应采取舒适的姿势。

2）治疗师的双手及身体应最大限度地与患者身体接触。

3）根据患者的反应选择手法。

4）施以手法的过程中如出现疼痛或肌肉保护性收缩应立即终止。

5）治疗前、中、后均需评估。

三 关节错缝术

关节错缝术是针灸推拿专业常用的手法之一，通过矫正错缝关节，起到平衡阴阳、调和气血、疏通经络、活动关节、活血散瘀、消肿止痛、松解粘连、滑利关节的作用，从而使“骨正筋柔，气血以流”。狭义的关节错缝术指复位手法。腰椎复位手法展示见图3-12-1。

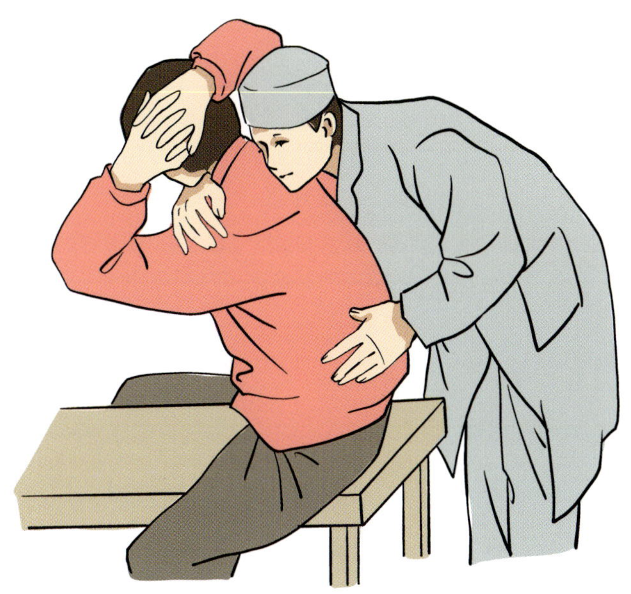

图3-12-1 腰椎复位手法展示

（一）定义

骨错缝为中医伤科病名。关节错缝术指通过手或肢体的其他部分运用一定的力量，使用特定的技巧动作作用于人体的特定部位的中医传统手法。

（二）原理

刺激神经末梢，调节神经功能，促进血液、淋巴液循环，促进血液中活性物质的改变，特别是使内啡肽及5-羟色胺含量升高，提高机体代谢功能，加速修复损伤的软组织，理顺筋络，正骨复位。

（三）适应证

关节错缝术适用于骨关节错缝的患者。

（四）操作步骤

1）治疗师应衣帽整齐。

2）携所需物品至床边，再次核对患者治疗记录表。

3）结合患者具体情况做好解释工作。

4）对患者进行检查后，根据病情进行扳法，具体分为颈椎、腰椎、骶髂关节、胸椎等。

5）根据患者不同体位采用相应的扳法。首先放松局部施术部位，其次使患者摆出相应体位（颈椎、腰椎：坐位或卧位；胸椎：站位、坐位或卧位），最后将错位的关节以相应的力度使之复位，听到“咔”的声响证明复位成功。

（五）禁忌证及注意事项

1. 禁忌证

禁忌证包括关节内固定未取出、骨代谢异常、严重精神疾病、骨质疏松症、椎管狭窄症、严重的神经压迫、骨折、外伤、关节肿胀、肿瘤、结核、严重的皮肤病或皮肤损伤、严重的皮肤过敏、控制不佳的高血压、重度滑脱、严重内科疾病、严重贫血或其他原因无法配合治疗。妊娠期和月经期慎用。

2. 注意事项

1）治疗前需严格排除禁忌证，月经期或恶露未尽时避免腰腹及骨盆处的治疗。

2）治疗期间注意手法强度，在患者舒适体位下治疗。

3）治疗前充分了解病情，明确诊断。

4）治疗师要保持手部卫生清洁，不留指甲，除去装饰品，以免操作时伤及患者，必要时用治疗巾覆盖被治疗部位。

5）指导患者密切配合，尽量放松、协作，需要时随时调整姿势、体位。

（六）围治疗期观察及处理

1）手法操作应熟练、准确，用力轻巧适度，每次手法定位要准确，先轻后重，活动速度先慢后快。

2）手法强度、时间需视患者体质和治疗反应随时调整。

3）手法操作时需熟悉局部解剖结构与关节正常、异常的活动范围，避免造成不必要的损伤，尽可能利用力学原理、人体特点操作。

4）手法操作后需观察患者有无不适。

四 骨盆治疗

骨盆是人体最稳固的结构，人体几乎每个动作的力线都会经过骨盆，因此骨盆具有承上启下、承托承载、力学传递、肌肉连接的作用。近代研究表明，骶髂关节及耻骨联合存在微小活动：2°～4°的旋转和2mm的平移。在外伤、炎性因子的刺激下，或由于人体长时间处于不正确的力学状态或由于忽然旋转、牵外力作用，易致骨盆力学失衡，导致疼痛或功能障碍。通过评估后制订诊疗方案对其进行干预，维持力的锁定和结构锁定，减少患者疼痛及功能障碍。

骨盆带疼痛（Pelvic Girdle Pain，PGP）指髂嵴后部和臀褶皱之间的疼痛，尤其是骶髂关节附近的疼痛。对罹患骨盆带疼痛相关疾病的患者进行干预，可以缓解或治愈疼痛，进而减轻功能障碍。疼痛可能放射至大腿后部。患者站立、行走和坐位的耐力相关能力下降。骨盆带疼痛通常与怀孕、创伤或反应性关节炎有关。骨盆带疼痛的诊断需要在排除腰椎、妇科、泌尿系统疾病后得出。

骨盆带疼痛区域见图3-12-2。

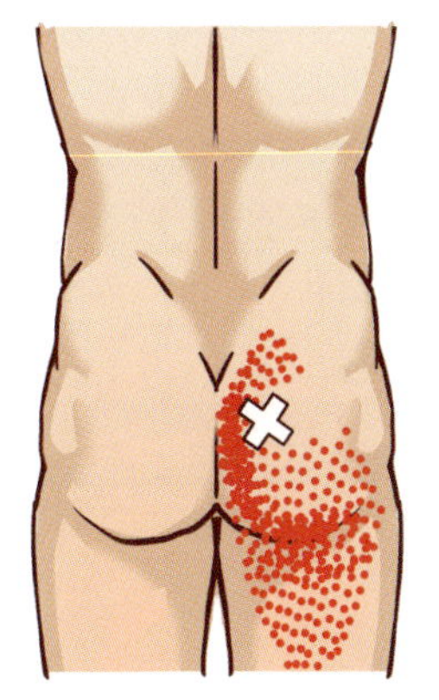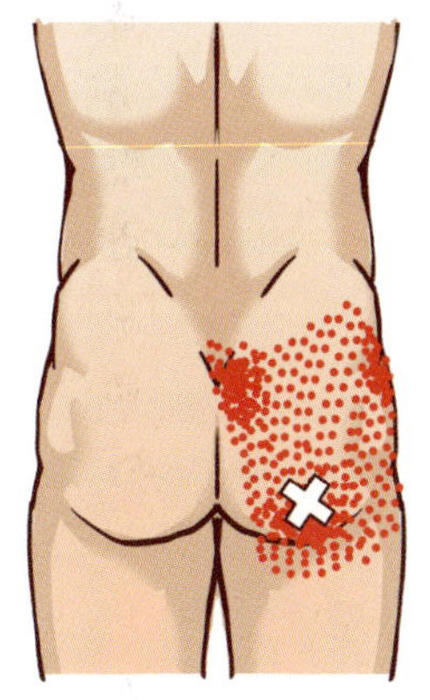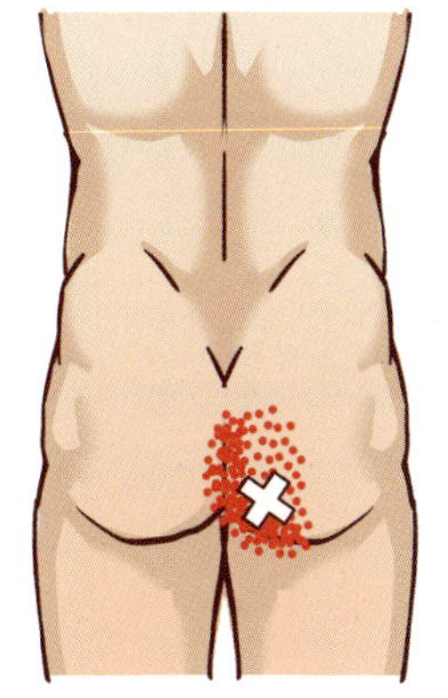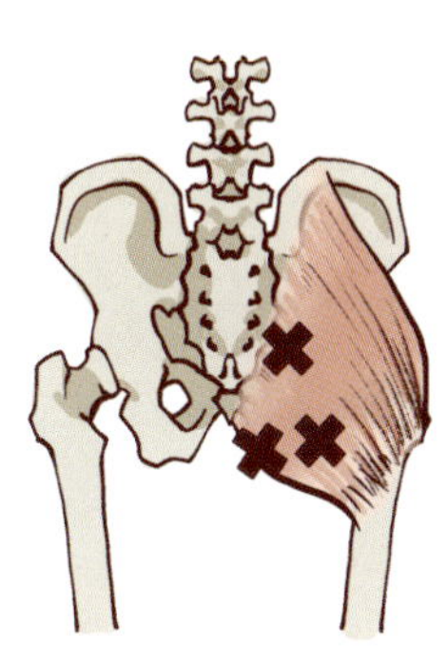

图3-12-2　骨盆带疼痛区域

骨盆带疼痛按病理机制可以分为以下几类。

1）特异性骨盆带疼痛：强直性脊柱炎、骶髂关节炎、感染、骨折等，通过辅助检查或实验室检查可诊断，通过手法或特定的运动干预来治疗这些疾病的症状和体征通常效果不太理想，这是因为不能消除该疾病的潜在疼痛原因。物理治疗可能仅限于管理潜在疾病/病理过程的后遗症，减轻疼痛等不适，但复发率高。建议这类疾病患者至风湿免疫科或骨科就诊。

2）非特异性骨盆带疼痛：疾病表现为炎症性，特点是位于骨盆带的持续疼痛，常表现为活动受限，可能由负重、骨盆压迫或骶髂关节疼痛刺激试验引发。这些疾病可能在辅助检查时显示出局部信号异常，但与实验室的特定炎症性疾病指标无关。患者可以通过休息、抗炎药物和局部类固醇注射到骶髂关节囊内来缓解疼痛，但物理干预有效性较为有限。这些疾病的确切潜在发病机制尚不清楚，可能受激素水平的影响。对这类疾病可适当介入物理治疗，如慢性骶髂关节炎或者强直性脊柱炎的非急性期。

3）非特异性机械诱发性骨盆带疼痛：特征是局部疼痛，具有明确的疼痛位置。这种疼痛是间歇性的，且特定姿势和活动可引起或缓解症状。此类疼痛来源通常可通过特定的体格检查发现。这些疾病通常有明确的发病机制或发病时间，物理治疗收效显著。

4）中枢介导性骨盆带疼痛：主要与心理因素，如病态恐惧、焦虑、抑郁或重要的社会经历有关，需多学科的综合管理。

骨盆治疗基于骨盆评估，根据评估结果决定是否行关节操作或软组织操作。切记骨盆周围有许多神经穿过，需熟悉解剖结构，勿伤及神经。若患者为产后女性或更年期女性则需更为谨慎。其适应证包括部分非特异性骨盆带疼痛，以及非特异性机械诱发性骨盆带疼痛。

欧洲骨盆带疼痛治疗推荐：针灸（B级，妊娠期及产后皆可使用）、骶髂关节内药物注射（B级）、妊娠期及产后运动（C级）、个性化的物理治疗（C级）、手法（C级）、骨盆带（D级，短期使用）。

禁忌证及注意事项如下：

禁忌证包括动脉瘤、血管粥样硬化、基底动脉供血不足、Wallenberg综合征、脑卒中、恶性肿瘤、占位性病变、糖尿病、急性炎症期、骨折、感染、严重骨质疏松症及癔症等。

注意事项：①治疗前需严格排除禁忌证，月经期或恶露未尽时尽量避免骨盆治疗；②避免空腹状态下进行治疗；③治疗手法宜轻柔，在患者舒适体位下进行治疗；④注意鉴别诊断，避免误诊漏诊。

围治疗期观察及处理如下：

1）骨盆治疗后做好患者教育，告知患者可能会存在一段时间的皮肤反应，注意休息。

2）后期可根据实际情况进行康复训练。

3）活动受限患者需严格佩戴骨盆带，避免负重及劳累。

（编者：黄晓耘；审阅：牛晓宇　魏冬梅　陈悦悦）

第十三节
运动相关治疗

一 人体工学气垫运动康复技术

（一）定义

人体工学气垫是采用3D技术设计的一款扁圆形、中间有气柱的人体工学充气垫。使用人体工学气垫融合整体康复训练的技术，称为人体工学气垫运动康复技术。

（二）原理

通过不平衡支撑运动，动态与静态相结合，激活和增强神经、肌肉、筋膜的感知，促进神经、肌肉反射与协调，从而训练和修复胸、腹、盆核心肌群，实现盆腹动力平衡和整体姿态平衡。该技术有训练、放松和姿势调节三大功效，从躯体、心理和情感三个层面改善人体整体平衡，全方位改善生活质量。

（三）人体工学气垫分类

人体工学气垫一共有两个系列，每个系列有三种型号。①经典系列：经典系列大号气垫、经典系列中号气垫、经典系列小号气垫。②精英系列：精英系列大号气垫、精英系列中号气垫、精英系列小号气垫。

（四）训练技术分类

训练技术分为呼吸训练（图3-13-1）和专项训练两大类。专项训练含肩颈训练、脊柱-骨盆训练、骨盆三维训练、腹直肌分离训练、踝足训练、人体力学训练、盆底肌精准训练、渐进性核心训练。

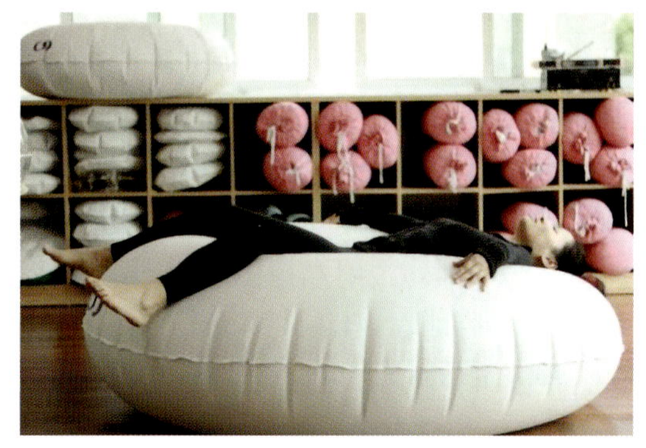

图3-13-1　呼吸训练

（五）适应证

1）腹壁损伤：腹直肌分离、腹壁筋膜松弛、腹壁高张/低张、剖宫产瘢痕综合征。

2）盆腔疼痛、骨盆带疼痛：会阴痛、阴道痛、泌尿综合征、性交痛、盆底肌痉挛综

第十四节
呼吸治疗

无论盆底肌受到何种压力，吸气或呼气都可以调节肌肉紧张度，使之不紧绷，也不过于放松。在某些呼气运动中，盆底肌是引导腹壁肌肉“上升式”收缩的基础。本节有别于传统重症肺功能康复，旨在使用呼吸治疗技术恢复盆底功能。

一 定义

三维呼吸是指能够从三个方向扩张和放松胸腔、腹腔和盆腔。吸气时空气由鼻腔进入，随后到达小脑幕，胸腔和腹腔的前后、两侧，最后到达盆腔，运用气息无张力地增加三个腔的容积，在呼气时利用大气压差减少其容积，而非启动腹压来达到减少容积的目的。觉知疗法（Mindfulness-based Cognitive Therapy，MBCT）指觉知减压与认知科学和认知行为疗法相结合，以一种特定的方式，有目的地在当下不加判断地关注。行为认知疗法（Cognitive Behavioral Therapy，CBT）是一种积极的、以问题为中心、以感知为主的治疗方法。呼吸治疗在五横膈呼吸法的基础上融合了觉知疗法和行为认知疗法。

二 原理

呼吸治疗的作用通路由五横膈模型组成：小脑幕向下舌骨复合体、胸廓出口，至横膈、腹腔达到盆底，配合觉知疗法及行为认知疗法共同调节自主神经系统，为多系统、多空间的运动协调，最终实现整体呼吸肌、人体核心以及意识领域的微运动协调。其作用最主要有五点：①氧合作用；②增强稳定性和活动性，这也是运用于稳定骨盆、激活腹横肌、改善腹直肌分离的主要原因；③有助于器官健康与消化；④增强血液循环与淋巴循环；⑤放松：三维呼吸最大的好处是能改善副交感神经系统的兴奋性，同时降低交感神经系统的兴奋性。

三 适应证

临床上多用于改善腹壁张力过高、盆底肌过度活动、疼痛、呼吸急促和焦虑状态等。

四 操作步骤

目前呼吸治疗种类很多。我们以训练盆腹对位、促进盆腹协调为主，恢复盆底肌的协调性及觉知能力。常用的呼吸训练有以下几种。

（一）盆腹动力学呼吸训练

盆腹动力学呼吸训练是侧重于胸、腰、腹、盆底的整个呼吸动力学的协调和生物力学的恢复，修复解剖对位，提高呼吸的最大效能，提升整体机能的康复呼吸法。

正常呼吸要点：①吸气，动作启动应从腹部开始，肋廓下部横向扩张，腹部鼓起，最后阶段上部肋骨扩张但非上提，吸气时腹肌下拉肋骨控制肋骨运动；②呼气，自然轻松完成，不用力，时间长度约为吸气的两倍，吸气与呼气之间无停顿。正常呼吸的基本前提：①胸椎的动态稳定；②胸廓的灵活性；③胸廓、膈肌与腹部的协调运动。

盆腹动力学呼吸训练侧重于功能康复，区别于重症肺功能康复；要求膈肌与盆底充分对位及具有灵活性；盆底呼吸康复属于整体康复范畴；膈肌平衡需要五横膈平衡，五横膈平衡取决于肌骨系统与内脏系统及全身各系统的综合平衡；实现中枢神经与外周神经、交感与副交感、循环系统及多系统物质代谢的平衡与协调，促进全身机能的康复。

盆腹动力学呼吸训练部分动作展示见图3-14-1。

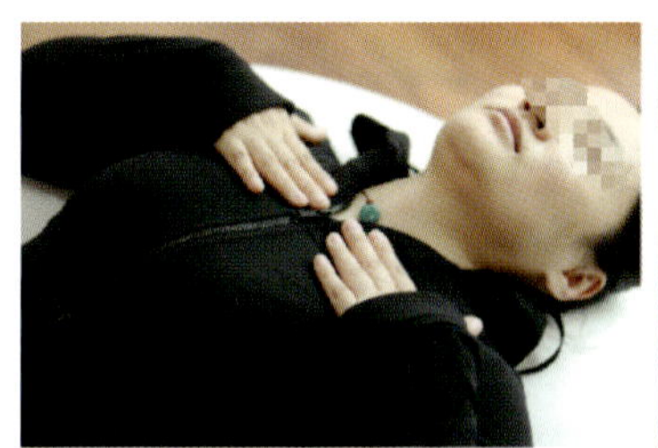
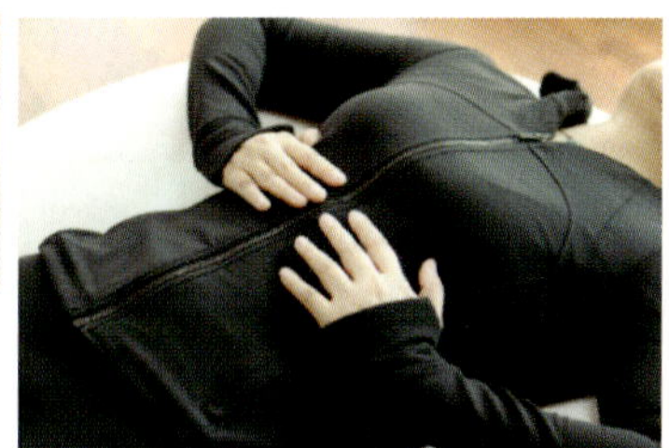
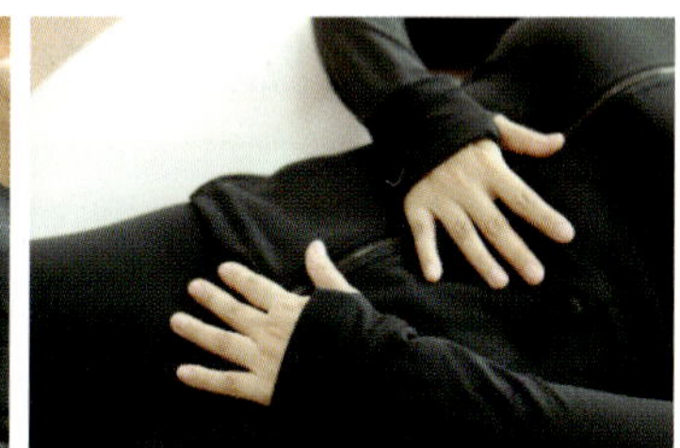

图3-14-1　盆腹动力学呼吸训练部分动作展示

（二）三维呼吸

三维呼吸是指能够从三个方向扩张和放松胸腔、腹腔和盆腔，包括上下方向（从上到下）、左右侧向（从一侧到另一侧）、前后方向（从前到后）。三维呼吸包括在吸气时增加三个腔的容积，以及在呼气时减少其容积。三维呼吸具有氧合作用，增加氧灌注以及躯干、脊柱、骨盆和（或）髋的稳定性，促进器官健康与消化，增加血液循环和淋巴循环，改善副交感神经系统的兴奋性。

（三）神经肌肉激活及功能矫正技术

神经肌肉激活及功能矫正技术（Posture Restoration Institute Technique，PRI Technique）也称姿势矫正技术。第一：强调人体不对称性，所有人都是趋于不对称的，人体的左侧神经系统、呼吸系统、循环系统、肌肉系统、视觉系统和右侧是不一样的，

（2）双脚以直线的方式，像雨刷一样右左来回（勿弯曲）。

（3）双脚以直线的方式，像雨刷一样左右来回（勿弯曲）。

3）训练频次：每天3～5组，每组5～10次。可根据个人情况适当调整。

4）禁忌证和注意事项：保持头颈、双肩、手臂放松，减少双腿过多用力，自然呼吸且不憋气。注意：脊髓损伤、脊柱侧弯术后、重度骨质疏松症、严重心脏疾病、局部有活动性出血和水肿、血氧饱和度小于或等于90%、随机血糖大于18mmol/L、运动前评估收缩压大于180mmHg和舒张压大于110mmHg等，遵医嘱训练。

（三）仰卧脊柱扭转训练

1）适应证及功效：脊柱侧弯、高低肩、骨盆侧倾、腰椎不适、腰背疼痛、骶尾部疼痛、坐骨神经痛、胸椎病症、腰椎病症、骨盆病症、不良体态（弯腰驼背）、腰肌劳损、产后修复等。增加脊椎灵活性，提高胸廓的弹性，放松脊柱区域肌肉，平衡脊椎区域肌群的张力，帮助恢复脊柱两侧肌肉力量平衡，改善体态，缓解腰背疼痛、骶尾部疼痛。

2）训练步骤：

（1）双腿保持屈膝并拢，脚趾踩地，双手张开置于体侧，手臂伸直，掌心向下。

（2）吸气时双腿慢慢抬离地面，大小腿成90°，保持脚趾放松，腹部收紧。

（3）呼气时双腿慢慢倒向身体右侧（膝关节尽可能触地），头转向左侧。

（4）再次吸气，双腿慢慢回正，头部慢慢回正，屈膝落地收回双手。

（5）对侧以同样的动作练习。

3）训练频次：每天5～10分钟，任何时候感到紧张、累，都应停止动作并休息。

4）禁忌证和注意事项：保持头颈放松、双肩放松，自然呼吸且不憋气。注意：脊髓损伤、脊柱侧弯术后、重度骨质疏松症、严重心脏疾病、局部有活动性出血和水肿、血氧饱和度小于或等于90%、随机血糖大于18mmol/L、运动前评估收缩压大于180mmHg和舒张压大于110mmHg等，遵医嘱训练。

三 腹式呼吸

腹式呼吸（图3-15-3）又称横膈式呼吸，是以膈肌活动主导呼吸的方式，同时带动腹肌调控呼吸。研究表明，深而缓慢的腹式呼吸有利于缓解压力和疼痛，是盆底肌康复训练的前提。临床治疗案例论证表明，女性分娩后由于盆底肌过于活动，通常患有各类盆底功能障碍性疾病。并且，长期运用不良的呼吸模式（如短浅且急促的耸肩式胸式呼吸）导致呼吸、盆腹力学失调，加重了盆腹部功能的损伤。同时产后身体变化等引发强烈的焦虑感。

腹式呼吸对于改善盆底功能障碍性疾病及减少焦虑感具有重要意义。腹式呼吸通常伴有盆腔运动，即在进行腹部大呼吸时，积极配合收肛与舒肛运动以及缩腹上举，加强腹部的力量，能有效缓解因产后腹部肌肉严重松弛而导致的腰背疼痛。在盆底康复训练中可以充分结合腹式呼吸进行放松训练，这样能有效缓解产妇盆底肌肉过于紧张，从而提升治疗效果。并且，腹式呼吸可以增加膈肌的活动范围，对增加肺通气量大有益处。腹式呼吸能及时加速血液循环以及增加含氧量，从而加速燃烧体内脂肪，帮助产后女性减脂塑形。总之，腹式呼吸可以减轻产后疼痛及对生活的影响，提高产妇的生活质量。

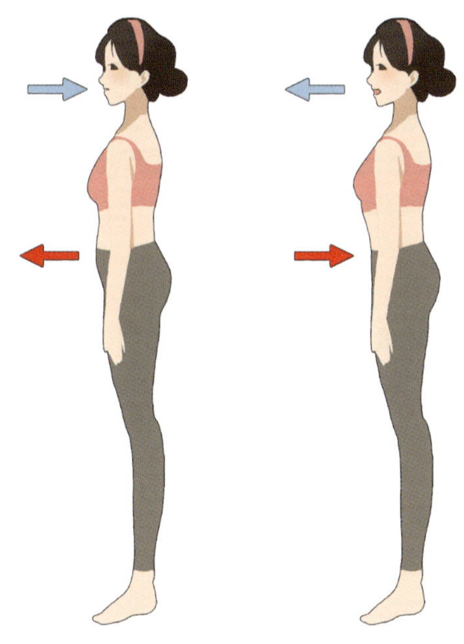

图3–15–3　腹式呼吸

（一）站立位呼吸训练

1）适应证及功效：用于呼吸模式错乱、呼吸力学失调、呼吸无法到达侧腰的产后呼吸力学康复人群。通过触觉反馈帮助患者找到呼吸到侧面所经由的路径及方向，建立对无张力呼吸的清晰概念，启发呼吸在侧面更均匀地发生。

2）训练步骤：

（1）站立，双脚自然打开，全身放松。

（2）右手放在腹部肚脐处，左手放在胸部，也可以双手放在腹部肚脐处。

（3）吸气时，最大限度地向外扩张腹部。

（4）呼气时，最大限度地向内收缩腹部，可以配合缩唇呼吸一起锻炼。

3）训练频次：每天1～2次，每次5～15分钟。可根据身体情况适当调整。

4）禁忌证和注意事项：呼吸要深长而缓慢，尽量用鼻吸气，用口呼气；一呼一吸控制在15秒钟左右。身体状况良好者，屏息时间可适当延长，呼吸尽量放慢加深。身体状况欠佳者，可以不屏息，但气要吸足。

（二）半卧位呼吸训练

1）适应证及功效：用于呼吸模式错乱、盆腹力学失调、腹压不均的产后康复人群。有效调整胸腔、腹腔和盆腔的对合关系，促进呼吸下沉；扩大肺活量，改善心肺功能；

2）训练步骤：

（1）平卧，大腿屈曲，紧贴腹部，双手触碰脚趾并环抱双腿。

（2）深呼气后向前坐起，控制肘部与床之间的距离。

（3）随后平躺，同时深吸气。

3）训练频次：每天4次，每次15分钟。

4）禁忌证和注意事项：有腰部疼痛史，可屈膝脚踩地，完成呼吸练习。整个过程中注意双肩放松，停留时间以身体舒适为度。

（三）猫伸展式训练（图3-15-5）

1）适应证及功效：产后盆底肌功能障碍人群。细化盆底肌感知训练，加强在日常动态姿势下的盆底肌觉知，有效恢复肌肉弹性；与呼吸配合时，在骨盆动态姿势中感受盆底肌。

2）训练步骤：

（1）以跪姿在瑜伽垫上向前伸直手臂。

（2）抬高臀部的同时轻缓下凹脊柱。

（3）脊柱延伸，轻收下巴和臀部。

3）训练频次：每天5次，每次保持5～10次呼吸。

4）禁忌证和注意事项：有腰椎疾病或疼痛史的患者需谨慎。体式中脊柱要保持延伸，胸腔、下巴着地，不要过度挤压腰椎。抬高臀部时，注意不过度塌腰，腋窝伸展趋向地面。大腿垂直于地面，脚背下压减少膝盖压力。

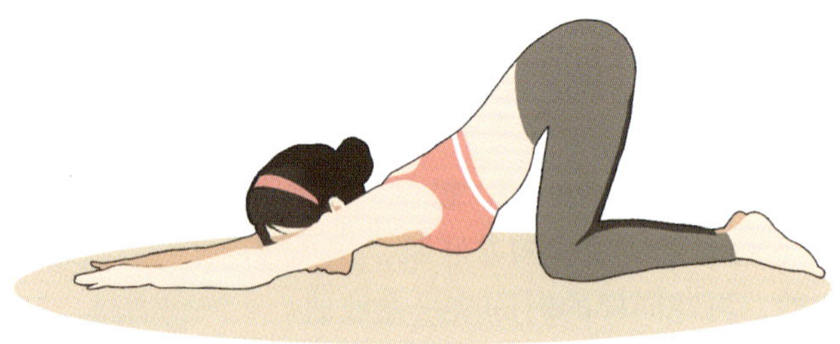

图3-15-5　猫伸展式训练

六　盆底肌肌力训练

盆底肌根据不同肌纤维的特点和功能可分为Ⅰ类肌纤维（慢肌纤维）和Ⅱ类肌纤维（快肌纤维）。前者主要用来支撑盆底器官的位置和维持骨盆姿势，后者主要用来控制盆底的相关动作，如控制排尿和排便等。盆底肌功能障碍属于临床中女性比较常见的产后并发症，表现为产后盆底肌群松弛、觉知力差、尿失禁、性功能障碍、阴道壁膨出、便秘、盆腔器官脱垂等。盆底肌肌力训练是盆底肌肌力康复治疗中的重要方法，能通过对盆底肌进行特定的锻炼，使盆底肌肌力得到提升，促进盆底肌功能尽快恢复，改善产后生活质量，缓解患者心理压力。

（一）盆底肌激活训练（图3-15-6）

1）适应证及功效：产后盆底肌功能障碍，盆腹动力不协调，盆底、腹部功能障碍，骨盆带肌群僵紧。在巴氏球上进行盆底肌收缩感知训练，可降低盆底肌收缩时的腹肌参与度，唤醒激活盆底肌。同时，在产后需加强盆底和整个骨盆的统一结合，感受骨盆运动方向的不同、盆底肌收缩效果的不同，配合呼吸，提升盆底肌肌力。

2）训练步骤：

（1）正坐在地上，将巴氏球放在会阴部。

（2）坐在巴氏球上不停地完成压球运动，用意识控制盆底肌不断收紧、放松。

（3）接着继续坐在巴氏球上左右前后晃动骨盆。

3）训练频次：每天可重复多次。

4）禁忌证和注意事项：骨盆运动时，腹部、双腿保持放松，下肢不过度参与。按照循序渐进的原则由快到慢，尝试能否通过运动对盆底肌形成刺激。整个过程中保持呼吸顺畅，不憋气。

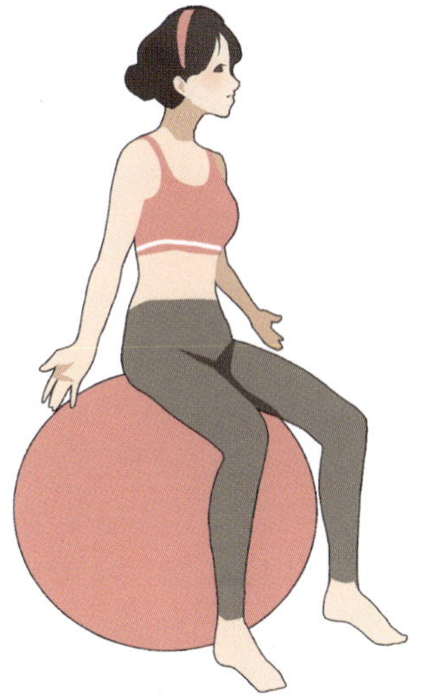

图3-15-6　盆底肌激活训练

（二）立式训练

1）适应证及功效：产后盆底肌功能障碍，盆底肌群松弛，盆底收缩与放松觉知力差。经过耐心锻炼，可学会分清阴道和肛门括约肌舒缩，改善阴道松弛状态。

2）训练步骤：

（1）站立，双腿微分开。

（2）收缩两侧臀部肌肉，使之相挟，使大腿靠拢，膝关节外转。

（3）收缩括约肌，使阴道往上提。

3）训练频次：10次/组，可练习2～3组，每组练习间歇盆底肌可放松休息。

4）禁忌证和注意事项：阴道上提与放松时，保持呼吸顺畅，不憋气。

（三）仰卧训练

1）适应证及功效：产后盆底肌功能障碍，盆腹动力不协调，腹腔、盆腔呼吸运动不协调，盆底腹部功能障碍。强健盆底肌，恢复损伤的盆底肌筋膜，配合呼吸，提升盆底肌肌力，缓解盆底肌功能障碍。

2）训练步骤：

（1）靠床沿仰卧，臀部放在床沿，双腿挺直伸出悬空，不要着地。

（2）双腿合拢，慢慢向上举起，向上身靠拢，保持双膝伸直。

（3）当双腿举至身躯的上方时，双手扶住双腿，使之靠向腹部，保持双膝伸直。

（4）然后慢慢地放下双腿，恢复起始姿势。

3）训练频次：每天6次，可常年不辍。

4）禁忌证和注意事项：注意双肩放松，停留时间以身体舒适为度。双手可以把住床沿，以防滑下。整个过程中保持呼吸顺畅，不憋气。可先练习动作，再加入呼吸配合。

七 骨盆训练

女性在怀孕至生产过程中，骨盆会出现许多改变，如前倾、后倾、骶骨倾斜、耻骨联合分离等，导致女性在产后出现骨盆功能紊乱，造成耻骨分离下降、内脏下垂、腰背疼痛、体形走样等。同时，骨盆功能异常会导致盆底肌松弛，降低膀胱颈位置，进而导致尿失禁，尤其是在咳嗽、大笑、负重活动、下蹲时，严重影响社交。除此之外，产后骨盆功能紊乱会增加女性继发感染及妇科疾病的发生风险，威胁女性的身心健康。对此，必须进行及时的干预治疗。

产后骨盆训练常用于女性产后的骨盆康复治疗，通过这些训练，可以促进女性产后骨盆功能的恢复，避免出现尿失禁、盆腔器官脱垂等，同时可有效刺激盆底肌、神经，使骨盆有效恢复至健康状态。

（一）骨盆时钟训练

1）适应证及功效：腰骶关节紧张，骨盆活动度受限。增强产妇对骨盆运动方向的控制能力，使骨盆更加灵活，同时帮助恢复腹腔周围肌肉及筋膜组织，改善骨盆不良姿态，恢复正常的盆腹动力。

2）训练步骤：

（1）仰卧，屈膝，双脚着地。保持骨盆的中立位状态，感受骨盆与地面的接触。

（2）手放在髋关节，肩膀下沉。

（3）想象骨盆下面画着一个时钟。12点在臀部附近，6点在尾骨附近，3点在左髋关节下面，9点在右髋关节下面。

（4）吸气时骨盆前倾，呼气时骨盆慢慢地后倾，同时需要收紧盆底肌。

（5）骨盆回到中立位，手放在髂前上棘。

（6）慢慢将骨盆自左侧方向地板方向倾斜，此时右腿膝盖处于往前延伸的状态，然后骨盆回到中立位。

（7）骨盆再慢慢往右倾，此时左腿膝盖处于往前延伸的状态，然后骨盆回到中立位。

（8）连贯起来，骨盆使用时钟画圈：后倾12点，左倾3点，前倾6点，右倾9点。

（9）逆时针重复上述动作。

3）训练频次：每组3～6次，每次训练2组。

4）禁忌证和注意事项：腰椎有严重损伤者谨慎训练，训练时保持呼吸流畅，不憋气，腰部及腹部不主动用力。骨盆左右倾时，两条腿不要左右摇晃，是腿带动骨盆动，此时腿只有前后的动作。

（二）猫牛式训练（图3-15-7）

1）适应证及功效：骨盆非中立位带来的腰曲变小或变大，脊柱灵活性下降及呼吸无法完整对合。通过提升骨盆灵活度改善身体动作受限带来的错误姿态，使骨盆回到中立位，使呼吸可以更好对合。

2）训练步骤：

（1）四肢着地，双脚分开与坐骨同宽，肩膀在手的正上方，髋骨在膝盖的正上方。脊椎从头顶到臀部成一条直线。

（2）吸气时稍微抬起头，保持脖子延展，同时让背部进入受控的凹陷状态，尾骨朝向天花板。

（3）呼气时背部拱起并降低头部看向肚脐，尾骨朝向地板。

（4）慢慢回至腰背部平直状态，保持自然呼吸，以尾骨为中心左右轻轻摇摆，整根脊柱被动随骨盆活动。

3）训练频次：每天3～5次，每次1分钟。

4）禁忌证和注意事项：腕管综合征患者调整手臂力矩以减轻手腕压力，腰椎和腹部不主动用力，骨盆主动且减少多余用力。整个训练过程中保持自然呼吸，不憋气。

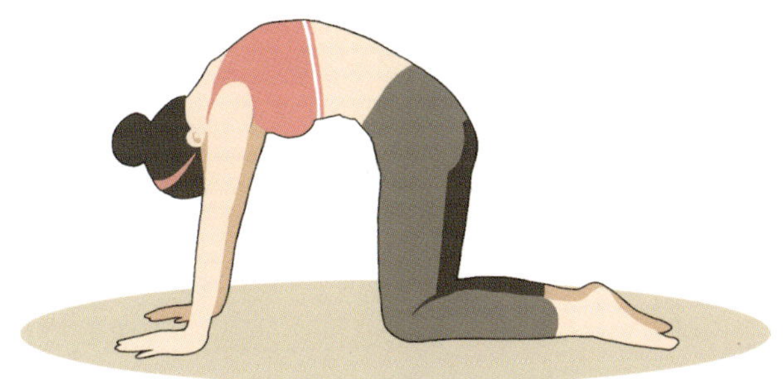

图3-15-7　猫牛式训练

（三）臀桥训练

臀桥训练见本节相关内容。

八　肋骨外翻训练

肋骨外翻是指最下缘的肋骨超出平时肋骨正常高度的现象。肋骨是胸椎结构中的重要组成部分，肋骨外翻实际上对机体的影响非常大，不仅外观上呈现出明显的畸形，还会给我们的各方面带来极大的损害。肋骨外翻会导致胸椎段生理曲度变直，影响脊柱的灵活性，同时也会影响呼吸功能。针对产后肋骨外翻情况，患者只要配合正确的康复运动或者呼吸锻炼，就可能取得较好的改善效果。

（一）激活腹横肌

1）适应证及功效：腰痛、肋骨外翻、腹部肥胖、核心力量差等。腹横肌和腹斜肌都起于肋骨上，具有固定肋骨位置的作用，一旦腹肌无力，则肋骨无法固定，从而造成肋骨外翻。因此，激活腹横肌，可从根本上改善肋骨外翻，并减轻腰椎压力，缓解产后腰痛，同时稳定脊椎，缓解下背疼痛，对于产后腹直肌分离的恢复也有很好的效果。

2）训练步骤：

（1）四肢支撑跪在垫子上，双手在肩膀正下方，双臂与躯干成90°。

（2）双膝在臀部正下方，大腿与躯干成90°。

（3）双脚勾脚趾踩地。保持平衡后双膝渐渐抬离地面。

（4）双手与双脚支撑，感受到腹部收紧即可。

3）训练频次：每组30秒，做5组。

4）禁忌证和注意事项：身体始终保持原始姿态，腰部有轻微的弧度，肩部下沉，不要耸肩，腰部与身体呈水平状态，膝盖轻微抬离地面即可。

（二）侧卧翻书

1）适应证及功效：胸腔筋膜紧张，胸椎活动度受限带来的肋骨无法完整对合及呼吸功能受限。侧卧翻书可增强胸椎灵活性，松解肋间肌筋膜，调整肋骨外翻，使呼吸完整对合；减轻肩颈腰背压力，改善肩颈、胸椎不适及背部疼痛。

2）训练步骤：

（1）侧卧屈髋屈膝，膝关节屈曲至90°，双臂伸直。

（2）掌心相对，下方手臂伸直保持不动。

（3）上方手沿下方手掌、前臂、上臂、锁骨至同侧肩依次划过展开。

（4）换边训练。

3）训练频次：每天3～5次，每次2分钟。

4）禁忌证和注意事项：整个过程中保持髋关节中立位，骨盆不发生旋转。减少多余用力，以靠近脊柱的胸椎段主动移动，练习过程中保持自然呼吸。

（三）死虫式训练（图3-15-8）

1）适应证及功效：建立从远端到近端的核心稳定，建立腹内、外斜肌及髂前上棘稳定性，提高核心力量，修复腹直肌分离及肋骨外翻，促进骨盆稳定平衡。

2）训练步骤：

（1）仰卧，手臂伸直举起，与地面成90°。

（2）屈膝抬腿，大腿与地面成90°。

（3）吸气时右手举过头顶，左脚向前伸直。

（4）呼气时屈右手、屈左膝使手肘触碰膝盖。

（5）换边训练。

3）训练频次：左右为1次，每组3～5次，每天3～5组。

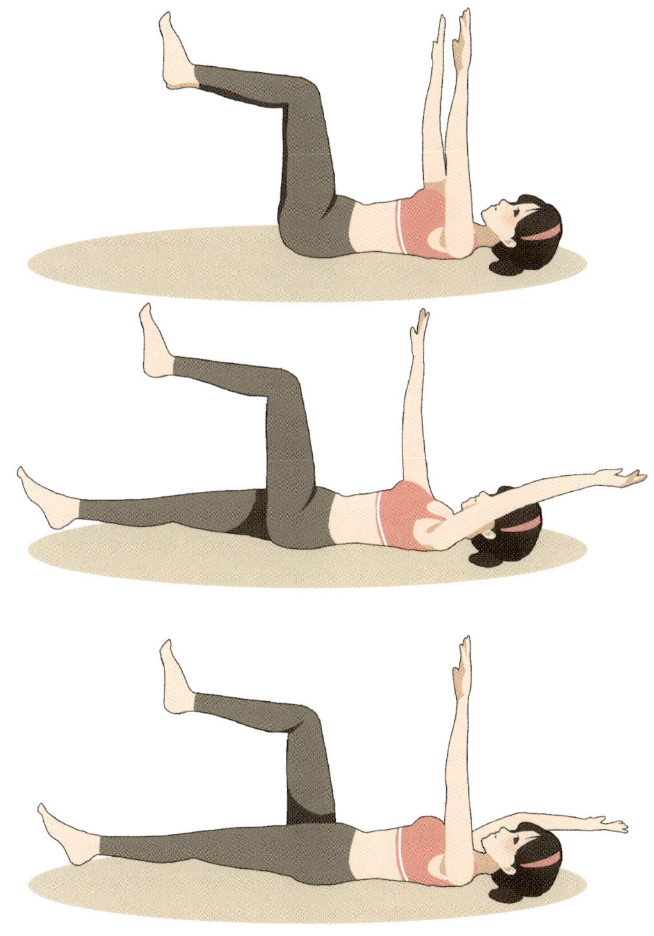

图3-15-8　死虫式训练

4）禁忌证和注意事项：脐疝、腹直肌严重分离、盆底肌功能障碍患者谨慎训练。减少腰椎主动参与，手脚下放时腰部始终保持贴地，练习过程中保持身体平衡，不要晃动。可先练习动作，再加入呼吸配合。

（编者：魏冬梅；审阅：牛晓宇　陈悦悦）

第十七节
子宫托治疗

一 概述

子宫托（Pessary，见图3-17-1）是用于治疗女性盆腔器官脱垂的一种医疗器具，由聚乙烯和硅橡胶材料制成，无毒且对人体组织无刺激。子宫托是治疗子宫脱垂（图3-17-2）的一种经济、简便、安全、有效的方法，患者上托后临床症状可迅速缓解。

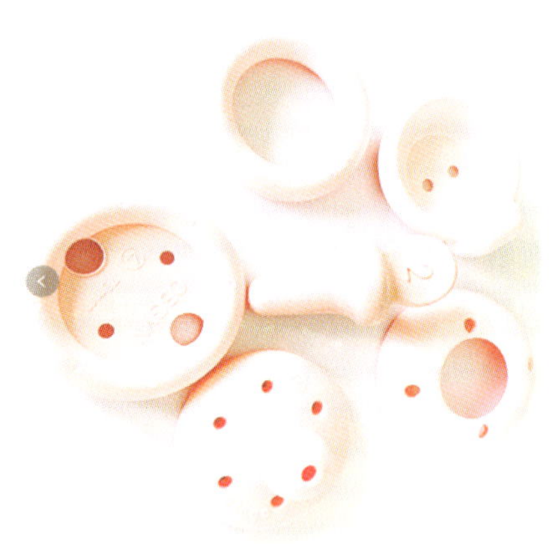

图3-17-1　常用子宫托样式

图片来源：华西第二医院妇产康复科。

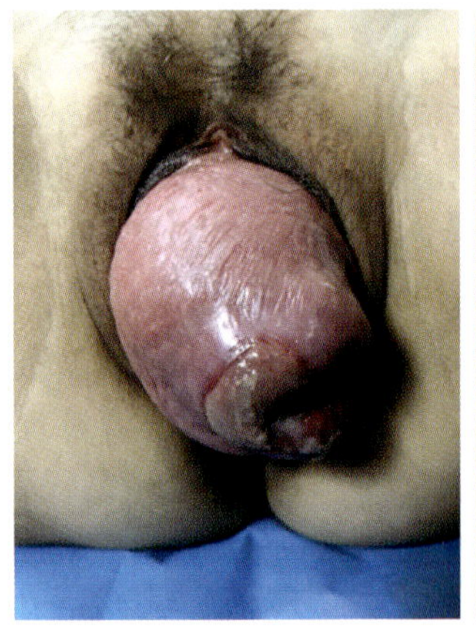

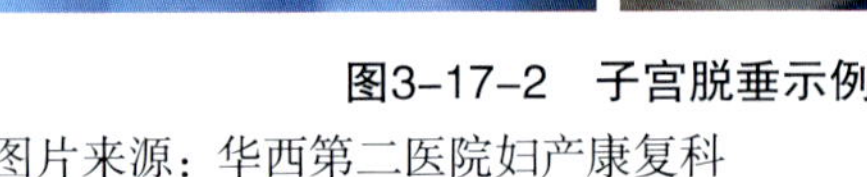

图3-17-2　子宫脱垂示例

图片来源：华西第二医院妇产康复科

盆腔器官脱垂的治疗分为随访观察、非手术治疗和手术治疗。子宫托的置入加强了盆底支撑结构，恢复盆底正常的解剖结构，达到缓解症状的目的。患者使用子宫托后总体症状和生活质量有显著改善。佩戴子宫托是盆腔器官脱垂的一线治疗方案之一，也可作为术前的辅助治疗手段。ACOG指南指出，子宫托治疗盆腔器官脱垂应该像手术一样成为一种可供选择的保守治疗方式（B级）；对于症状性脱垂且将来还有生育需求的患者，可以考虑使用子宫托（C级）。其作为一种有效的非手术治疗手段，适用于那些将来还有妊娠需求的存在临床症状的盆腔器官脱垂患者，也可作为具有严重临床合并症、高龄、无法耐受手术患者的姑息治疗方式，用来缓解临床症状。高达92%的患者可以通过佩戴子宫托缓解临床症状。但与此同时，使用子宫托可能会引起阴道壁局部的血运障碍，有2%～9%的患者发生阴道壁破溃。尽管佩戴子宫托会发生一些罕见的并发症如瘘等，但因其风险低，安全系数高，还是推荐作为盆腔器官脱垂患者可选择的、可靠的保守治疗手段。

二　适应证、佩戴流程及随访

（一）适应证

1）支撑各种程度、各种类型的盆腔器官脱垂。

2）术前准备：改善阴道壁的完整性。

3）术前评估是否存在隐匿性压力性尿失禁（Occult Stress Incontinence，OSUI）：戴子宫托后行压力试验、尿垫试验、尿动力学检查等。

4）治疗轻度脱垂伴压力性尿失禁。

5）预防早产。

（二）佩戴流程

1）询问病史，排除禁忌证，采集既往史、手术史、月经生育史、脱垂症状、排尿和排便功能、性生活史、基础疾病等信息。

2）体格检查：阴道视诊、盆腔双合诊、POP-Q。

3）实验室检查：阴道彩超、白带常规、尿液分析、宫颈癌筛查（TCT），必要时完善盆腔超声、尿垫试验（合并压力性尿失禁患者）、尿流率及尿动力学检查。

4）问卷调查：PFDI-20、PFIQ-7、PISQ-12。

5）选择合适型号的子宫托，试戴前排空膀胱。测量阴道宽度、阴道后穹窿到耻骨联合下的距离，预估合适型号的子宫托。轻轻回纳脱垂的器官，用润滑剂润滑子宫托，尽可能将子宫托以最小径线放入阴道。放置子宫托后，让患者做Valsalva动作，了解子宫托的位置。子宫托与阴道壁之间稍松动，不能太紧。嘱患者完成日常生活中涉及的运动、采用常用体位，活动15～20分钟，如站、坐、走、蹲，可模拟排尿、排便等，感觉是否有不适或脱落。至少试戴2个型号进行对比。根据情况，选择适宜型号。如无不适及脱落，记录佩戴子宫托型号。子宫托的放置示意图见图3-17-3。

6）进行健康宣教，指导患者学习佩戴及护理技巧。

（三）随访

第1周每天早晨置入子宫托，晚上取出。第2周开始患者可以每2～3天取出子宫托1次。子宫托在阴道内放置的时间最长不宜超过14天（环形子宫托）或7天（牛角形子宫托）。患者在使用期间如出现任何不良反应（如子宫托脱出、出血、异常分泌物、分泌物异味、疼痛、大小便困难等），需要立即到医院就诊。

建议使用子宫托后的随诊时间：第1周、第3个月、第6个月、第1年。成功放置使用子宫托1年以上，可以每6个月至1年随诊一次。随诊内容包括盆腔器官脱垂情况、阴道黏膜和分泌物情况、宫颈癌筛查、妇科B超、佩戴舒适度、取戴频率、取戴难易程度、清洁护理情况、合并用药情况、大小便情况，定期使用盆腔器官脱垂及尿失禁问卷进行客观评估。

目前暂无对子宫托随访和管理的统一标准，主要取决于患者个体情况及主诊医生

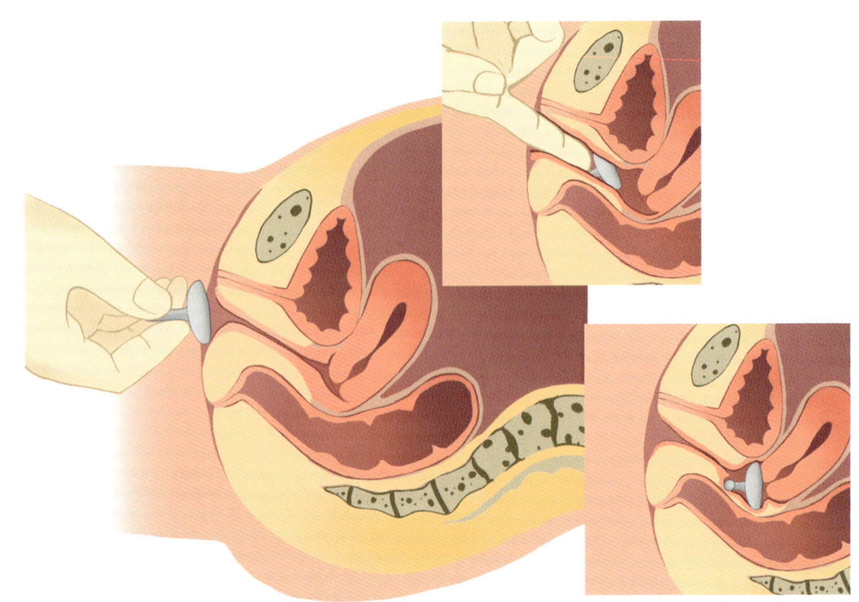

图3-17-3　子宫托的放置示意图

的判断，健康宣教及定期随访是非常有必要的，必须在治疗开始前进行充分的沟通和宣教，确保患者能正确取戴子宫托、护理、随访。

三　禁忌证、并发症及注意事项

（一）禁忌证

1）宫颈、阴道、盆腔的急性炎症。
2）宫颈、阴道的严重溃疡，癌前病变及癌变。
3）硅胶过敏者。
4）无法随访或依从性比较差的患者。
5）子宫脱垂严重，宫体及阴道前、后壁全部脱出，不能还纳者。

（二）并发症

1）膀胱或直肠穿孔，阴道粘连闭锁。
2）低雌激素水平的阴道黏膜刺激，分泌物增多、异味、溃疡及出血。
3）细菌性阴道病、放线菌病、菌尿、肾盂积水、肠梗阻。
4）置入物过敏、性交困难及肿瘤（阴道或宫颈肿瘤）。

（三）注意事项

佩戴前应充分评估患者情况。以下为影响子宫托长久放置的因素：
1）65岁以上老年人在成功放置子宫托后，更能够持续使用子宫托。

2）有盆腔手术史的患者更愿意选择手术治疗。

3）盆腔检查发现阴道长度较短（≤6cm）和阴道口较宽（>4指宽）时，常提示放置子宫托有可能失败。

4）Ⅲ、Ⅳ度子宫脱垂，阴道后壁膨出的患者常不能持续放置。

5）子宫脱垂合并尿失禁或单独子宫脱垂的患者比仅有尿失禁的患者更容易长期使用子宫托。

6）最初希望选择手术治疗的患者多不能持续放置。

应与以上患者充分沟通，如无法佩戴子宫托，应积极制订其他治疗方案。

（编者：李乔；审阅：牛晓宇　魏冬梅　陈悦悦）

第十八节
骶神经调控

骶神经调控（Sacral Neuromodulation，SNS/SNM）是利用介入技术将低频电脉冲连续施加于特定骶神经，以此兴奋或抑制神经通路，调节异常的骶神经反射弧，进而影响并调节膀胱、尿道、肛门括约肌、盆底等骶神经支配靶器官的功能，从而达到治疗效果的神经调节技术。

一 作用机制

（一）排尿的神经解剖学和神经电生理学

了解排尿的神经解剖学以及神经电生理学，对理解电刺激影响下尿路功能的机制至关重要。

1）传入通路：膀胱传入神经由两种轴突组成，即小髓鞘的Aδ纤维（与机体痛觉、温度觉、触压觉有关）和无髓鞘的C纤维。Aδ纤维传递膀胱胀满、膀胱壁牵张的机械感受器的信号，介导正常的排尿反射。C纤维在通常情况下处于“沉默”状态，主要传导来自膀胱伤害感受器的冲动，如高温和化学刺激所产生的痛觉，故当膀胱处在激惹环境时才被激活，传递有害刺激信号，激发疼痛感觉，这被看作一种防御机制。如C纤维可传导泌尿系统感染对伤害感受器的刺激，产生尿频和尿急，有助于细菌和刺激性物质排出体外。在脊髓损伤和多发性硬化中，这种C纤维的作用和触发膀胱过度反射有关，这种逼尿肌过度活动可以通过阻断C纤维活动或干扰脊髓反射通路而被抑制。但在正常情况下，C纤维一般不起作用。另外，肌肉、会阴皮肤的躯体传入神经对于感知膀胱充盈、启动排尿反射也很重要。会阴部位的神经传入可以让我们感知周围环境或者获得性快感。

2）传出通路：排尿反射不仅需要膀胱感受器感受到脊髓的传入冲动，还需要从脊髓到膀胱的传出通路。盆底肌主要接受阴部神经支配，阴部神经在抵达坐骶韧带的近端处发出分支，支配尿道括约肌和肛提肌，尿道括约肌张力的70%取决于S_3腹侧根的传出纤维的活动，其余30%则取决于S_2和S_4。走行于盆腔神经丛的骶副交感神经节前纤维是膀胱的主要兴奋性传出神经。骶副交感节前神经纤维走行于盆神经内，节前轴突汇入膀胱表面的神经节细胞，膀胱壁内的副交感神经节细胞通过释放乙酰胆碱兴奋逼尿肌。起源于脊髓胸腰段（T_{10} ~ L_2）的交感神经传出通路能抑制膀胱、兴奋膀胱颈和近端尿道。

（二）骶神经调控影响下尿路功能的机制

人体对下尿路功能的控制是一个涉及外周神经系统和中枢神经系统的复杂而多层次的过程。当神经系统发生病变或损伤后，会出现多种下尿路功能障碍（如尿急、尿频、尿失禁、排尿困难）和（或）肠道功能障碍（如粪失禁、便秘），严重影响患者的生命质量和身体健康。

骶神经调控是各种难治性下尿路功能障碍及肠道功能障碍保守治疗失败后的一种行之有效的治疗手段。骶神经调控刺激骶髓神经根，主要通过躯体传入神经成分产生对下尿路功能的影响。起效的刺激强度并没有激活横纹肌的运动，也没有引起内脏神经甚至Aδ纤维的反应。

在膀胱过度活动症患者中，骶神经调控通过刺激骶神经的躯体传入成分抑制膀胱传入活动，阻断异常感觉向脊髓和大脑传递；抑制中间神经元向脑桥排尿中枢的感觉传递；直接抑制传出通路上的骶副交感节前神经元；同时还能够抑制膀胱-尿道反射，关闭膀胱颈口。这种机制阻止了非随意排尿（反射排尿），但并不抑制随意排尿，故骶神经调控治疗膀胱过度活动症的机制与骶髓传入冲动对排尿反射的调节有关。有资料显示，分布于膀胱的骶神经传出冲动受来自体神经和内脏神经传入冲动的抑制，如尿急时活动下肢和交叉双腿可抑制尿急感、刺激外阴部（如性活动时）导致排尿踌躇等可能与刺激盆底骶神经而抑制骶髓传出冲动有关。

基于以上原理，临床上曾采用刺激下肢皮神经和会阴、阴道、阴茎皮肤以治疗急迫性尿失禁，并取得良好的疗效。经S_3骶神经调控便于电极固定，埋置电刺激发生器的部位稳定，也不易损伤该部位神经的其他功能。目前经S_3骶神经调控是最常用的途径。研究资料显示，经S_3骶神经调控可通过抑制与膀胱传入冲动相关的脊髓内间神经元的传导，阻断进入脊髓的传入冲动上行至中枢，最终抑制逼尿肌反射。由于并不干扰排尿反射的下行冲动，因此在排尿反射启动后并不影响逼尿肌的压力。

在非梗阻性尿潴留患者中，骶神经调控能帮助重塑盆底肌功能，使盆底肌松弛，启动排尿；同时能够抑制过强的保护性反射以及关闭尿道的兴奋作用，促进膀胱排空。

对于神经源性膀胱患者，骶神经调控能通过阴部神经传入来抑制膀胱副交感节前神经元、盆神经向膀胱的传出；能够激活脊髓中协调膀胱和括约肌功能的中间神经元，排空膀胱；能抑制由C纤维传导通路介导的膀胱过度反射。另外，神经源性膀胱患者经常多种症状并存，有时候骶神经调控并不能将每种症状都改善（超过50%）。而且对于哪种病因导致的神经源性膀胱对骶神经调控的反应较好，尚不能做出准确判断。但是，在患者的各种症状中，测试阶段排尿困难的改善率明显低于尿频、尿急、尿失禁以及便秘，这不同于非神经源性膀胱患者人群中的疗效分布。非神经源性尿潴留的原因可能是盆底过度活动以及中枢对盆底控制的丧失，骶神经调控可能通过引导患者重建盆底功能，抑制尿道的保护性反射，从而促进膀胱排空，而不是直接诱发逼尿肌收缩。然而，神经源性膀胱患者的排尿困难均源于逼尿肌、括约肌协同失调和逼尿肌收缩力减弱。尽管有些患者排尿困难有所减轻，残余尿量减少，但也仅仅是因为尿道阻力变小了，仍然需要Valsalva动作排尿。

故对于多种症状并存的神经源性膀胱患者，骶神经调控或许不能改善所有临床症状，但只要能明显改善某一种症状，与其他治疗方法相结合也是一种可行的治疗方案。

慢性间质性膀胱炎/盆腔疼痛综合征（Interstitial Cystitis/Pelvic Pain Syndrome，IC/PPS）是一种表现为尿急、尿频、膀胱疼痛（与膀胱充盈/排空相关）或盆腔部位疼痛的临床症候群。患者经常会表现为排尿障碍与疼痛的混合症状，并且会以其中一种表现为优势症状。文献报道此类患者的生活质量甚至比肾衰竭接受透析治疗的患者还差。对于慢性间质性膀胱炎/盆腔疼痛综合征患者，骶神经调控能增强盆底肌意识，减少盆底肌过度活动，减轻症状，使表皮生长因子和抗增殖因子的水平恢复正常，阻断非正常的C纤维活动，抑制脊髓和脊髓上的异常排尿反射。

二 盆底临床应用

（一）适应证

骶神经调控可广泛应用于各种难治性下尿路功能障碍，如难治性急迫性尿失禁、顽固性尿频–尿急综合征、难治性膀胱过度活动症、特发性尿潴留等。

（二）标准操作流程

骶神经调控分为两个阶段：第一阶段为骶神经调控体外体验治疗，第二阶段为骶神经刺激器永久性植入。

1. 术前准备

通常情况下，采用局部麻醉，患者不需要特殊准备。为取得更好的术中影像效果，建议术前口服缓泻药并灌肠。

骶神经刺激器植入后严重的并发症是伤口感染。报道的伤口感染率为2%～11%，最常见的是金黄色葡萄球菌引起的感染。术前预防感染推荐采用第一、第二代头孢菌素，术前1小时内单剂量使用，术后根据手术时间、易感因素等酌情增加使用时间。

2. 解剖概要

常用的S_3骶孔定位法有以下几种。

1）X线透视下十字定位法：患者取俯卧位，前后位透视下，以金属丝状物或穿刺针确定并标记骶骨中线，确定骶髂关节，做双侧骶髂关节下端连线，此连线与S_3弓状缘相对应。连线与中线交点左右旁开约2cm即为左右S_3骶神经孔的位置。确定对应的体表投影（图3–18–1A），由于骶孔纵轴方向不与体表垂直，通常穿刺点选择该投影位置上方2cm，并与皮肤表面成60°斜向下方。侧位透视下S_3骶神经孔位于髂骨与骶骨交界处（图3–18–1B）。若使用倒刺永久性植入电极进行骶神经调控体外体验治疗，高度推荐使用此定位方法。

2）内上缘定位法：正常解剖结构患者S_3神经从S_3神经孔的内上方出骶孔，继续延展。故穿刺针的尖端应尽量贴骶孔内侧缘上方。识别C臂前后位并在皮肤上标记双侧骶孔内侧缘，内侧缘多与中线平行（图3–18–2A）。变换C臂侧位，定位S_3神经孔的骨融合面–

骶髂阴影连线与骶前表面交汇处下方第一个小丘所在的直线（图3-18-2B）。将S_3小丘头侧终末点设为穿刺针的“靶点”。手持金属丝状物或穿刺针在已标记的内侧缘上寻找皮肤穿刺点，使尖端在侧位片上显影，与靶点的连线平行于骨融合面（图3-18-2C）。标记这个皮肤穿刺点，完成定位。内上缘定位法更精准，受患者身材影响小，可缩短术中穿刺时间，易获得理想应答，是目前欧美较为推崇的标准定位方式。

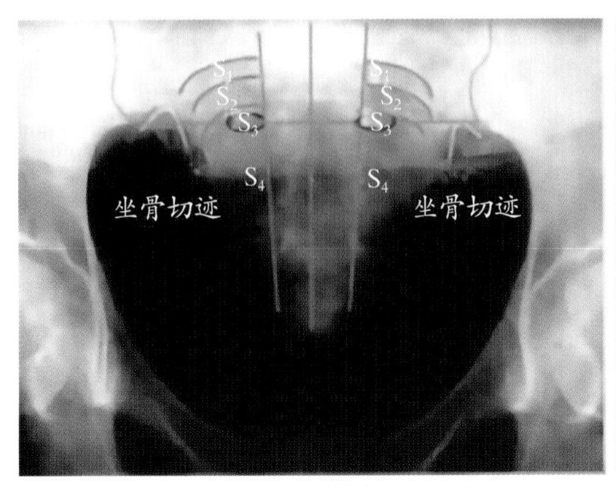

A

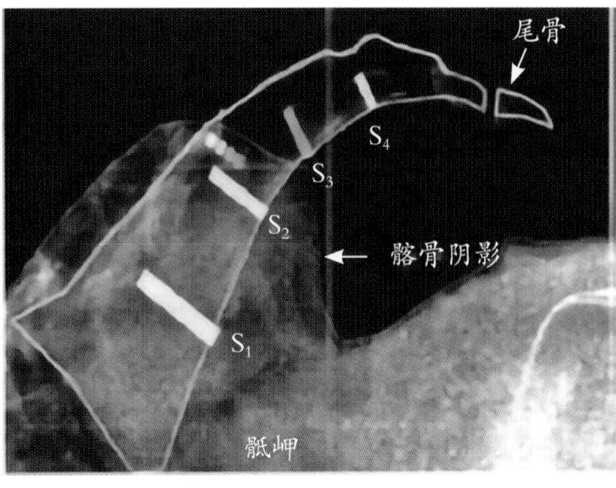

B

图3-18-1　X线透视下十字定位法

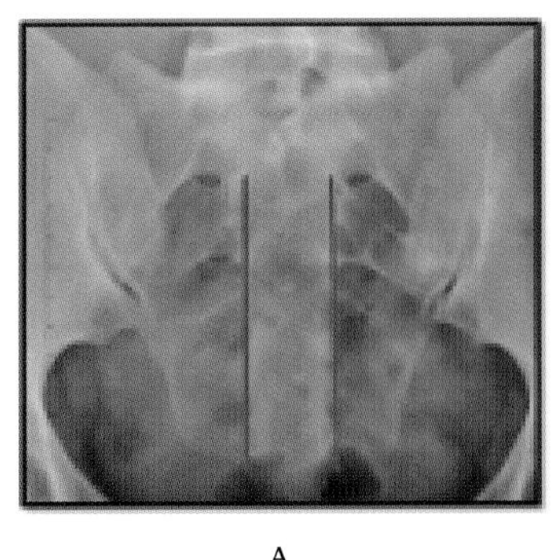

A

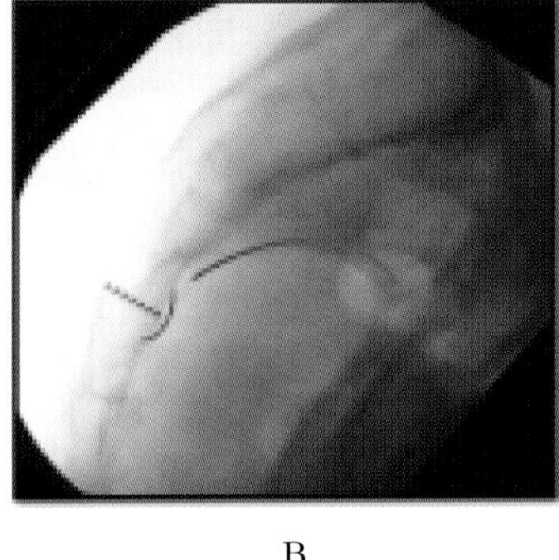

B

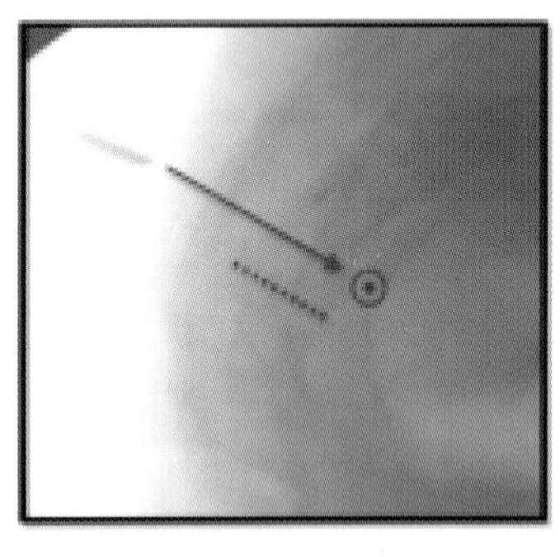

C

图3-18-2　内上缘定位法

3）坐骨切迹手触定位法：一般以两侧坐骨切迹连线与骶骨中线的交叉点作为体表水平标志线，标记为S_3骶孔水平线。交叉点两侧旁开2cm为S_3骶孔对应体表处。若使用临时测试电极进行骶神经调控体外体验治疗，可选择此定位方法。

4）经尾骨尖测量定位法：沿骶骨中线，自尾骨尖端向上测量9cm，旁开2cm，为S_3骶孔对应体表处。若使用临时测试电极进行骶神经调控体外体验治疗，可选择此定位方法。

3. 标准手术步骤

1）骶神经调控体外体验治疗阶段：患者在X线床上取俯卧位，下腹部垫高，使骶部位于水平位。小腿垫高，使膝关节屈曲，保证足脚悬空。骶尾部术野常规消毒、铺巾，

（5）调控结果：改善率0～49%，失败；改善率50%～89%，有效；改善率90%～100%，最佳病例。

3）术后疗效管理。

（1）骶神经调控体外体验治疗阶段患者的日常管理：记录术中患者最佳电极刺激位点、程控参数，以及详细的排尿日记，及时做好相关指标及电刺激参数的对应比较。

建议患者不要过度弯腰和活动，以避免电极移位。

调整患者心理状态，可采用SF-36生活质量评分表。Weil等报道骶神经调控的相当一部分患者存在心理障碍或性虐待病史，研究发现这类患者往往骶神经调控体外体验治疗阶段效果理想，但骶神经刺激器永久性植入后疗效不能维持。82%既往有心理异常的患者骶神经刺激器永久性植入后效果欠佳，而没有心理异常的患者，只有28%效果不佳。因此建议在骶神经刺激器永久性植入前进行心理测试或精神分析。研究证实，心理因素与骶神经调控的疗效明显相关，SF-36生活质量评分表显示精神状况越差，疗效越差。

术后2～3天摄盆腔正位及腰骶尾椎侧位X线片，明确电极的位置，有无电极断裂、移位。

刺激位点的选择：首先推荐S_3。但Govaert报道S_3位点和S_4位点成功率相似，S_4位点可作为S_3位点效果欠佳时的第一选择或补救方案。

植入式脉冲发生器植入关闭切口前和第一次调控时检测阻抗以获取基本信息做比较。出现任何问题都需要检测阻抗。

（2）治疗效果欠佳时调整程控参数：首先检测是否存在泌尿系感染（UTI），其次检测设备电源是否关闭。

疗效欠佳时频率调整的意义：骶神经调控刺激频率对猫膀胱兴奋和抑制的调节实验发现，频率2～5Hz促进膀胱收缩，7～10Hz抑制膀胱收缩。研究发现，提高频率至40Hz后，排尿困难、尿失禁、尿频症状改善最明显，改变刺激频率有助于改善骶神经调控体外体验治疗阶段效果欠佳患者的疗效。

失效或疗效降低的原因主要有电极、植入式脉冲发生器及连接线异常。首先检测阻抗以确定是否短路或开路。开路主要与电极断裂、延长线断裂、连接宽松有关，阻抗大于4000Ω，患者一般没有电刺激感。阻抗正常的情况下，若怀疑电极移位，改变刺激位点可能获得较佳刺激效果，若仍然没有改变，则需要二次手术。短路通常与液体进入连接处、电极线折叠有关。患者感觉不到电刺激可能提示电极位置有问题，一般阻抗测量小于50Ω的原因可能是连接部位过紧。如果仅仅是一个电极阻抗较高，通常采取调控，观测症状控制情况。如果多个电极阻抗较高，提示需要再次手术。若电刺激效果欠佳，但设备没有问题，建议进行影像尿动力学检查。

若患者觉得刺激区域异常，建议程控并进一步了解刺激区域的具体位置。首先了解每个刺激电极支配的区域。若单极刺激效果不满意，则采用双极模式以明确选择电极刺激支配的区域。若刺激区域仍然欠佳，则需要移除或刺激另一侧。

如果效果仍然不佳，建议对另一侧进行骶神经调控体外体验治疗，或者双侧进行骶神经调控体外体验治疗，尤其是对于有积极效果的患者。

若要延长电池寿命，可以采取循环模式（开16秒，关8秒），在保证治疗效果的前提下，电压、频率、脉宽尽可能低。植入时电极电压一般为1 ~ 2V。若电压大于5V，建议调整电极位置。植入后在保证治疗效果的前提下建议调控参数越低越好。

4）出院随访：术后即刻开机，开机后若无明显不适，待参数调节完毕后即可出院。骶神经调控的随访目前尚没有标准化方案推荐，主要取决于医生的治疗经验。一般是术后2周、2个月、4个月、12个月随访一次，以后每年一次，进行体格检查，对比排尿日记，测量程控参数，必要时关注患者精神心理状态，行心理评估及干预等。Van Kerebroeck采用6周、半年、每年一次（检查程控参数及电极位置，评估患者的耐受力）的随访方式。

出院注意事项：

（1）术后的3 ~ 6周尽量避免扭腰、拉伸或者提重物的动作。

（2）植入膀胱起搏器（骶神经发生器系统）的患者应注意避免接触带有磁场的器具。冰箱门、机场安全门、商店防盗门等都有可能导致神经刺激器的启动和关闭，若经常出入机场、酒店等场所，则建议携带识别卡以获得帮助。

（3）在进行其他治疗或检查前（如MRI、超声、热透疗法、放射治疗、碎石术、电凝术、心脏除颤等）应避免使用。

（4）跌倒或怀孕时可能由于盆底改变而导致电极移位，若永久植入后患者怀孕，则建议关闭刺激器。

（5）定期拍摄骶尾椎正、侧位片，教会患者使用遥控器，坚持记录排尿日记。

2. 并发症与补救措施

并发症包括刺激感觉变化、刺激器植入部位疼痛、新发疼痛、肠道功能变化、短暂轻度的电击感、腿部活动受干扰、疗效丧失、电极移位／断裂、电极感染、电极肉芽肿、刺激器囊袋感染、刺激器裸露、电池耗尽/严重故障、电磁干扰等。骶神经刺激器植入术后设备并发症的补救措施见表3-18-2。

表3-18-2　骶神经刺激器植入术后设备并发症的补救措施

并发症	补救措施
电极移位	用X线片了解移位情况，轻度移位可通过变换电极正负极组合及调整参数加以补救；如调整后效果仍不佳，需取出电极，在同侧／对侧更换新电极
电极断裂	更换新电极重新植入
电池耗尽／严重故障	更换电池
电极肉芽肿	切除肉芽组织
刺激器植入部位疼痛	调整参数，调整后仍难以忍受时需更换埋置部位
刺激器裸露	根据裸露情况决定，确保切口无感染时，可重新缝合切口处皮肤；如存在感染需取出刺激器，待感染消除后另选切口或对侧植入新刺激器
刺激器囊袋感染	囊袋处积极换药，抗感染治疗；如囊袋处感染无法控制，取出电极、刺激器，在对侧植入新电极、刺激器
电磁干扰	重新设置参数，如仍不能恢复原有设置则取出刺激器
腿部活动受干扰	重新设置刺激器程序

（七）解释

解释即依据相应的科学理论或个人经验对患者所遇问题及困扰做出说明，从而使患者能重新审视自己所遇问题，并用新的思想方式或观念去加深自身的了解，产生思考，促进问题的解决。

（八）非言语性技巧

心理治疗除了言语表达以外，还有非言语交流。非言语交流包括面部表情、目光接触、言语表情、躯体表情等。

心理治疗是心理干预的重要手段之一，心理治疗与临床上内科或精神科的药物治疗一样都是常用的治疗手段，所不同的是内科或精神科依靠药物干预人体的病理生理过程取得疗效，而心理治疗的工具主要是语言。利用好心理治疗的手段，可以对合并盆底功能障碍性疾病的患者的康复起到非常好的作用。

（编者：李乔；审阅：牛晓宇　魏冬梅　陈悦悦）

主要参考文献

[1] BRENNEN R, LIN KY, DENEHY L, et al. The effect of pelvic floor muscle interventions on pelvic floor dysfunction after gynecological cancer treatment: a systematic review [J]. Phys Ther, 2020, 100 (8): 1357–1371.

[2] CHO ST, KIM KH. Pelvic floor muscle exercise and training for coping with urinary incontinence [J]. J Exerc Rehabil, 2021, 17 (6): 379–387.

[3] KEGEL AH. Progressive resistance exercise in the functional restoration of the perineal muscles [J]. Am J Obstet Gynecol, 1948, 56 (2): 238–248.

[4] Pelvic floor dysfunction: prevention and non-surgical management. NICE Guideline [NG210]. 2021.

[5] SLADE SC, MORRIS ME, FRAWLEY H, et al. Comprehensive reporting of pelvic floor muscle training for urinary incontinence: CERT-PFMT [J]. Physiotherapy, 2021, 112: 103–112.

[6] Urinary incontinence and pelvic organ prolapse in women: management. National Institute for Health and Care Excellence (NICE), 2019.

[7] Assessment in non-specialist care: Pelvic floor dysfunction: prevention and non-surgical management: Evidence review. National Institute for Health and Care Excellence (NICE), 2021.

[8] BRAGA A, CASTRONOVO F, CACCIA G, et al. Efficacy of 3 tesla functional magnetic stimulation for the treatment of female urinary incontinence[J]. J Clin Med, 2022, 11 (10): 2805.

[9] 海宁, 朱兰, 郎景和, 等. 盆底磁刺激治疗女性压力性尿失禁近期疗效初探[J]. 生物医学工程与临床, 2008 (5): 401–403.
[10] DABAJA H, LAUTERBACH R, MATANES E, et al. The safety and efficacy of CO_2 laser in the treatment of stress urinary incontinence[J]. Int Urogynecol J, 2020, 31 (8): 1691–1696.
[11] FILIPPINI M, PORCARI I, RUFFOLO AF, et al. CO_2-laser therapy and genitourinary syndrome of menopause: a systematic review and meta-analysis[J]. J Sex Med, 2022, 19 (3): 452–470.
[12] ABDELAZIZ A, DELL J, KARRAM M. Transvaginal radiofrequency energy for the treatment of urinary stress incontinence: a comparison of monopolar and bipolar technologies in both pre- and post-menopausal patients [J]. Neurourol Urodyn, 2021, 40 (7): 1804–1810.
[13] LEIBASCHOFF G, IZASA PG, CARDONA JL, et al. Transcutaneous temperature controlled radiofrequency (TTCRF) for the treatment of menopausal vaginal / genitourinary symptoms [J]. Surg Technol Int, 2016, 29: 149–159.
[14] PINHEIRO C, COSTA T, AMORIM DE JESUS R, et al. Intravaginal nonablative radiofrequency in the treatment of genitourinary syndrome of menopause symptoms: a single-arm pilot study [J]. BMC Womens Health, 2021, 21 (1): 379.
[15] PEREIRA GMV, JULIATO CRT, DE ALMEIDA CM, et al. Effect of radiofrequency and pelvic floor muscle training in the treatment of women with vaginal laxity: a study protocol [J]. PLoS One, 2021, 16 (11): e0259650.
[16] VICARIOTTO F, RAICHI M. Technological evolution in the radiofrequency treatment of vaginal laxity and menopausal vulvo-vaginal atrophy and other genitourinary symptoms: first experiences with a novel dynamic quadripolar device [J]. Minerva Ginecol, 2016, 68 (3): 225–236.
[17] 郭应禄, 吕福泰, 吴祈耀. 医用冲击波的基础与临床[M]. 北京: 北京大学医学出版社, 2021.
[18] 燕铁斌, 姜贵云, 吴军, 等. 物理治疗学[M]. 北京: 人民卫生出版社, 2019.
[19] JIANG X, SAVCHENKO O, LI Y, et al. A review of low-intensity pulsed ultrasound for therapeutic applications [J]. IEEE Trans Biomed Eng, 2019, 66 (10): 2704–2718.
[20] MILLER DL, SMITH NB, BAILEY MR, et al. Overview of therapeutic ultrasound applications and safety considerations [J]. J Ultrasound Med, 2012, 31 (4): 623–634.
[21] PAPADOPOULOS ES, MANI R. The role of ultrasound therapy in the management of musculoskeletal soft tissue pain [J]. Int J Low Extrem Wounds, 2020, 19 (4): 350–358.
[22] TER HAAR G. Therapeutic applications of ultrasound [J]. Prog Biophys Mol Biol, 2007, 93 (1-3): 111–129.
[23] 加濑建造. Kinesio肌内效贴治疗淋巴水肿和慢性肿胀[M]. 戈允申, 主译. 南京: 江

苏凤凰科学出版社, 2020.

[24] 陈文华, 余波. 软组织贴扎技术基础与实践[M]. 上海: 上海科技出版社, 2019.

[25] 国家中医药管理局. 中医病证诊断疗效标准[S]. 南京: 南京大学出版社, 1994.

[26] 刘春山. 人体经筋循行地图[M]. 北京: 人民军医出版社, 2010.

[27] 陆廷仁. 骨科康复学[M]. 北京: 人民卫生出版社, 2007.

[28] 吕立江. 推拿功法学[M]. 北京: 中国中医药出版社, 2012.

[29] 严隽陶. 推拿学[M]. 北京: 中国中医药出版社, 2009.

[30] AUERSPERG V, TRIEB K. Extracorporeal shock wave therapy: an update[J]. Efort Open Reviews, 2020, 5 (10): 584–592.

[31] D'AGOSTINO MC, CRAIG K, TIBALT E. Shock wave as biological therapeutic tool: From mechanical stimulation to recovery and healing, through mechanotransduction[J]. International Journal of Surgery, 2015, 24 (Pt B): 147–153.

[32] TUNG CW, CHEON WC, TONG A. Novel treatment of chronic perineal pain in a woman by extracorporeal shock wave therapy: a case report and published work review[J]. Journal of Obstetrics and Gynaecology Research, 2015, 41 (1): 145–148.

[33] SADIL V, SADIL S. Electrotherap[J]. Wiener Medizinische Wochenschrift, 1994, 144 (20-21): 509–520.

[34] TAKLA MKN. Low-frequency high-intensity versus medium-frequency low-intensity combined therapy in the management of active myofascial trigger points: a randomized controlled trial[J]. Physiotherapy Research International, 2018, 23 (4): e1737.

[35] COSKUN BENLIDAYI I. The effectiveness and safety of electrotherapy in the management of fibromyalgia[J]. Rheumatology International, 2020, 40 (10): 1571–1580.

[36] VAZ MA, FRASSON VB. Low-Frequency Pulsed Current Versus Kilohertz-Frequency Alternating Current: A Scoping Literature Review[J]. Archives of Physical Medicine and Rehabilitation, 2018, 99 (4): 792–805.

[37] BAE S, LEE KW, JEONG HC. Effects of low-frequency intravaginal electrical stimulation on female urinary incontinence, quality of life, and urinary symptoms: a pilot study[J]. Lower Urinary Tract Symptoms, 2020, 12 (1): 25–32.

[38] VONTHEIN R, HEIMERL T, SCHWANDNER T. Electrical stimulation and biofeedback for the treatment of fecal incontinence: a systematic review[J]. International Journal of Colorectal Disease, 2013, 28 (11): 1567–1577.

[39] LI L, QU M, YANG L. Effects of ultrashort wave therapy on inflammation and macrophage polarization after acute lung injury in rats[J]. Bioelectromagnetics, 2021, 42 (6): 464–472.

[40] ZHU Y, JIN Z, FANG J. Platelet-rich plasma combined with low-dose ultrashort wave therapy accelerates peripheral nerve regeneration[J]. Tissue Engineering Part A,

2020, 26 (3-4): 178–192.

[41] XU QY, ZHANG QB, ZHOU Y. Preventive effect and possible mechanisms of ultrashort wave diathermy on myogenic contracture in a rabbit model[J]. Science Progress, 2021, 104 (4): 368504211054992.

[42] 张维杰, 贾建昌, 贾柯其. 物理因子治疗技术[M]. 武汉: 华中科技大学出版社, 2020.

[43] KAPURUBANDARA SC, LOWES B, SANSOM-DALY UM. A systematic review of diagnostic tests to detect pelvic floor myofascial pain[J]. International Urogynecology Journal, 2022, 33 (9): 2379–2389.

[44] MEISTER MR, SHIVAKUMAR N, SUTCLIFFE S. Physical examination techniques for the assessment of pelvic floor myofascial pain: a systematic review[J]. American Journal of Obstetrics and Gynecology, 2018, 219 (5): 497e1–497e13.

[45] URITS I, CHARIPOVA K, GRESS K. Treatment and management of myofascial pain syndrome[J]. Best Practice & Research-Clinical Anaesthesiology, 2020, 34 (3): 427–448.

[46] FREDERICE CP, BRITO LGO, PEREIRA GMV. Interventional treatment for myofascial pelvic floor pain in women: systematic review with meta-analysis[J]. International Urogynecology Journal, 2021, 32 (5): 1087–1096.

[47] 克莱尔·戴维斯, 安伯·戴维斯. 触发点疗法[M]. 黎娜, 译. 北京: 北京科学技术出版社, 2018.

[48] VLEEMING A, ALBERT HB, OSTGAARD HC, et al. European guidelines for the diagnosis and treatment of pelvic girdle pain[J]. Eur Spine J, 2008, 17: 794–819.

[49] HANSSON E. Could chronic pain and spread of pain sensation be induced and maintained by glial activation? [J]. Acta Physiologica, 2010, 187 (1-2): 321–327.

[50] MANGUS BC, HOFFMAN LA, HOFFMAN MA, et al. Basic principles of extremity joint mobilization using a Kaltenborn approach[J]. J Sport Rehabi, 2002 (11): 235–250.

[51] 梁和平. 康复治疗技术[M] . 北京: 人民卫生出版社, 2002.

[52] 黄晓琳, 燕铁斌. 康复医学[M]. 北京: 人民卫生出版社, 2013.

[53] 黄东东, 陈梁华, 俞哲. 悬吊训练对前交叉韧带重建患者神经肌肉功能、姿势控制及膝关节运动学的影响[J]. 世界临床杂志, 2021, 9 (10): 2247–2258.

[54] 埃文·奥萨尔. 腰肌功能解剖与评估[M]. 张志杰, 译. 北京: 北京科学技术出版社, 2020.

[55] JANSSENS L, MCCONNELL AK, PIJNENBURG M, et al. Inspiratory muscle training affects proprioceptive use and low back pain[J]. Med Sci Sports Exerc, 2015, 47 (1): 12–19.

[56] ALSUBAIE M, ABBOTT R, DUNN B, et al. Mechanisms of action in mindfulness-based cognitive therapy (MBCT)and mindfulness-based stress reduction (MBSR)in

people with physical and/or psychological conditions: A systematic review[J]. Clin Psychol Rev, 2017, 55: 74–91.
[57] DHILLON A, SPARKES E, DUARTE RV. Mindfulness-based interventions during pregnancy: a systematic review and meta-analysis[J]. Mindfulness (N Y), 2017, 8 (6): 1421–1437.
[58] HOFMANN SG, GÓMEZ AF. Mindfulness-based interventions for anxiety and depression[J]. Psychiatr Clin North Am, 2017, 40 (4): 739–749.
[59] WENZEL A. Basic strategies of cognitive behavioral therapy[J]. Psychiatr Clin North Am, 2017, 40 (4): 597–609.
[60] 韩俊, 晓苑. 腹直肌分离运动康复“避坑”指南[J]. 健与美, 2022, 399 (7): 78–81.
[61] SZCZYGIEL E, BLAUT J, ZIELONKA-PYCKA K, et al. The impact of deep muscle training on the quality of posture and breathing [J]. J Mot Behav, 2018, 50 (2): 219–227.
[62] TALASZ H, KREMSER C, TALASZ HJ, et al. Breathing, (s) training and the pelvic floor-A basic concept [J]. Healthcare (Basel), 2022, 10 (6): 1035.
[63] TIM S, MAZUR-BIALY AI. The most common functional disorders and factors affecting female pelvic floor [J]. Life (Basel), 2021, 11 (12): 1397.
[64] RAJU R, LINDER BJ. Evaluation and treatment of overactive bladder in women[J]. Mayo Clin Proc, 2020, 95 (2): 370–377.
[65] 中国医师协会整合医学分会妇产疾病整合专业委员会, 中国医师协会微无创专业委员会妇科肿瘤学组, 张颐, 等. 根治性子宫切除术后尿潴留综合治疗的中国专家共识 (2022年版)[J]. 中国实用妇科与产科杂志, 2022, 38 (11): 1111–1115.
[66] 蔡文智, 孟玲, 李秀云. 神经源性膀胱护理实践指南 (2017)[J]. 护理学杂志, 2017, 32 (24): 1–7.
[67] 廖浩竹, 林雪艳, 田永杰. 子宫托临床应用的研究进展[J]. 山东医药, 2022, 62 (13): 107–110.
[68] KAVVADIAS T, HUEBNER M, BRUCKER SY, et al. Management of device-related complications after sacral neuromodulation for lower urinary tract disorders in women: a single center experience [J]. Arch Gynecol Obstet, 2017, 295: 951–957.
[69] WACHTER S D, VAGANEE D, KESLER T M. Sacral neuromodulation: mechanism of action[J]. European Urology Focus, 2020, 6 (5): 823–825.
[70] DOUVEN P, ASSMANN R, BREUKINK SO, et al. Sacral neuromodulation for lower urinary tract and bowel dysfunction in animal models: a systematic review with focus on stimulation parameter selection[J]. Neuromodulation: Technology at the Neural Interface, 2020, 23 (7): 1094–1107.
[71] ASSMANN R, DOUVEN P, KLEJNEN J, et al. Stimulation parameters for sacral neuromodulation on lower urinary tract and bowel dysfunction-related clinical outcome: a systematic review[J]. Neuromodulation, 2020, 23 (8): 1082–1093.

[72] KAAKI B, DIGANT G. Medium-term outcomes of sacral neuromodulation in patients with refractory overactive bladder: A retrospective single-institution study[J]. PLoS One, 2020, 15 (7): e0235961.
[73] 骶神经调控术临床应用专家共识编写组, 王建业. 骶神经调控术临床应用中国专家共识再版[J]. 中华泌尿外科杂志, 2018, 39 (11): 801–804.
[74] 谢幸, 孔北华, 段涛. 妇产科学［M］. 9版. 北京: 人民卫生出版社, 2018.
[75] JERZY S, JANUSZ R, PIOTR G, et al. Recommendations of the polish psychiatric association for treatment of affective disorders in women of childbearing age. Part I: Treatment of depression[J]. Psychiatria Polska, 2019, 53 (2): 245–262.
[76] 高欢, 王东梅. 产褥期抑郁症非药物干预研究进展[J]. 新乡医学院学报, 2021, 38 (5): 493–495, 500.
[77] 姚树桥. 医学心理学[M]. 7版. 北京：人民卫生出版社，2018.

附　录

附表1　饮水及排尿日记

日期 / 饮水及排尿 / 时间	年	月		日	
	饮水量（mL）	漏尿（mL）	自排（mL）	导尿（mL）	其他（mL）
7：00–8：00					
8：00–9：00					
9：00–10：00					
10：00–11：00					
11：00–12：00					
12：00–13：00					
13：00–14：00					
14：00–15：00					
15：00–16：00					
16：00–17：00					
17：00–18：00					
18：00–19：00					
19：00–20：00					
21：00–22：00					
22：00–23：00					
23：00–24：00					
24：00–1：00					
1：00–2：00					
2：00–3：00					
3：00–4：00					
4：00–5：00					
5：00–6：00					
6：00–7：00					

附表2　混合性尿失禁问卷诊断表

1. 在过去的3个月内，您是否有漏尿的经历（即使是很少的量）：

 □是　　　　　　　　　□否（问卷终止）

2. 在过去的3个月内，您在什么情况下发生漏尿（多选题）：

 □ a.当进行躯体活动时，比如咳嗽、打喷嚏、举重物或锻炼身体

 □ b.当感到尿急或强烈尿意但又不能及时赶到厕所时

 □ c.在既没有进行躯体活动也没有感到尿急时

3. 在过去的3个月内，您在什么情况下漏尿症状加重：

 □ a.当进行躯体活动时，比如咳嗽、打喷嚏、举重物或锻炼身体

 □ b.当感到尿急或强烈尿意但又不能及时赶到厕所时

 □ c.在既没有进行躯体活动也没有感到尿急时

 □ d.躯体活动和尿急感对症状加重作用相当

根据第三个问题判定患者尿失禁的类型：

回答	尿失禁类型
a. 多半是躯体活动时尿失禁症状加重	压力性尿失禁或以压力性尿失禁症状为主
b. 多半是感到尿急时尿失禁症状加重	急迫性尿失禁或以急迫性尿失禁症状为主
c. 在既没有进行躯体活动也没有感到尿急时症状加重	其他原因或以其他原因为主的尿失禁
d. 躯体活动和尿急感对症状加重作用相当	混合性尿失禁

专业术语中英文对照

POP	Pelvic Organ Prolapse	盆腔器官脱垂
UI	Urinary Incontinence	尿失禁
FSD	Female Sexual Dysfunction	女性性功能障碍
FI	Fecal Incontinence	粪失禁
ICS	International Continence Society	国际尿控协会
UUI	Urge Urinary Incontinence	急迫性尿失禁
SUI	Stress Urinary Incontinence	压力性尿失禁
MUI	Mixed Urinary Incontinence	混合性尿失禁
OUI	Overflow Incontinence	充溢性尿失禁
FD	Fist Desire	初尿意容量
ND	Normal Desire	正常尿意容量
UD	Urge Desire	急迫尿意容量
MCC	Maximum Capacity	膀胱最大容量
FD	Functional Dyspepsia	功能性消化不良
GERD	Gastroesophaeal Reflux Disease	胃食管反流病
OOC	Outlet Obstructive Constipation	出口梗阻型便秘
SNN	Sacral Nerve Neuromodulation	骶神经调控
BE	Biomechanical Evaluation	生物力学评估
PGP	Pelvic Girdle Pain	骨盆带疼痛
IASP	International Association for the Study of Pain	国际疼痛研究协会
SAS	Self–rating Anxiety Scale	焦虑自评量表
SDS	Self–rating Depression Scale	抑郁自评量表
VAS	Visual Analogue Scale/Score	视觉模拟评分法
NAS	Numerical Rating Scale	数字分级评分法
VRS	Verbal Rating Scale	口述分级评分法
MPQ	McGill Pain Questionnaire	McGill 疼痛问卷
PRI	Pain Rating Index	疼痛评定指数

SF–MPQ	Short–form of MeGill Pain Questionnaire	简化的McGill疼痛问卷
PPI	Present Pain Intensity	即时疼痛强度
PA	Psychological Assessment	心理评估
MBCT	Mindfulness–based Cognitive Therapy	觉知疗法
CBT	Cognitive Behavioral Therapy	认知行为疗法
PRI technique	Posture Restoration Institute Technique	姿势矫正技术
ZOA	The Zone of Apposition	呼吸平衡区
AIC	Anterior Interior Chain	前内链
BC	Brachial Chain	上肢链
BT	Bladder Training	膀胱训练
SET	Sling Exercise Training	悬吊训练
MPS	Myofascial Pain Syndrome	肌筋膜疼痛综合征
MFR	Myofascial Release	肌筋膜释放/肌筋膜松解术
JMT	Joint Mobilization Techniques	关节松动技术
LASER	light Amplification by Stimulated Emission of Radiation	激光
FP	Fractional Photothermolysis	点阵式光热作用
MTZ	Microscopic Thermal Zones	微热损伤区
HIFU	High Intensity Focused Ultrasound	高强度聚焦超声
LIFU	Low Intensity Focused Ultrasound	低强度聚焦超声
UT	Ultrasound Therapy	超声波疗法
LFET	Low Frequency Electrotherapy	低频电疗法
IFET	Intermediate Frequency Electrotherapy	中频电疗法
HFET	High Frequency Electrotherapy	高频电疗法
PT	Psychotherapy	心理治疗
OSUI	Occult Stress Incontinence	隐匿性压力性尿失禁
PPD	Postpartum Depression	产褥期抑郁症
IPT	Interpersonal Psychotherapy	人际心理疗法
PIP	Peer Support Intervention Programs	同伴支持干预计划
STC	Slow Transit Eonstipation	慢传输型便秘
NTC	Normal–transit Constipation	正常传输型便秘

IBS–C	Irritablebowersyndrome, Constipation–predominant	便秘型肠易激综合征
DRAM	Diastasis Recti Abdominis Muscle	腹直肌分离
CS	Caesarean Section	剖宫产
PFMT	Pelvic Floor Muscle Training	盆底肌锻炼
PCM	Pubococcygeus Muscle	耻骨尾骨肌肉群
RF	Radiofrequency	射频
PFD	Pelvic Floor Dysfunction	盆底功能障碍性疾病
MOS	Modified Oxford Scale	改良牛津肌力分级
EMG	Electromyography	肌电图
MRI	Magnetic Resonance Imaging	磁共振成像
DO	Detrusor Overactivity	逼尿肌过度活动
IC	Interstitial Cystitis	慢性间质性膀胱炎
PPS	Pelvic Pain Syndrome	盆腔疼痛综合征
OAB	Overactive Bladder	膀胱过度活动症
IPG	Implantable Pulse Generator	植入式脉冲发生器
SF- 36	The 36–item Short Form Health Survey	健康调查简表
UTI	Urinary Tract Infection	泌尿道感染
MRF	Monopolar RF	回路单极射频
BRF	Bipolar RF	双极射频
TRT	Temperature–controlled Radiofrequency Therapy	温控射频治疗
IRE	Infrared Radiation Energy	红外光能
RFE	Radio Frequency Energy	射频能
ESUR	European Society of Urogenital Radiology	欧洲泌尿生殖放射学会
ESGAR	European Society of Gastrointestinal and Abdominal Radiology	欧洲胃肠道和腹部放射学会
ARJ	Anorectal Junction	肛门直肠连接
DTI	Diffusion Tensor Imaging	弥散张量成像
T2MP	T2 Mapping	T2定量成像
T2WI	T2 Weighted Imaging	T2加权像
PCL	Pubococcygeal Line	耻尾线
MPL	Midpubic Line	中耻骨线